Medicalização da educação
perspectiva sócio-histórica
e neuropsicológica

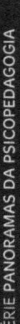
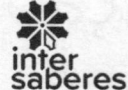

Medicalização da educação
perspectiva sócio-histórica e neuropsicológica

Reginaldo Daniel da Silveira

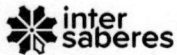

Rua Clara Vendramin, 58 . Mossunguê
CEP 81200-170 . Curitiba . PR . Brasil
Fone: (41) 2106-4170
www.intersaberes.com
editora@intersaberes.com

Conselho editorial
Dr. Alexandre Coutinho Pagliarini
Drª Elena Godoy
Dr. Neri dos Santos
Dr. Ulf Gregor Baranow

Editora-chefe
Lindsay Azambuja

Gerente editorial
Ariadne Nunes Wenger

Assistente editorial
Daniela Viroli Pereira Pinto

Preparação de originais
Luciana Francisco

Edição de texto
Caroline Rabelo Gomes
Millefoglie Serviços de Edição
Monique Francis Fagundes Gonçalves

Capa e projeto gráfico
Iná Trigo (*design*)
agsandrew/Shutterstock (imagem da capa)

Diagramação
Rafael Ramos Zanellato

Equipe de *design*
Iná Trigo
Sílvio Gabriel Spannenberg

Iconografia
Maria Elisa Sonda
Regina Claudia Cruz Prestes

Dados Internacionais de Catalogação na Publicação (CIP)
(Câmara Brasileira do Livro, SP, Brasil)

Silveira, Reginaldo Daniel da
  Medicalização da educação : perspectiva sócio-histórica e neuropsicológica / Reginaldo Daniel da Silveira. -- Curitiba : Editora Intersaberes, 2022. -- (Série panoramas da psicopedagogia)

  Bibliografia.
  ISBN 978-65-5517-118-1

  1. Dificuldades de aprendizagem 2. Educação 3. Medicalização 4. Neuropsicologia 5. Psicologia educacional I. Título. II. Série.

22-125430   CDD-370.15

Índices para catálogo sistemático:
1. Medicalização : Neuropsicologia : Psicologia da educação   370.15

Cibele Maria Dias – Bibliotecária – CRB-8/9427

1ª edição, 2022.
Foi feito o depósito legal.

Informamos que é de inteira responsabilidade do autor a emissão de conceitos.

Nenhuma parte desta publicação poderá ser reproduzida por qualquer meio ou forma sem a prévia autorização da Editora InterSaberes.

A violação dos direitos autorais é crime estabelecido na Lei n. 9.610/1998 e punido pelo art. 184 do Código Penal.

Sumário

Apresentação, 11
Como aproveitar ao máximo este livro, 15

Capítulo 1 Medicalização da vida e da educação, 18
1.1 O que é medicalização, 19
1.2 Histórico da medicalização, 26
1.3 Medicalização e suas *nuances*, 35
1.4 Medicalização da vida, 41
1.5 Medicalização da educação, 46

Capítulo 2 Perspectivas sócio-histórica, econômica e da saúde pública, 62
2.1 Perspectiva sócio-histórica da medicalização, 63
2.2 Perspectiva econômica da medicalização, 73
2.3 Perspectiva da saúde pública da medicalização, 82
2.4 Gerenciamento de psicofármacos pela Anvisa, 93

Capítulo 3 Perspectiva neuropsicológica, 106
3.1 A neuropsicologia na avaliação da saúde mental, 107
3.2 Breve histórico da neuropsicologia, 113
3.3 Introdução aos neuropsicofármacos, 119
3.4 Aspectos neuropsicológicos da medicalização, 126

	3.5 Relação entre neuropsicologia e educação, 134
	3.6 Perspectivas neuropsicológicas da medicalização da educação, 140
Capítulo 4	Movimento Stop DSM, Fórum sobre Medicalização da Educação e da Sociedade e outros movimentos, 152
	4.1 Medicalização nos diagnósticos de *check-up*, 153
	4.2 Manuais diagnósticos e medicalização, 158
	4.3 Movimentos contra a medicalização, 168
	4.4 Movimentos sobre medicalização da educação, 178
	4.5 Movimentos sobre alternativas para desmedicalização, 186
	4.6 Desafios da desmedicalização, 192
Capítulo 5	Revisitando os transtornos de aprendizagem e o TDAH, 204
	5.1 Dificuldade na aprendizagem: um problema da criança ou do ambiente?, 205
	5.2 O que são transtornos de aprendizagem, 207
	5.3 Transtornos de aprendizagem e suas prevalências, 222
	5.4 TDA ou TDAH, 229
	5.5 Medicalização no TDAH, 234
	5.6 Estratégias de intervenção terapêutica no TDAH, 244

Capítulo 6   Estudos de caso: explorando alternativas desmedicalizantes, 266
    6.1 Conceito de *primo non nocere* a favor da desmedicalização, 267
    6.2 Estudos de caso sobre desmedicalização, 269
    6.3 Uso de terapias alternativas, 279
    6.4 Uso de psicoterapia, 288
    6.5 Uso de atividade física, 299

Considerações finais, 319
Referências, 331
Bibliografia comentada, 367
Respostas, 371
Sobre o autor, 377

Para minha esposa, Carmem, e meus filhos, Allan, Cristiane e Willian.

Apresentação

Sem a intenção de responder a todas as dúvidas que porventura surjam, neste livro, apresentamos uma perspectiva de maior aprofundamento do tema a que chamamos *medicalização*. Esperamos que este trabalho seja útil não só a estudantes e profissionais, mas também àqueles interessados em ampliar seus questionamentos, produzir novas respostas e ampliar seu espaço de reflexão. Para além da informação lexical que envolve os sentidos de "médico" ou "medicamento", discutimos aqui o termo *medicalização* na conversão do que é normal em patológico e o uso do recurso médico para situações socioculturais existenciais.

Trata-se de um percurso por pontos demarcatórios relevantes: a medicalização da vida e da educação, os aspectos sócio-históricos e econômicos, a perspectiva neuropsicológica, os movimentos e as alternativas desmedicalizantes. Revelamos, sobretudo, que é por meio de forças mobilizadoras no ambiente político, econômico e cultural que o domínio médico sobre o que não é médico constitui uma objetividade que anula a sujeiticidade humana.

Num primeiro momento, tratamos do crescimento do número de profissionais médicos, da criação de necessidades não atinentes à medicina e da ampliação da jurisdição médica a aspectos não médicos de modo substitutivo, exclusivista e parcial, abarcando um novo conceito de bem-estar.

No Capítulo 1, exploramos o que é normal ou anormal, discutimos o conceito de medicalização, e resgatamos impressões históricas de Michel Foucault, Peter Conrad e Ivan Illich. Em acréscimo, refletimos sobre as *nuances* da medicalização da vida e da educação.

No Capítulo 2, tomando como referência Vygotsky, qualificamos o homem como ser histórico-cultural, moldado pela cultura que ele próprio cria e que, por efeito, também explica seu percurso em favor da definição de fenômenos sociais em termos médicos. Abordamos os elos da medicalização construídos para reduzir o sofrimento físico e psíquico. O percurso capitalista evidencia o modelo hegemônico da indústria farmacêutica, dos dispositivos médicos, das pesquisas encomendadas e financiadas e da mídia que divulga e ajuda a vender. O contexto abrange médicos e usuários: aqueles entendem a saúde como um bem de consumo mercantilista, e estes, classificados como doentes, transformam-se, assim, em pacientes consumidores.

No Capítulo 3, ressaltamos a importância dos neuropsicofármacos para melhorias na função cognitiva, na memória e na atenção, chamando a atenção, porém, para os efeitos colaterais no uso indevido ou em excesso. A neuropsicologia como enfoque básico faz sobressair o viés organicista-biológico na formação profissional dessa área. Salientamos, contudo, que pela neuropsicologia também podemos estudar a natureza social do cérebro e, dessa forma, compreender a aprendizagem como efeito social.

A resistência à medicalização pelo controle social dos indivíduos e as alternativas desmedicalizantes são discutidas no Capítulo 4, no qual abordamos movimentos reativos internacionais. Na França, a objeção foi direcionada à abordagem biodeterminista na infância, sob a justificativa de prevenção do transtorno de conduta de crianças e adolescentes e contra a lógica de normalização e avaliação baseada no poder econômico. Nos Estados Unidos, o alvo foi a fabricação de doenças mentais pelo Manual de Diagnóstico e Estatística dos Transtornos Mentais V (DSM-V), o que aumentou o contingente populacional doente e consumidor de remédios psiquiátricos. No Brasil, o Fórum sobre Medicalização da Educação e da Sociedade atuou na resistência e na discussão de alternativas desmedicalizantes.

No Capítulo 5, dirigimos nossa atenção às dificuldades de aprendizagem. Discutimos o transtorno de déficit de atenção e hiperatividade (TDAH), a fim de buscar entendimento para os fatores que interferem na atenção e nos comportamentos hiperativo e compulsivo. Diferentes tipos de transtorno são apresentados, bem como dados de prevalência. Contextualizamos o TDAH, com e sem hiperatividade, expomos a ideologia em aspectos sociais, econômicos, políticos e culturais, e avaliamos mediante um modelo estrutural a terapêutica farmacológica, além de destacar a terapêutica multimodal para TDAH.

No Capitulo 6, o último deste escrito, apresentamos estudos de caso que enfatizam situações desmedicalizantes e discutem, com base na literatura, estratégias de cuidados não farmacológicos usadas na assistência à saúde. As terapias alternativas, também chamadas de *práticas integrativas e complementares em saúde* (PICS), descortinam diferentes contextos de atendimentos e são uma alternativa viável ao modelo biomédico tradicional. Igualmente, as diferentes psicoterapias destacam-se como modelos significativos para novas formas de subjetividade e autoentendimento.

Finalizamos nossa abordagem, debatendo sobre a atividade física em duas dimensões: (i) a de caráter medicalizante e (ii) a desmedicalizante.

Por fim, vale dizer que o conteúdo deste livro é resultado da experiência profissional prática na psicologia clínica, de observações, experimentos, pesquisas, da docência em disciplinas afins e da consulta à literatura vigente, considerando-se autores e contribuições de reconhecido valor científico.

Como aproveitar ao máximo este livro

Empregamos nesta obra recursos que visam enriquecer seu aprendizado, facilitar a compreensão dos conteúdos e tornar a leitura mais dinâmica. Conheça a seguir cada uma dessas ferramentas e saiba como elas estão distribuídas no decorrer deste livro para bem aproveitá-las.

Introdução do capítulo
Logo na abertura do capítulo, informamos os temas de estudo e os objetivos de aprendizagem que serão nele abrangidos, fazendo considerações preliminares sobre as temáticas em foco.

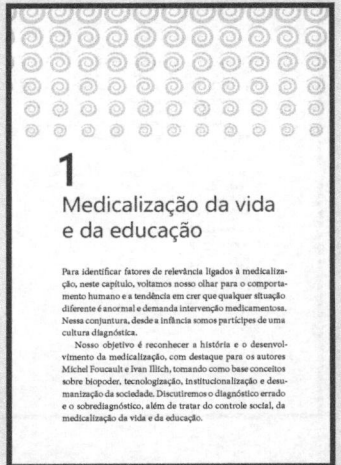

Indicações culturais
Para ampliar seu repertório, indicamos conteúdos de diferentes naturezas que ensejam a reflexão sobre os assuntos estudados e contribuem para seu processo de aprendizagem.

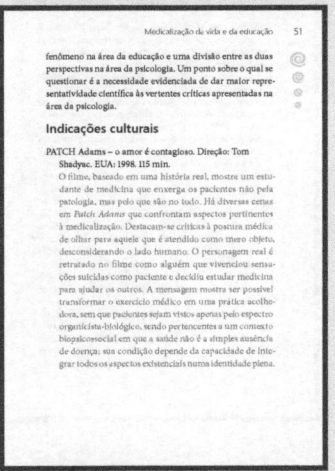

Síntese

Ao final de cada capítulo, relacionamos as principais informações nele abordadas a fim de que você avalie as conclusões a que chegou, confirmando-as ou redefinindo-as.

Atividades de autoavaliação

Apresentamos estas questões objetivas para que você verifique o grau de assimilação dos conceitos examinados, motivando-se a progredir em seus estudos.

Atividades de aprendizagem

Aqui apresentamos questões que aproximam conhecimentos teóricos e práticos a fim de que você analise criticamente determinado assunto.

Bibliografia comentada

Nesta seção, comentamos algumas obras de referência para o estudo dos temas examinados ao longo do livro.

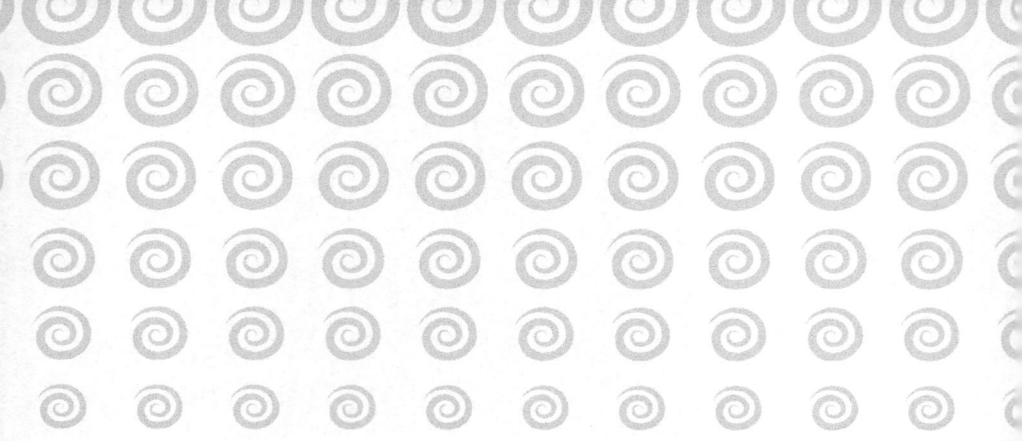

1
Medicalização da vida e da educação

Para identificar fatores de relevância ligados à medicalização, neste capítulo, voltamos nosso olhar para o comportamento humano e a tendência em crer que qualquer situação diferente é anormal e demanda intervenção medicamentosa. Nessa conjuntura, desde a infância somos partícipes de uma cultura diagnóstica.

Nosso objetivo é reconhecer a história e o desenvolvimento da medicalização, com destaque para os autores Michel Foucault e Ivan Illich, tomando como base conceitos sobre biopoder, tecnologização, institucionalização e desumanização da sociedade. Discutiremos o diagnóstico errado e o sobrediagnóstico, além de tratar do controle social, da medicalização da vida e da educação.

Ao buscar interpretar as diferentes *nuances* que marcam a medicalização, versaremos sobre o diagnóstico e o sobrediagnóstico. Para comentar a medicalização da vida, vamos nos valer do olhar sociocultural de Ivan Illich, que ultrapassa as fronteiras da medicina. Por fim, a leitura da banalização de diagnósticos e prescrições no ambiente educacional da infância servirá de base para nossa avaliação sobre a influência da medicalização na educação, considerando especialmente ênfases diagnósticas, como o transtorno de déficit de atenção e hiperatividade (TDAH).

1.1
O que é medicalização

Sr. João acorda de manhã, olha pela janela, vai até a sala de estar, cumprimenta um menino de 12 anos sentado no sofá, puxa a gaveta de um armário, retira vidros e comprimidos do interior de uma caixa e coloca tudo sobre a mesa. O garoto olha para o monte de remédios e pergunta:
— Para que serve isso aí, tio?
João, com expressão de zelo no rosto, diz:
— Elas têm a ver com a minha saúde, Lucas. Quer ver? Este amarelinho que eu tomei agora é para inchaço e dor, este azul e branco é para me proteger de ataque de alguns vírus.
— E o azul? Pergunta o menino.
— Este vou tomar mais tarde; é para poder namorar a tua tia, e este azul e vermelho é para evitar aumentar aqui – diz João, passando a mão na barriga.

> — Eles evitam doenças, tem outros lá na gaveta que me acalmam, me deixam mais musculoso, e esses branquinhos aqui, veja, me deixam mais inteligente.
> — Nossa, tio! Não sabia que o senhor tinha tantos problemas assim. O senhor melhorou?
> — Melhorei numas coisas, piorei em outras, mas vou ficar bem, tenho quatro médicos.
> — Tio, eu posso tomar o branco?

Essa breve narrativa ilustra aquilo que discutiremos ao longo deste capítulo. Há uma infinidade de pessoas como João indo às farmácias comprar remédios como quem vai à padaria, ao supermercado ou ao açougue. É corriqueiro para alguns abrir a gaveta de remédios, apanhar uma pílula qualquer e ingeri-la para acalmar a tensão, diminuir o constrangimento ou promover mudanças no organismo. Ao ingerir um daqueles comprimidos, João imagina encontrar nele alívio e mudanças que ajudarão sua mente e seu corpo. Não é errado querer ter uma vida mais longa, ficar mais bonito, mais forte ou se prevenir de doenças; impróprio é o mau uso, o remédio impreciso, o tratamento sem evidências científicas e a colonização médica a qualquer comportamento "fora das normas".

João tem a convicção formada pela persuasão profética dos efeitos de analgésicos, ansiolíticos, anti-inflamatórios, anfetaminas e drogas sintéticas agindo sobre o sono, o apetite, a estética etc. Se nos queixarmos do trabalho que paga pouco, isso pode nos afetar tanto que seremos medicados e, quando isso ocorre, nós nos questionamos sobre o motivo de essa situação ser tão ruim, se é tão bom trabalhar naquela função. Acontece isso na sala de aula da criança, no trabalho, nos relacionamentos interpessoais, na existência humana. Passamos a declarar doença para qualquer sensação de desconforto.

Neste capítulo, indagaremos a que se referem os comportamentos rotulados como problema médico. Não precisar de remédios é ser normal, tanto quanto precisar é ser anormal? Somos o que somos como verdade ou somos o que somos como interpretação? Que significados são levados em conta quando avaliamos o conceito de medicalização? O que nos impele a buscar medicalização?

A mesa na sala de jantar do Sr. João abriga um volume grande de remédios. Há cápsulas para cansaço e sensação de peso nas pernas, outras para pneumonia e amigdalite, uma delas é para para disfunção erétil, configurando um coquetel de remédios. Alguns dos efeitos colaterais desse somatório de substâncias são tontura, dor de cabeça, diarreia, vômito, convulsões, sonolência, efeitos cardíacos e perda de apetite. Com isso, o Sr. João corre o risco de comprar um remédio para tratar os efeitos colaterais de outro e assim por diante.

O ar de espanto do menino Lucas ao dizer: "Nossa, tio! Não sabia que o senhor tinha tantos problemas assim", desencadeia perguntas do tipo: as pessoas que consideramos saudáveis são doentes? A idade e a aparência do Sr. João o levaram a se autodiagnosticar como doente?

O psiquiatra Paulo Dalgalarrondo (2008) entende, que em casos extremos, a diferença entre o normal e o patológico não é problemática, mas fora disso a delimitação é desafiadora. É comum vincular ao bem-estar a ausência de doença, aspectos quantitativos saudáveis (peso, altura, tensão arterial, sono etc.), funcionalidades favoráveis (não sofrer, por

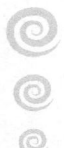

exemplo) e outros. No conceito da Organização Mundial da Saúde (OMS), bem-estar como normalidade abrange o estado físico, mental e social, e não simplesmente a ausência de doença; o que, na visão do autor, é "muito vasto e impreciso, pois bem-estar é algo difícil de se definir objetivamente" (Dalgalarrondo, 2008, p. 33).

Propalada em dimensões culturais, políticas, econômicas e sociais, a definição de saúde influencia modos de pensar e produz crenças que geram comportamentos de um fictício bem-estar. Aliás, é bastante comum ouvir frases como: "Ando meio preguiçoso, preciso tomar alguma coisa para ficar mais ativo!"; ou "Meu Deus! Minhas pernas são muito finas, tenho que encontrar algum anabolizante para ganhar mais músculos!".

Quantas vezes você já se pegou pensando "acho que tenho alguma doença", sem que isso tivesse qualquer comprovação? Se pudéssemos analisar bem as justificativas mentais, teríamos como diferenciar fato e interpretação. Quem não tem, às vezes, pensamentos de desânimo capazes de produzir ansiedade, depressão, raiva e medo? Esse é o processo pelo qual buscamos a doença sem tê-la. Somos seres pensantes, e não nossos pensamentos; reconhecendo isso, podemos usar a autoconsciência para lidar melhor com o que vem à nossa mente.

Ser saudável no domínio do bem-estar físico, mental e social, segundo Freitas e Amarante (2017), em comparação ao modo de vida de nossos antepassados, envolve investir muito em despesas com saúde para ficar mais saudável. Em acréscimo ao que registram esses autores, queremos remédio para a doença que nem mesmo era doença. No sentido léxico: "medicalizar" lembra tratamento médico, remédios, hospital, diminuir o sofrimento, ficar saudável. Nas palavras dos autores, medicalizar "Configura-se como o processo de transformar experiências consideradas indesejáveis ou perturbadoras em objetos da saúde, permitindo a transposição do que originalmente é da ordem do social, moral ou político para os domínios da ordem médica e práticas afins" (Freitas; Amarante, 2017, posição 76).

As práticas medicalizantes compreendem narrativas discursivas em demandas da indústria farmacêutica, das tecnologias de saúde, das pesquisas acadêmicas, da propaganda e da cobertura de saúde.

Marcucci e Ardis (2015) comentam três fatores dessas práticas medicalizantes. O primeiro fator, que ampliou o sentido da palavra *medicalização*, corresponde ao **aumento no número de médicos,** proporcionando mais acesso a medicamentos oficiais. Esses profissionais passaram a ser entendidos como portadores do conhecimento mais técnico-científico e menos do conceito de arte. O segundo fator compreende a **criação de necessidades** em áreas até então não pertencentes à medicina propriamente dita. Problemas sociais e psicológicos, por meio da prática médica, foram aproximados a fisiologismos de ordem mecânica, física e bioquímica, atribuindo um novo significado ao termo. O terceiro fator foi a **generalização do conceito de saúde** para áreas distintas, como alimentação, lazer, férias, trabalho, hábitat e, de forma mais geral, relações interpessoais e modo de vida. Ao estender sua jurisdição a todas as esferas da existência humana, o poder médico substituiu o indivíduo em sua totalidade por um um indivíduo fragmentado em partes (as que estão

doentes), restringindo suas decisões como únicas, definitivas e indiscutíveis e separando o que pudesse ser estranho ao olhar médico, por não interessar ao processo.

Para Signor e Santana (2016), medicalizar é transformar aspectos de cunho social, político, educacional, cultural, econômico e outros em problemas de ordem da saúde. Por mais amplas que sejam, essas dimensões geram diversas reflexões, por exemplo: até que ponto nossos comportamentos são subordinados a interesses políticos ou econômicos?

Até pouco tempo atrás, no Brasil, a substância cloroquina, além da hidroxicloroquina, era indicada no tratamento da doença respiratória aguda causada pelo coronavírus (Covid-19), inclusive com manifestações explícitas de autoridades de saúde e política. Mesmo sem a garantia científica de especialistas e pesquisadores, o medicamento foi incluído como indispensável no cotidiano de remédios da população brasileira, o que não significa ser impossível a criação de medicamentos com resultados positivos contra o vírus. Por exemplo, em novembro de 2021, jornais do mundo inteiro divulgaram o desenvolvimento do molnupiravir, primeiro antiviral contra a Covid-19, produzido por um laboratório no Reino Unido. As matérias atentavam terem sido feitos testes com evidências científicas comprovadas (Petropouleas, 2021).

Emoções negativas nos tornam mais vulneráveis a diagnósticos e remédios. Em tempos de pandemia, buscamos todo tipo de proteção, desconfiamos de qualquer sintoma que em outros tempos eram aceitáveis. Se alguém espirra, tosse ou tem dores de cabeça, logo pensamos que a pessoa está contaminada, que poderá transmitir a doença e até mesmo falecer.

A cultura de diagnósticos inicia na medicalização da infância e permanece a vida toda. Para Welch, Schwartz e Woloshin (2007), a medicalização do cotidiano e a busca precoce de doenças levam à epidemia de diagnósticos – algo que se dá de modo até mesmo informal e irresponsável. São comuns falas como "Olha as rugas dele. Envelheceu demais. Precisa de botox!"; "Aquele ali bem que poderia arrumar o nariz!", "Quanta celulite! Ela precisa procurar um dermatologista urgentemente!".

O controle de comportamentos pela ordem social, política e econômica apressa o diagnóstico da tosse como asma, da leitura difícil como dislexia, da tristeza como depressão e da oscilação entre o rir e o chorar como distúrbio bipolar. Nesses casos, nem sempre se busca saber se os efeitos desses sintomas são leves, intermitentes ou transitórios. Sensações tornam-se sintomas patológicos, insônia, tristeza, irritação e diminuição do desejo sexual quase imediatamente viram diagnósticos de transtornos.

Os autores citados integram o grupo de críticos que veem a epidemia de diagnósticos e tratamentos como estratégia mercadológica adotada por indústrias farmacêuticas, hospitais, médicos, pesquisadores financiados e outros participantes dessa esteira. Diagnósticos errados ou sobrediagnósticos dificilmente levam a processos judiciais ou penalidades, o que reforça a fala de Welch, Schwartz e Woloshin (2007, tradução nossa): "o caminho de menor resistência para os médicos é diagnosticar liberalmente – mesmo quando nos perguntamos se isso realmente ajuda nossos pacientes". Isso tudo sugere a seguinte inflexão: quanto mais ouvimos falar sobre doenças, mais nos sentimos pacientes.

1.2
Histórico da medicalização

Você provavelmente leu, ouviu ou estudou algo sobre Heráclito, alcunhado *filósofo obscuro*, que viveu entre os séculos VI e V a.C. Certa feita, ele pediu a médicos que secassem a grande quantidade de líquido que tinha em seu corpo; ante a negativa destes, expulsou-os. Não é, contudo, essa passagem que destaca Heráclito, mas sim sua forma de enxergar a existência humana. Era dele a frase "Tudo flui, nada permanece".

A natureza e o que a compõe segue a perspectiva heraclitiana de que tudo flui. Tudo tem dois lados, o dia e a noite, o sol e a chuva, o sim e o não. Depois da tempestade, as nuvens escuras esvaziam-se, o céu torna-se azul e o sol volta a brilhar. Esse sol que brilha se apagará e dará lugar ao céu escuro em um fluir intermitente. Quando a tempestade se alonga, consequências desfavoráveis incidem sobre os elementos que existem na natureza. Na concepção heraclitiana de que "tudo flui", a medicalização revela-se como efeito decorrente de um processo de transformações, em que as diferenças se tornam patologias, processo que tem efeitos destruidores, se prolongado.

As mudanças contínuas de mecanismos medicalizantes ganharam corpo nas últimas décadas, mas fazem parte de um longo percurso histórico. Segundo a filosofia mitológica grega, no Monte Olimpo, estavam Esculápio, o deus da medicina, sua esposa Epione, a deusa calmante da dor, e suas três filhas: Panaceia, a deusa da cura; Iaso, a deusa dos remédios; e Higeia, a deusa da saúde.

Em Heráclito, o universo é um eterno fluir, uma coisa é e não é ao mesmo tempo. Nesse sentido, o normal pode ser patológico mesmo que seja fluxo, expressando ares de imposição de formas de poder. A mitologia como reflexo das relações sociais de poder e dominação está no fluxo.

Panaceia personificava o poder sobre a existência da doença; afinal, ela detinha o conhecimento para curar, e, para isso, servia-se de Iaso, que detinha todas as drogas possíveis para ajudar. Esculápio e Higeia, por seu turno, representavam aquele que tratava a doença e aquela que detinha o poder sobre a higiene e a limpeza. No universo mitológico, os deuses estavam sempre por perto, dando as ordens.

Os mitos, embora ficcionais, têm origem factual, pois o que parece ser cenário de meras histórias é revelador da preocupação humana com a saúde. No tempo de Hipócrates, essa preocupação o fez investigar duas tendências importantes para o equilíbrio biológico: a doença individual e os recursos de cura e manutenção da saúde em um sistema ecológico (ar, água, alimento e clima). Hipócrates buscou as causas das doenças no clima, na alimentação e nos hábitos cotidianos. A partir da Idade Média, a esses critérios foram acrescentadas ideias religiosas ou mágicas. Além do maior relevo dado à higiene, permaneceram as orientações dietéticas, a ponto de, a partir do século XII, o termo *dieta* restringir-se ao significado médico, pois se entendia que os alimentos tanto curavam quanto causavam doenças (Santos; Fagundes, 2010). Com o tempo, essas ideias foram reforçadas pela noção de que o corpo humano se assemelha a uma máquina com vários sistemas coordenados e funcionais.

Se alguém lhe perguntasse, neste instante, com que frequência você come e bebe, por certo responderia que come quando tem fome e bebe quanto tem sede. Ou você poderia dizer que é quando seu organismo ativa os receptores de determinada substância que atua em uma vasta região do cérebro, a dopamina, um neurotransmissor que tem influência sobre emoções, aprendizado, humor e atenção. Agora, imaginemos que por alguma razão não conhecida seu organismo não ativasse os receptores da dopamina. Seria correto afirmar que uma parte de você não está funcionando bem? Estudar o corpo humano, neste caso, seria o mesmo que estudar uma máquina? Essa instigação, de algum modo, conduz a outras transformações ao longo da história.

No século XVII, a interpretação mecânica do mundo físico por Galileu foi adaptada por Descartes quando descreveu o corpo humano como uma máquina. Para Queiroz (1986), esse modelo vê a doença como um distúrbio no equipamento humano reparável pela ação médica baseada em leis da máquina. Pouco tempo depois, a descrição sobre a circulação do sangue no corpo deu mais sentido à máquina de Descartes e acentuou a ascendência do pensamento racional sobre o misticismo e as crenças que marcaram pensadores iluministas como Rousseau, Voltaire e Beccaria.

O pensamento dessa fase poderia ser resumido na seguinte proposição: "Sou uma coisa que tem um corpo com comprimento, largura e altura, uma coisa que pensa de acordo com várias estruturas que fazem parte do meu eu-máquina, que precisa de cuidados e de controle". Essa afirmação traduz dois pontos demonstrados por Bianchi (2010): (1) o comportamento humano é controlado por forças sociais e biofisiológicas; (2) a linguagem médica descreve os comportamentos (da máquina, por assim dizer).

No decorrer da história, a busca pela caracterização da patologia marcou a substituição de uma etiologia linear de causalidade por um modelo multicausal da doença. Novas práticas médicas foram incorporadas, como a medicina compreensiva, a psicossomática, o placebo, a medicina dos estilos de vida etc. Após essas transformações, não havia mais necessidade de ouvir a queixa dos sintomas pelo paciente, mas de atentar-se aos sintomas da vida cotidiana, suas crenças e preocupações (Freitas; Amarante, 2017).

No âmbito de uma etiologia multicausal de doença, a delimitação entre o que é saúde e o que é doença, com o tempo, ganhou discussões ainda mais intensas no terreno da psicopatologia. Em Silva et al. (2010), essa demarcação é pouco rígida. Para ressaltar o rompimento das fronteiras entre o normal e o patológico, Freitas e Amarante (2017) citam o livro *Psicopatologia da vida cotidiana*, publicado por Sigmund Freud, em 1901.

Os autores citados observam que o desenvolvimento de antibióticos, hormônios e vacinas impulsionaram a indústria farmacêutica no período pós-guerra (metade do século XX). Em consequência, reduziu-se o número de doenças extremas,

como infecções, e aumentou-se o volume de patologias relativas a situações aflitivas. A psicanálise e a terapia comportamental concentraram-se nas doenças psicológicas; concomitantemente, surgiram as "pílulas milagrosas" para psicoses e neuroses. Nesse período, variações conceituais sobre o que é bem-estar, estimuladas pela OMS, repercutiram nos sistemas de saúde pública, de certa forma, justificando a noção de Heráclito de que tudo flui e nada permanece.

Corroborando essa ideia, o filósofo Michel Foucault (2008, p. 20) afirma: "Não me pergunte quem sou e não me diga para permanecer o mesmo". Essa frase, dos anos 1970, é emblemática quanto à medicalização, ao espelhar a medicina como mecanismo de controle social, ou seja, observador, normalizador e transformador. A práxis biopolítica do Estado moderno categoriza pessoas e comportamentos. Três fatores históricos processados no Ocidente são destacados por Foucault, em *A arqueologia do saber* (2008):

1. a bio-história, ação biomédica iniciada no século XVIII para diminuir infecções antes do advento da quimioterapia no século XX, reativou o interesse por pragas, doenças e estudos sobre a tuberculose e impulsionou medidas higiênicas e de isolamento;
2. a medicalização corpo-comportamento incorporada, ainda no século XVIII, a uma rede criada para hospitalizar e prescrever remédios;
3. a integração e difusão do binômio economia-saúde para melhorar serviços de saúde em sociedades mais privilegiadas.

Foucault (1984) também cita, como registros históricos, modelos de ações de medicalização na Alemanha, na França e na Inglaterra.

No contexto germânico, a polícia médica mostrou-se pouco flexível, observadora da morbidade, normalizadora da prática e do saber médico, controladora da atividade médica, constituindo um sistema estatizado e socializado não preocupado com a força de trabalho, mas com a força do Estado.

Já na França, observou-se a medicina nascida do modelo médico da quarentena para isolar, vigiar e separar pessoas para evitar pestes ou doenças epidêmicas. Esse modelo consistia em avaliar lugares passíveis de doença, controlar a circulação da água e do odor e fazer o saneamento do esgoto, sendo uma medicina urbana e social. O modelo francês, aparentemente sem o suporte do Estado, não se caracterizou por uma medicina humana de urbanização, voltada para corpos e organismos como ar, água, decomposições, fermentos, meios de vida. Ao analisar o meio e seus efeitos sobre o corpo, essa medicina voltava-se para o organismo e acenava para o surgimento da clínica médica.

O modelo inglês, por sua vez, atentou-se ao desenvolvimento industrial e ao crescimento do proletariado. A legislação médica criou a Lei dos Pobres para garantir segurança política e sanitária à burguesia em três sistemas: (1) medicina assistencial aos pobres, (2) política administrativa para controlar vacinas, epidemias e insalubridade e (3) medicina privada para quem pudesse pagar.

Ao longo da história, vários pensadores discutiram a medicalização. É de Marcel Proust (2016, posição 36074) a frase: "a natureza parece quase incapaz de produzir doenças que não sejam curtas. Mas a medicina encarrega-se da arte de prolongá-las". Nomes como Irving Zola, Ivan Illich, Peter Conrad e Thomas Szasz retratam os diferentes tons de uma mesma prática: tratar como doente quem não é doente.

Para o escritor estadunidense de sociologia médica Irving Zola (1935-1994), se antes a religião e a lei cuidavam da medicina, nos tempos modernos essa função passou a ser regulada socialmente. Estamos hoje sob o jugo dos efeitos iatrogênicos (doenças causadas pela medicina) e do monopólio médico. A medicina passou a cobrir novos problemas; e a sociedade e os médicos estão comprometidos em encontrar novas doenças, no ímpeto de fazer algo para que fiquemos melhores do que estamos (Zorzanelli; Ortega; Bezerra Júnior, 2014).

O filósofo e historiador Ivan Illich (1926-2002) avaliou que a medicina se desenvolveu de forma tecnologizada, institucionalizada, desumanizante, mantendo-se em expansão voraz. Do seu livro *Medical Nemesis* (Illich, 1975), fortaleceu-se o conceito de iatrogenia nos âmbitos clínico (drogas e tecnologias), social (dependência da medicina) e cultural (perda da autonomia para lidar com doenças). Freitas e Amarante (2017) indicam em Illich uma medicina desenvolvida para despejar nas pessoas terapias que elas foram ensinadas a desejar. Nessa análise, observamos uma práxis médica em dois domínios: (1) destruição da capacidade cultural e individual ante experiências humanas existenciais; e (2) perda da capacidade pessoal de sofrer pela medicalização da linguagem sobre dor e diagnóstico.

O sociólogo e médico Peter Conrad (1992) considera que vivenciamos uma medicina medicalizada e reducionista, que converte questões sociais em fenômenos de causalidade orgânica. Nesse ponto de vista, a medicina organiza a vida e descontextualiza questões históricas, culturais, políticas e sociais. Tal quadro emergiu do conhecimento médico e da medicalização ocidental em transformações produzidas pela biotecnologia, pelos consumidores de psicofármacos e pelos cuidados com a saúde. Ao tratar sobre o tema, Giusti (2016) aponta a indústria farmacêutica e a biotecnologia como base da força motriz da medicalização no mundo atual.

Diferentes pontos de vista geraram discussões acirradas, como é o caso da crítica ao diagnóstico de comportamentos socialmente perturbadores como agrupamentos de síndromes, feita pelo psiquiatra húngaro-americano Thomas Szasz. Sua ênfase dirigia-se à busca de explicações sobre o porquê de se aplicar com frequência e de modo involuntário intervenções como medicação psiquiátrica e terapias de choque em pacientes. Para Aguiar (2004), o posicionamento de Szasz denunciou os diagnósticos psiquiátricos como rótulos que apenas serviriam para justificar a função de controle social da psiquiatria.

Para além da psiquiatria e na busca de "cura" de alguns diagnósticos, deparamo-nos com questões relativas à morte, à gravidez e à beleza. A **medicalização da morte** ergue-se sobre a ideia que o morrer se tornou uma questão médica. Assim sendo, qualquer elemento com potencial de causar a morte é um inimigo. Desse modo, perdas funcionais ou falta de controle que antes caracterizavam morrer tornou-se algo indigno (St. Godard, 2015). Depreende-se, assim, que o morrer natural agora é um fracasso médico, a morte é no hospital, ao lado de enfermeiros e médicos, e não próximo a familiares; a morte é, assim, medicalizada.

Na **medicalização da gravidez**, os seguintes temas são apontados por Jacques (2000) como emergentes no caminho da medicalização: segurança, risco e monitoramento. Há sempre uma dúvida, um risco no desenvolvimento de uma gravidez normal. Uma série de procedimentos são executados para que, diante de qualquer desvio, sejam tomadas providências, como a cesárea. Os exames podem reduzir o percentual de falhas diagnósticas, mas, entende Jacques (2000), a grande quantidade deles multiplica os efeitos patogênicos.

O culto à aparência física, por sua vez, incentiva o avanço da medicina, em que os padrões de beleza se constroem em bases e normas biológicas. Leva-se em conta os estudos antropométricos e não as normas sociais, o que caracteriza a **medicalização da beleza** (Poli Neto; Caponi, 2007).

Inquietar-se diante da medicalização da morte, da gravidez e da beleza pode levar a repensar "tratamentos", os quais, no entendimento de Maturo (2012), não devem ser considerados da forma como o são na doença celíaca, em que só há um jeito de lidar: evitar o glúten por toda a vida. A questão no futuro é sobre o estreitamento das linhas demarcatórias entre o normal e o patológico:

> Em um futuro próximo, parece que um panorama biônico da saúde pode levar à transformação de problemas sociais em problemas médicos do único indivíduo, portanto, desresponsabilizando as instituições políticas e sociais. Por outro lado, a ênfase na genética e nas dimensões neurológicas pode fomentar o fatalismo e a passividade, levando à

desresponsabilização dos indivíduos por suas escolhas de saúde. Tudo isso acontecendo em um contexto no qual os limites entre o natural e o artificial, o normal e o patológico, o tratamento e o aprimoramento, são cada vez mais tênues. (Maturo, 2012, p. 131, tradução nossa)

1.3 Medicalização e suas *nuances*

Entre amigos ou parentes ouve-se com frequência a indicação de remédios, como se para toda doença existisse uma prescrição simples para tratamento. Consideremos como exemplo ilustrativo a seguinte fala: "Ana, dê o remédio para o Paulo que ele vai sarar!". Isso é bastante comum porque as pessoas leigas não costumam analisar tudo o que existe com alto grau de precisão. No entanto, oferecer remédio, embora pareça, não é sinônimo de tratar uma doença.

Em verdade, existe uma confusão entre *medicar* e *medicalizar*. É fortuito que o processo sócio-histórico tenha sido construído em parte pelo sutil bombardeio intelectual medicalizante. Não chegamos à verdade pelo questionamento socrático, apenas concordamos com o que nos foi apresentado sem argumentos factuais de realidade, sem saber o que é saúde e o que é doença, o que é bem-estar e o que é mal-estar, o que nos faz bem e o que nos faz mal na vida.

Heráclito falava no ir e vir como caminho único. O impacto da influência está tanto no medicar quanto no

medicalizar. A biotecnologia, por exemplo, não é totalmente positiva nem totalmente negativa. Cirurgias a distância realizadas por robôs, pernas adaptadas, mãos artificiais e vacinas complexas são exemplos positivos. Tecnologias de reprodução assistida ou diagnósticos baseados em sintomas psiquiátricos (Hofmann; Svenaeus, 2018), por outro lado, podem afetar ou redefinir experiências comuns da vida como anormais e infelizes.

1.3.1
Diagnóstico

As inflexões expostas até aqui mostram que, no dualismo medicar-medicalizar, não há como separar uma ação da outra, sob pena de descontextualizarmos as *nuances*. Quando dizemos "Paulo está doente", o que isso significa? Ele sofreu uma alteração biológica, está com sintomas, está muito magro ou muito gordo, caminha curvado, está muito triste, não fala coisa com coisa! Esses diferentes significados são matizados na percepção pelo entranhamento social e cultural de nossa história. Os diferentes matizes entre medicar-medicalizar começam pelo diagnóstico do exame de sangue no laboratório, no teste aplicado pelo neuropsicólogo, na avaliação de sintomas pelo médico e por várias outras formas.

Para Body e Foex (2009), sem diagnóstico, não se pode usar medicamento, ou seja, não se pode lidar com a doença. Pela prática moderna, essa condição entrelaça-se de modo inevitável ao utilitarismo. Apela-se, assim, ao *primum non nocere* – do latim "primeiro, não prejudicar" – para evitar riscos, custos e danos desnecessários ao diagnosticar, medicar ou fazer cirurgias. Desenvolvida por Jeremy Bentham, em 1780, a teoria do utilitarismo considera as regras de conduta de acordo com a utilidade e o prazer proporcionados ao indivíduo e à coletividade (O livro..., 2011).

Descobrir como a realidade deriva da concepção positivista de rotular é uma forma de identificar doenças. Entretanto, entendem Body e Foex (2009), é impossível conhecer a realidade. A correlação entre duas variáveis não garante sua validade e, nesse sentido, não existe diagnóstico perfeito. Além disso, há um tipo de utilidade que não se aplica a todas as pessoas por corresponder a uma interpretação individual. Para a utilidade subjetiva lembrada por Weiten (2010), no âmbito pessoal, vale o resultado. Por exemplo, podemos pensar: "a cirurgia plástica no rosto é cara e altera minha natureza, mas melhora minha autoestima".

Detectar anormalidades que não interferem na vida é sobrediagnosticar. Acontece em um simples exame de laboratório ou no uso de manuais como a Classificação Internacional de Doenças (CID) e o Manual Diagnóstico e Estatístico de Transtornos Mentais (DSM), utilizados por muitos como se fossem bíblias. As alterações frequentes no DSM, atribuídas pelo senso comum a avanços científicos, é contraposta por Aguiar (2004). Esse autor destaca que as sucessivas versões (ampliadoras de diagnósticos) resultam da influência de fatores como reembolso de tratamentos, benefícios previdenciários, planos e seguros de saúde, além do corporativismo médico. Na dedução essencial da análise, o sobrediagnóstico é uma condição médica de "doença" não causadora de sintomas ou problemas. Nessa prática, os prejuízos impulsionam a saúde como objeto de consumo e elevam seus custos, provocam estresse psicológico e geram tratamentos desnecessários.

1.3.2
Prescrição médica

Para Freitas e Amarante (2017), nos últimos 15 anos, enquanto profissionais da saúde diminuíram seu tempo com os pacientes e com as terapias, a prescrição de drogas e a atenção aos diagnósticos e algoritmos do DSM aumentaram de modo significativo. Ademais, a maioria das pessoas que se consideram doentes, como no exemplo de uma depressão, em vez de procurar um especialista, recorrem a clínicos gerais. Isso, nas palavras de Aguiar (2004, posição 1534), levam à "formação de um verdadeiro exército de fornecedores de diagnósticos e prescrições de medicamento".

A literatura é pródiga em mostrar uma história humana marcada pelo positivismo, em que direcionar dificuldades cotidianas por razões biológicas representa uma reorganização (médica) do ser humano. No Brasil, ao longo da pandemia da Covid-19, o uso ou não uso de medicamentos como a hidroxicloroquina efetivou o que diz Aguiar (2004) quanto à socialização conceitual da doença. Ao territorializar os critérios de sofrimento humano, governo e sociedade impactaram "pacientes" a buscar a prescrição. Nessa perspectiva, médicos cederam a pressões para não perder a clientela, e a influência da indústria farmacêutica sobre os hábitos de prescrição dos provedores foi sacramentada.

A indústria farmacêutica é a atividade que está vinculada à produção, à distribuição e à comercialização dos medicamentos que conhecemos ou de medicamentos em desenvolvimento. Valendo-se de grandes investimentos financeiros em pesquisas, alta tecnologia e mão de obra qualificada, as empresas farmacêuticas fabricam os medicamentos obtidos de substâncias químicas extraídas de farmoquímicos de origem animal, vegetal ou biotecnológica.

Desde a década de 1950, a atividade de produção, distribuição e comercialização de medicamentos vem investindo maciçamente em pesquisa, produção e marketing, com destaque para a sintetização de psicofármacos na psiquiatria. Isso culminou com a prescrição médica de psicofármacos em um grau excessivo de aplicações, influenciando não apenas o uso em sofrimentos psíquicos severos, mas também situações do cotidiano com maior carência de remédios (Zanella; Luz, 2016). Ao consumir esses medicamentos, vivenciamos um matiz de angústia que esbarra em uma incerteza: o desconforto emocional sentido é pela doença que temos, e que o remédio vai curar, ou é pelo medo da doença que não temos, mas acreditamos que ela possa ocasionar.

Entre "detectar" a doença ou a não doença estão variantes de uso moderado ou imoderado, apropriado ou inapropriado, com ou sem efeitos adversos. Firmados no aforismo de Hipócrates *primum non nocere*, cabe indagar: estamos aliviados, mitigados e prevenidos ou cedemos ao desejo de diagnosticar além de certos limites?

1.3.3
Controle social

O controle social está ligado a circunstâncias que estimulam o diagnóstico, a prescrição médica e, em sentido geral, a patologização de um enredo em que atuam diversos atores. A história mostra que pessoas com comportamentos diferentes das regras ditas normais têm sido afastadas e moldadas em arquétipos de conduta; no passado foram os ateus, os hereges e os bruxos condenados à morte pela religião. Na atualidade, os "doentes modernos" são condenados pelo diagnóstico e pela prescrição médica ao tratamento e ao isolamento.

A evolução do conhecimento na área laboratorial, por força da biologia e da fisiologia, influenciou os diagnósticos que requerem a prescrição e que sancionam uma forma de poder: o controle sobre o que não é clínico. À guisa de instigação, digamos que hoje você não é um herege ou bruxo, mas, se por alguma circunstância do cotidiano seus nervos se exaltarem e sua boca proferir um palavrão, corre o risco de ser considerado "anormal", do tipo que precisa de um médico. Nesse caso, sua autonomia estaria afetada e o fato de tal condição ser ou não patológica estaria sob os ditames de um controle social que o tem sob jurisdição.

Mais do que um ente biológico, cada um de nós é um movimento entrelaçado no tempo e no espaço sociocultural. Como alertava Foucault, seguimos normas, regras e preceitos e garantimos submissão, aceitação e entrega do corpo e da mente. Para assegurar não sermos diferentes, rendemo-nos ao biopoder (Sanches; Amarante, 2014), isto é, nos "tornamos doentes". O biopoder, como instrumento de medicalização, corresponde a mecanismos e táticas que se valem do poder para controlar corpos de indivíduos e da sociedade. Para uma reflexão mais aprofundada, arrolamos quatro perguntas de Kaczmarek (2019) sobre eventos (corporais e mentais) aplicados à medicalização:

1. O que acontece na mente e no corpo é reconhecidamente um problema?
2. Reconhecer "o que acontece" como problema resulta de expectativas sociais infundadas e exageradas?
3. A medicina fornece maior adequação para "o que acontece" e suas causas?
4. Medicalizar "o que acontece" garante eficácia e segurança para resolver o problema?

1.4 Medicalização da vida

Em seu cotidiano, você se pergunta o que quer da vida, dinheiro, posição, prestígio e saúde? Ter dinheiro é ter bens materiais e conta bancária alta, ter posição é ter uma profissão relevante e *status* social, ter prestígio é ter reputação ilustre e ser respeitado. E qual é o entendimento do que é ter saúde?

Se a resposta estiver alinhada ao que já leu neste livro, você não vai se satisfazer com o que tanto ouve falar sobre bem-estar físico, mental e social. Ausência de doença ou enfermidade pode soar algo incompleto. Recursos sociais, pessoais e capacidades físicas igualmente mostram-se insuficientes. Desconfortável, você rumina sua passividade, seu corpo esquisito ou suas oscilações de humor. Sim, você conclui que ter saúde é não viver em aflição e, para isso, é preciso adaptar-se às situações incômodas e conviver com as agruras da vida.

Relato pessoal

A propósito, alguns meses antes de iniciar a escrita deste livro, passei a escutar um zumbido no ouvido referido como *tinnitus*, som incômodo como o canto intermitente de cigarras. O barulho me soava insuportável, eu não tinha mais meu silêncio, passei a ligar meu assistente de voz para camuflar o zunido infindável e dormir ouvindo música. Fiz alguns exames que nada acharam, li sobre vários produtos anunciados com poder de cura e decidi conviver com a situação enquanto estivesse escrevendo o livro. Sem descartar o uso futuro de algum medicamento, parei de pensar no desconforto e percebi que é possível viver com isso.

O filosofo, romancista e poeta espanhol Miguel de Unamuno (1864-1936) argumentava que o sofrimento é parte essencial do existir como ser humano, uma experiência vital (O livro..., 2011).

A biopolítica contemporânea, ao criar formas de maximização da vida sem considerar seus limites, tenta evitar a dor e garantir a meta impossível de livrar o ser humano das aflições. Caponi (2018) convida a refletir sobre uma biopolítica de sofrimentos baseada em critérios pretensamente científicos em favor da terapêutica farmacológica, em que histórias individualizadas são excluídas ou subordinadas a explicações biológicas.

A medicalização da vida, ou melhor, dos comportamentos no âmbito social, cataloga o que considera "problemas humanos" em modos indesejáveis de viver, como hiperatividade, déficits de aprendizagem, menstruação, menopausa, envelhecimento e outros, exigindo gerenciamento de emoções e de relações humanas. A homossexualidade, um desses comportamentos, só foi desconsiderada doença pela OMS em maio de 1990. A patologização, contudo, permanece em vários comportamentos inerentes à vida natural.

Conrad (1992) observa três níveis em que condutas humanas são diagnosticadas como doença: (1) redefinição de um comportamento pela linguagem médica para caracterizar a doença no **nível conceitual** – veja-se o exemplo da síndrome pré-menstrual; (2) adoção de abordagem médica em situações organizacionais para definir a doença no **nível institucional** – *screenings,* exame para detecção de Aids e drogas; (3) diagnosticar qualquer problema como médico, controlando-o pelo biopoder no **nível interacional** – o tratamento cirúrgico e hormonal para a transexualidade.

Diante de "problemas humanos", a medicina ocupa o lugar da religião como ideologia, ao passo que a racionalidade científica e tecnológica altera o estatuto ontológico, tornando a doença pecado. Nessa concepção, Conrad (1992) declara que a ideologia ou a moralidade da saúde incide em "problemas", como a obesidade ou a sexualidade, por meio de práticas invasivas de saúde em desrespeito à vida.

Quantas vezes você já presenciou diálogos semelhantes a este:

> — Mãe, eu vi na internet que esta minha gordura é doença.
> — Por quê, filho?
> — Porque eu também tenho dores de cabeça, deve ser coisa grave.
> — Nossa!
> — Preciso fazer exames, e se for um câncer e eu morrer por causa disso?
> — Eu acho que sua doença é a internet e essas suas visitas incessantes ao médico, talvez você seja hipocondríaco!

São tantos os "problemas" que algumas pessoas saem das clínicas sem saber exatamente qual doença precisam curar. Não situamos necessariamente o personagem "hipocondríaco" como vítima das novas tecnologias da mídia ou dos profissionais médicos; mas o certo é que essas influências ajudaram a transformar perdas naturais da experiência humana em crises médicas das quais o paciente deve ser resgatado pelo prolongamento agressivo da vida.

O sofrimento humano visto como doença é baseado em práticas fundadas no princípio da racionalidade que busca "causas racionais" para elucidar males humanos em referenciais biológicos. Daniel e Souza (2006) fundamentam essa premissa reportando que a preocupação principal na medicina é desenvolver tratamentos calcados em psicofármacos, desconsiderando a singularidade constitutiva da existência humana. Para Caponi e Brzozowski (2013), sofrimentos escapam da história para se transformarem em déficit de serotonina, noradrenalina ou dopamina. Passamos a ser definidos em diagnósticos limitados a uma única terapêutica: a farmacologia.

A esta altura, façamos uma reflexão para diferenciar transtornos gerais de transtornos mentais pela nosologia e pela síndrome. Consideremos comuns sintomas como: febre, tosse, perda do olfato ou do paladar. Agora, se a pessoa tem dores de garganta ou de cabeça, diarreia, irritações na pele e nos olhos, já pensamos em sintomas menos comuns. Ao perceber dificuldade para respirar ou falta de ar, perda da fala, mobilidade, confusão ou dores no peito, o especialista julga a gravidade dos sintomas. Sinais e sintomas avaliados sindromicamente levam ao diagnóstico nosológico (o que o paciente tem). A experiência do profissional pode aproximar-se ou distanciar-se do diagnóstico correto. Os sintomas ensejam buscar o marcador biológico, que vem com alto grau de confiança: o teste PCR do cotonete na boca ou no nariz, ou a picada no dedo do paciente para ver se há anticorpos no sangue.

Tomemos, neste ponto, os transtornos mentais. O médico avalia sintomas e determina o diagnóstico sindrômico. Na esquizofrenia, por exemplo, o profissional procura saber se há percepções delirantes, alucinações auditivas, ideações e outros. Diante de uma patologia desconhecida, segue-se o consenso de abranger outras diferentes doenças mentais, pois, só para destacar, sintomas psicóticos similares podem estar presentes em síndromes depressivas (Dalgalarrondo, 2008). Se não há PCR ou picada no dedo que determine o diagnóstico nosológico, o que há é a ambiguidade e a incerteza.

Diagnosticar transtornos mentais por sintomas ou comportamentos vinculados ao sofrimento resultante das relações do indivíduo com as pessoas de seu mundo é tão abrangente quanto considerar que bem-estar significa ausência de doença. É um salvo-conduto para que alguém de fora transite na autonomia do indivíduo.

Na literatura, Foucault e Illich são exemplos de reflexão. Há tratamentos médicos inadequados e sem consequências e tratamentos danosos para dificuldades na aprendizagem, no trabalho, nos relacionamentos interpessoais, nas diferenças étnicas, na religiosidade, no gênero, enfim, em um vasto conjunto de singularidades. A iatrogenia, desse modo, abrange: tratamentos médicos inadequados ou não justificáveis; o consumo de medicamentos com efeitos colaterais lesivos; o uso de dispositivos biomédicos sem comprovação de eficácia científica; e tecnologias avançadas que violam a privacidade e comprometem a integridade das informações.

1.5
Medicalização da educação

> Depois da escola, Miguelzinho chegou em casa triste, colocou o aviãozinho de brinquedo no chão, virou-se para a parede e ficou sério como se estivesse com algum problema. A mãe o observou e perguntou o que tinha acontecido:
> — A professora disse que eu tenho um problema na cabeça e que você e o pai têm que me levar pra um doutor.
> — Por quê, filho?
> — Porque eu não aprendo como os outros; ela disse que eu vou ser um mau aluno nas notas.

> Meses depois, a mãe do Miguelzinho foi ver suas notas e concluiu: "é, ele deve ter alguma doença, as notas dele são muito baixas". Nesse período Miguelzinho passou a se irritar e chorar com mais frequência, afastando-se de outras crianças e da própria família. Grande parte do seu tempo ficava sozinho e isolado, como se não existisse.

A psicologia social ensina que, corretas ou não, manifestações sobre o que pensamos de alguém influenciam a pessoa. **Profecia autorrealizadora** é o conceito que ilustra "quando as pessoas se comportam em relação a outra de acordo com um rótulo (impressão) e fazem com que o indivíduo reaja de maneira a confirmá-la" (Michener, 2005, p. 633).

Ao seguir o direcionamento mobilizador do biopoder, a escola expõe o aprendente a esse jugo, dando linguagem a um cenário medicalizador que define o destino de crianças por traços individuais que encobrem o social, o histórico e o político. O personagem Miguelzinho aqui referido é um desenho da sociedade reguladora e apropriadora de comportamentos, como afirmam Sanches e Amarante (2014) sobre submissão, aceitação e rendição ao biopoder. O garoto passou a ficar tão preocupado quando fazia algo errado que logo dizia para os outros: "Eu sei eu sou doente, me disseram isso na escola". Nessa avaliação, cabe questionar o que o faz o(a) professor(a) acreditar que pode identificar precocemente quem vai e quem não vai aprender?

O nexo patologizante, em situações comuns, estende-se de profissionais da saúde para profissionais da educação. Em um estudo de Collares e Moysés (2016), com 1.289 crianças da 1ª série do ensino fundamental, professores e diretores relacionaram a não aprendizagem a doença. Esse *modus vivendi* caracteriza uma sociedade em que problemas coletivos e sociais são gerenciados por práticas medicalizantes no diagnóstico do cotidiano. A origem social, histórica e política transformada em problema individual é solucionada no plano biológico.

Pelo que lemos sobre disfunções neurológicas, o discurso psiquiátrico dos que "não aprendem" ganhou impulso nas últimas décadas, reforçando nomenclaturas como: dislexia, depressão, transtorno de déficit de atenção e hiperatividade (TDAH), transtorno opositor desafiante (TOD), transtorno do espectro autista (TEA), entre outros. A banalização de diagnósticos vem com a banalização das prescrições, e a maior dificuldade, alerta Colaço (2019, posição 1444), é a não compreensão satisfatória de "funções psíquicas envolvidas nesses supostos problemas e como elas se constituem em seu desenvolvimento, o que pode acarretar no fenômeno conhecido como medicalização".

O "não aprender" é a doença que precisa do metilfenidato para estimular o sistema nervoso central (SNC) como ocorre habitualmente no ambiente escolar com crianças diagnosticadas com TDAH. O remédio que inibe a receptação da dopamina e da noradrenalina – ou seja, que estimula a atividade mental, reduz a sonolência e aumenta a concentração – é motivo de preocupação pelos numerosos efeitos colaterais.

Perez (2016) destaca uma intensa mobilização no Fórum sobre Medicalização da Educação e da Sociedade diante do aumento considerável do consumo de metilfenidato no sistema público de saúde paulista. As controvérsias quanto ao diagnóstico de TDAH e o abuso dessa substância são considerados pela autora um sintoma da sociedade pós-industrial, e essa compreensão estende-se a outros movimentos e estudiosos.

Riesgo (2016) chama a atenção para uma criança deprimida que não seja hipoativa. Pode ocorrer que essa criança venha a ser diagnosticada como portadora do TDAH e, ao consumir o metilfenidato, deprima-se ainda mais. A autora amplia a visão para crianças com menores aptidões cognitivas que apresentem dificuldades de aprendizagem, o que, a nosso ver, é um gatilho para a profecia autorrealizadora. Em casos assim, a criança pode ter pensamentos como: "Eu sou burra, não entendendo nada, por isso que eu choro sozinha, por isso que eu não aprendo nada, não sou como as outras crianças".

A valorização de um diagnóstico de não aprendizagem por problema cognitivo torna-se um prognóstico que, na mente da criança, transforma-se em crença e se concretiza. Ela não deixa de aprender apenas por apresentar baixa aptidão cognitiva, mas porque se enxerga como "doente". Ao ser comparada com os outros, essa criança se sente inferior e entra em uma ciranda intermitente, cujo fator desencadeador é a rotulação. A baixa gradativa da autoestima leva à desmotivação e produz mais sofrimento. Esses são fatores "fabricados artificialmente".

A rotulação separa a criança da escola, determina sua disposição natural de pertencimento e os fatores incidentes afetam seu desempenho acadêmico. Não há como ignorar que o estresse escolar e a necessidade de atender expectativas acadêmicas interferem no modo de ser de qualquer estudante.

Sentir-se não aceito reduz interesses e engajamentos, respostas difíceis para quem se percebe desvalorizado. Fatores como diagnóstico, prescrição e tratamento compõem a abordagem da medicalização na educação em duas perspectivas: (1) a justificativa organicista e biológica, que se explica apenas no indivíduo; (2) a justificativa crítica, que se explica na relação do indivíduo com as pessoas que vivem ao seu redor. Um banco de dados sobre dificuldades de aprendizagem, como TDAH, dislexia e outros, foi avaliado em publicações da Universidade de São Paulo (USP) produzidas entre 2005 e 2014. O estudo de Colaço (2019), com 45 pesquisas em banco de dados sobre a perspectiva organicista-biológica e a perspectiva crítica, aponta os seguintes dados:

- Do total de 12 pesquisas da Faculdade de Medicina, todas adotaram o referencial organicista/biológico, em que os problemas de aprendizagem estão localizados apenas no sujeito.
- Do total de 18 pesquisas da Faculdade de Educação, 14 delas mostraram críticas ao alto número de diagnósticos, à forte presença médica no saber e ao número de crianças em consumo de algum medicamento controlado.
- De 15 pesquisas no Instituto de Psicologia, 6 apresentaram a perspectiva crítica e 9 a perspectiva organicista/biológica. Destacou-se nos aspectos críticos, o excesso de diagnósticos e o uso elevado de medicamentos como o metilfenidato.

Colaço (2019) destaca o predomínio biologizante e a defesa do tratamento medicamentado na área da medicina, o predomínio da análise crítica e problematizadora sobre o fenômeno na área da educação e uma divisão entre as duas perspectivas na área da psicologia. Um ponto sobre o qual se questionar é a necessidade evidenciada de dar maior representatividade científica às vertentes críticas apresentadas na área da psicologia.

Indicações culturais

PATCH Adams – o amor é contagioso. Direção: Tom Shadyac. EUA: 1998. 115 min.

O filme, baseado em uma história real, mostra um estudante de medicina que enxerga os pacientes não pela patologia, mas pelo que são no todo. Há diversas cenas em *Patch Adams* que confrontam aspectos pertinentes à medicalização. Destacam-se críticas à postura médica de olhar para aquele que é atendido como mero objeto, desconsiderando o lado humano. O personagem real é retratado no filme como alguém que vivenciou sensações suicidas como paciente e decidiu estudar medicina para ajudar os outros. A mensagem mostra ser possível transformar o exercício médico em uma prática acolhedora, sem que pacientes sejam vistos apenas pelo espectro organicista-biológico, sendo pertencentes a um contexto biopsicossocial em que a saúde não é a simples ausência de doença; sua condição depende da capacidade de integrar todos os aspectos existenciais numa identidade plena.

Síntese

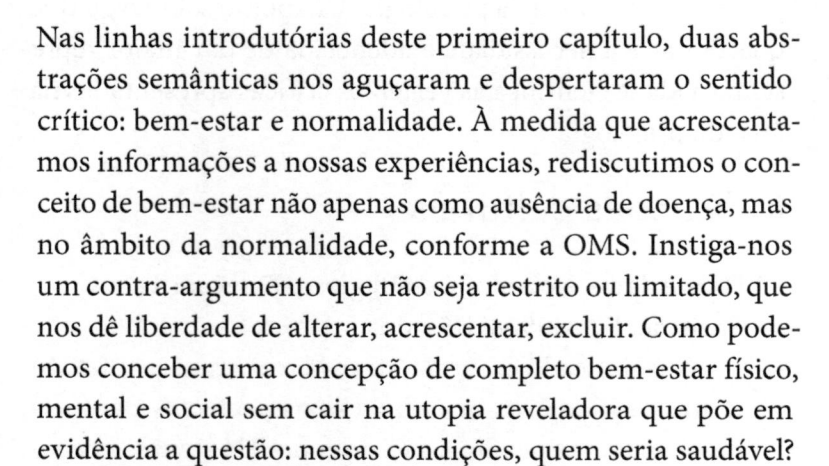

Nas linhas introdutórias deste primeiro capítulo, duas abstrações semânticas nos aguçaram e despertaram o sentido crítico: bem-estar e normalidade. À medida que acrescentamos informações a nossas experiências, rediscutimos o conceito de bem-estar não apenas como ausência de doença, mas no âmbito da normalidade, conforme a OMS. Instiga-nos um contra-argumento que não seja restrito ou limitado, que nos dê liberdade de alterar, acrescentar, excluir. Como podemos conceber uma concepção de completo bem-estar físico, mental e social sem cair na utopia reveladora que põe em evidência a questão: nessas condições, quem seria saudável?

No trabalho, podemos ter um emprego com salário menor, mas com propósito, uma profissão criticada, porém que cria em nós a sensação de pertencimento. Na vida interpessoal, podemos não ter muitos amigos e ter um ótimo casamento, podemos ter pessoas que nos façam mal e aqueles em que confiamos e que nos dão suporte físico e emocional. Logo, *bem-estar* e *normalidade* talvez não sejam os termos mais adequados e, dispensando-os, assumimos que um indivíduo saudável não é unicamente aquele que se sente feliz e confiante todo o tempo. Estamos nos referindo a uma saúde que significa viver no mundo sabendo que não estamos livres de desconfortos.

Medicalizar é rotular e tratar variantes normais da existência como estado patológico, condição vinculada ao avanço da ciência nos últimos 30 anos, incluindo: o crescimento no número de médicos; a criação de novas necessidades que interferiram no modo de lidar com a dor, com fatores psicológicos e relacionamentos interpessoais; e a generalização do conceito de saúde para alimentação, lazer, férias, trabalho, hábitat, estética facial e corporal.

Há um dualismo entre o sim e o não na saúde e na doença, como o fluir do filósofo Heráclito, que revela uma interconexão de estados contrários na vida e no mundo. Usamos o ato de medicalizar para curar, em situações em que não percebemos que estamos tratando para adoentar.

Da mitologia grega, em que nominamos deuses para saúde, medicina e medicamentos, avançamos para o fiscalismo de Galileu, reverenciado depois no cartesianismo de René Descartes até estabelecermos crenças ideológicas que criaram, entre os séculos XVII e XVIII, a polícia médica, pouco flexível, controladora no sistema estatizado e socializado da Alemanha. Na visão de Foucault, vivenciamos na história o modelo médico da quarentena para isolar, vigiar e controlar pessoas a fim de evitar doenças epidêmicas. Na sequência, o modelo inglês de desenvolvimento industrial com crescimento do proletariado fez surgir a Lei dos Pobres para proteger os burgueses com ações voltadas para aqueles que eram mais sujeitos às doenças e, por consequência, à transmissão.

O olhar para a história da saúde-doença destacou as concepções de vários críticos. Peter Conrad apontou a expansão do domínio médico e suas implicações na saúde e na sociedade, expôs sua visão sobre o número crescente de diagnósticas e o surgimento de forças promotoras da medicalização, como a indústria farmacêutica e biotécnica, além das companhias de seguro.

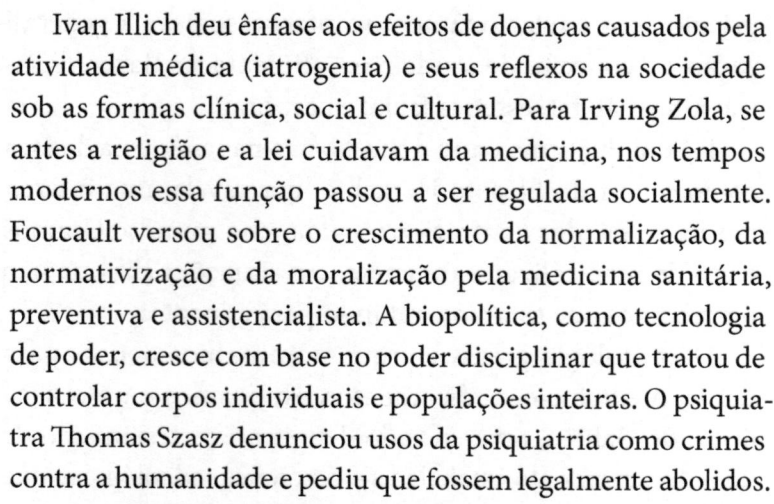

Ivan Illich deu ênfase aos efeitos de doenças causados pela atividade médica (iatrogenia) e seus reflexos na sociedade sob as formas clínica, social e cultural. Para Irving Zola, se antes a religião e a lei cuidavam da medicina, nos tempos modernos essa função passou a ser regulada socialmente. Foucault versou sobre o crescimento da normalização, da normativização e da moralização pela medicina sanitária, preventiva e assistencialista. A biopolítica, como tecnologia de poder, cresce com base no poder disciplinar que tratou de controlar corpos individuais e populações inteiras. O psiquiatra Thomas Szasz denunciou usos da psiquiatria como crimes contra a humanidade e pediu que fossem legalmente abolidos.

A visão desses autores e a discussão da medicalização em tempos mais recentes permitem refletir sobre a situação crítica observável na confusão entre síndrome e doença, na qual somente são considerados importantes sintomas que constituem sinais de doença verificáveis no DSM.

As *nuances* da medicalização revelam que tratar variantes naturais da existência é entrar na jurisdição médica. O diagnóstico, base para tratamento pela prescrição de medicamentos, é resultado da expansão intencional, e o conhecimento laboratorial, construído na biologia e fisiologia, legitima o controle sobre o que não é clínico.

A medicalização da vida é a transformação de indivíduos em pacientes. Ante às ações médicas sobre o cuidado de cura do doente, emerge a pergunta: Para curar de quê? No ambiente escolar, nota-se um aumento de diagnósticos de TDAH e terapias medicamentosas com efeitos na expansão da indústria farmacêutica e na transformação da criança num potencial consumidor de remédios.

Atividades de autoavaliação

1. Medicina social foi a intervenção médica que definiu o que chamamos de *medicalização* a partir do século XVIII. Para o filósofo Michel Foucault, três etapas marcaram esse processo histórico. Leia os enunciados a seguir:
   I) No modelo alemão (século XVIII), atividades de saúde, a formação e o saber médico eram controlados, normalizados, estatizados e coletivizados.
   II) O modelo inglês (século XVIII) aperfeiçoou a política da quarentena da Idade Média para isolar, vigiar e separar pessoas no intuito de evitar doenças epidêmicas, dando ênfase a uma higiene pública contra a insalubridade.
   III) O modelo francês (século XIX) priorizou o desenvolvimento industrial e o crescimento do proletariado, afastando a participação dos pobres na urbanização para garantir a segurança política e sanitária à burguesia.

   Agora, assinale a alternativa que indica somente a(s) afirmativa(s) correta(s):

   a) I e II.
   b) I.
   c) III.
   d) II e III.
   e) I e III.

2. Considere as proposições a seguir sobre o conceito de biopoder desenvolvido por Foucault:

   I) O biopoder, na perspectiva de Foucault, envolve a administração e a regulação da vida humana no âmbito do corpo individual e da população.

   II) O conceito de biopoder elaborado por Foucault alinha-se ao desenvolvimento do capitalismo e ao ajuste dos fenômenos da população aos processos econômicos.

   III) A força exercida pelo Estado em regular costumes, hábitos, práticas reprodutivas (como o aborto e o controle de natalidade) é um exemplo de biopoder.

   Agora, assinale a alternativa que lista a(s) afirmativa(s) correta(s):

   a) I, II e III.
   b) I e II.
   c) I.
   d) II.
   e) I e II.

3. Indique a alternativa que está corretamente vinculada à noção de iatrogenia.
   a) A iatrogenia é sempre um erro médico.
   b) Hipócrates foi quem definiu o conceito.
   c) Doenças iatrogênicas referem-se a todos os efeitos nocivos que podem ser causados por um tratamento ou ato médico.

d) Não existe iatrogenia social; toda iatrogenia é individual, já que a alteração patológica pela má prática médica atinge apenas o indivíduo.

e) No livro *Nêmesis da medicina*, Peter Conrad refere-se à iatrogênese para falar sobre as doenças provocadas pela medicina.

4. Diante do que foi estudado no Capítulo 1, assinale a alternativa **incorreta**:
   a) Desde a década de 1950, a atividade de produção, distribuição e comercialização de medicamentos vem investindo maciçamente na pesquisa, na produção e no *marketing*, com destaque para a sintetização de psicofármacos na psiquiatria.
   b) O sofrimento humano é sempre sintoma de patologia.
   c) A correlação entre duas variáveis não garante um diagnóstico correto.
   d) Na concepção foucaultiana, medicina urbana e higiene pública são uma forma da quarentena em que se mantêm procedimentos de vigilância e controle.
   e) A profecia autorrealizadora ocorre quando uma criança incorpora o rótulo de doente e passa a agir como tal depois de um suposto diagnóstico.

5. Sobre medicalização da vida e da educação, classifique cada uma das afirmativas a seguir como verdadeira (V) ou falsa (F).
   ( ) É comum vincular ao bem-estar a ausência de doença, aspectos quantitativos saudáveis (peso, altura, tensão arterial, sono), funcionalidades favoráveis (como não sofrer) e outros.

( ) Com práticas médicas como a psicossomática, o placebo, a medicina dos estilos de vida, tornou-se necessário ouvir a queixa de sintomas do paciente em vez de prestar atenção aos aspectos da vida cotidiana, como crenças e preocupações.
( ) Três fatores históricos destacados sobre a práxis biopolítica do Estado moderno foram: a bio-história, a medicalização corpo-mente e a economia e saúde.
( ) Sobre a medicalização, Michel Foucault explica que, enquanto a França voltou-se para o desenvolvimento industrial e o crescimento do proletariado, a Inglaterra implantou o modelo médico da quarentena para isolar, vigiar e separar pessoas para evitar pestes ou doenças epidêmicas.
( ) A esquizofrenia confirma a hipótese de que é possível determinar uma doença mediante diagnóstico nosológico e, assim, por meio da prescrição médica correta, evitar a medicalização.

Agora, assinale a alternativa que apresenta a sequência correta de preenchimento dos parênteses, de cima para baixo:

a) V, F, F, V, F.
b) F, V, V, F, V.
c) F, F, F, V, V.
d) V, V, V, F, F.
e) V, F, V, F, F.

Atividades de aprendizagem

Questões para reflexão

1. Discorra sobre a prática atual de buscar soluções contra males como: cansaço, depressão, velhice, problemas alimentares, bebidas e relacionamentos interpessoais insatisfatórios.

2. Buscando o equilíbrio dinâmico, em sua opinião, como definir um modelo de bem-estar ideal para o corpo e a mente humana?

3. Estabelecer limites nítidos entre transtornos é uma tarefa árdua. Diante de práticas que desconsideram métodos observacionais e histórico-sociais e exaltam dados classificatórios em manuais sem dados empíricos, quais sugestões seriam possíveis para combater os efeitos de diagnósticos equivocados?

Atividades aplicadas: prática

1. Preencha a cruzadinha considerando as questões a seguir.
   a) HORIZONTAL 1. Levar a existência em decorrência do conceito criado por Ivan Illich de uma medicina tecnologizada, institucionalizada e desumanizante.
   b) HORIZONTAL 2. Visão de Michel Foucault, relacionada ao domínio de indivíduos e a um conjunto de pessoas.

c) VERTICAL 1. Nome do escritor americano que afirmou ser a medicina dos tempos modernos regulada pelo poder social, em vez da lei e da religião.
d) VERTICAL 2. Filósofo francês que criticou o poder biopolítico sobre o corpo das pessoas.

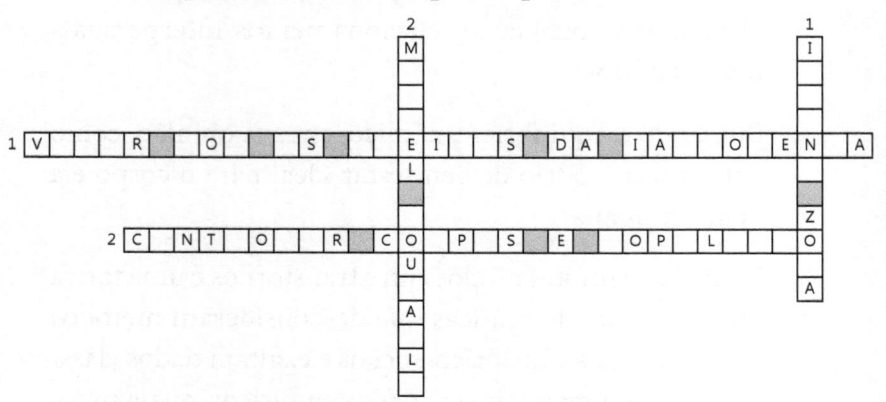

2. Explique em um texto de até oito linhas a relação entre a medicalização e o poder biopolítico vistos no exercício anterior.

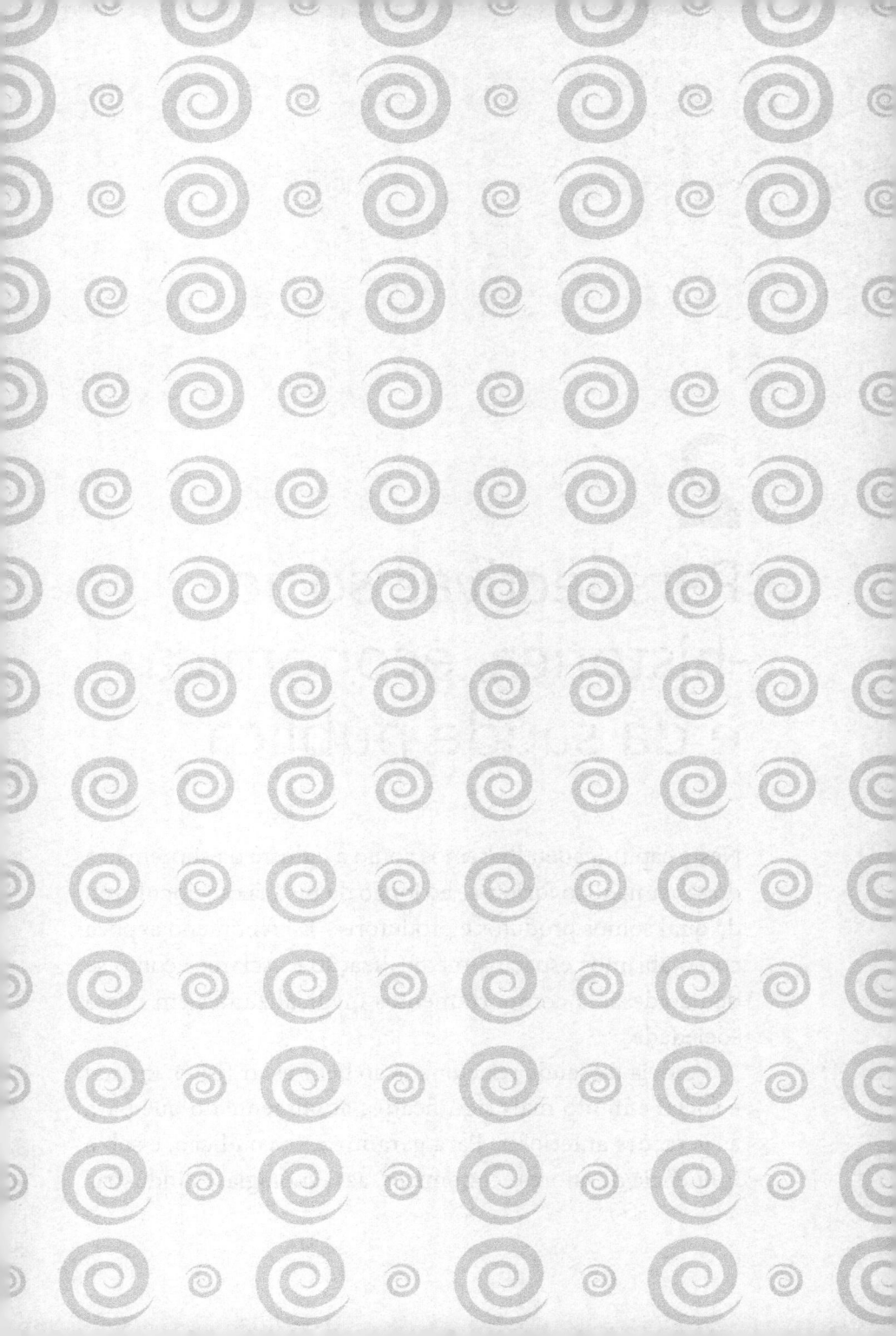

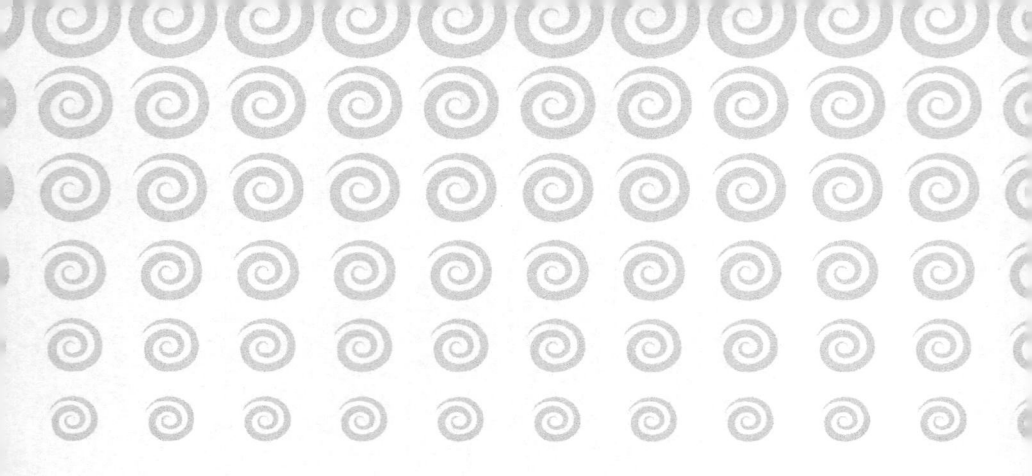

2
Perspectivas sócio--histórica, econômica e da saúde pública

Neste capítulo, detalharemos como a cultura da supremacia do saber médico forjou-se ao longo da história sociocultural da qual somos produtos e produtores. Tal fenômeno explica como abrimos espaço à medicalização e esclarece como se deu a adesão a comportamentos medicalizantes em nossa sociedade.

A ideia de saúde relacionada ao bem-estar físico, mental e social é muito mais significativa atualmente do que para as gerações anteriores. Para garantir essa condição, e sob a influência de fatores econômicos, as tecnologias, a indústria farmacêutica e a mídia são os principais elos da tendência à medicalização.

A seguir, daremos atenção a aspectos como sanitarização, biopoder, revoluções industrial e pasteuriana e a própria pandemia de covid-19 como fatores associados à medicalização na saúde pública. Por fim, refletiremos sobre a propaganda de medicamentos pelo gerenciamento e vigilância da Anvisa.

2.1
Perspectiva sócio-histórica da medicalização

Em meio à propagação da pandemia de Covid-19, no Brasil, Isolda, uma senhora de 50 anos, procurou-nos para conversar e contou sua história:

Após me separar de meu marido, passei a acordar várias vezes durante a noite, meu sono diminuiu, passei a comer pouco, entristeci e fui chamada de antipática pelos outros. Mal, peguei meu cartãozinho do SUS e fui a um postinho de saúde. A atendente falou qualquer coisa sobre acolhimento e me encaminhou para um clínico geral. Pedi ao médico que me receitasse fluoxetina, pois minha cunhada, quando está muito triste, toma e fica bem.

— Ok – ele disse –, mas me conte o que está sentindo.

Enquanto ele media minha pressão e peso, fazia perguntas. Contei, falei da minha separação, do lixo que estava a minha vida e outras coisas. Vinte minutos depois, ele me olhou e disse:

— Pela minha avaliação, você não está doente, vou te encaminhar para uma colega, apenas para você conversar.

Ainda me perguntando se estava enlouquecendo, fui falar com a psicóloga. Depois de me ouvir, ela disse que eu não estava doente, apenas passava por uma situação comum na vida de muitas pessoas. Falou que a separação provocou emoções negativas contínuas e prolongadas que geraram a autodefesa do organismo que, nessa situação, produz uma substância do estresse chamada *cortisol*.

— Doutora – perguntei –, não tem um remédio para regular isso?

— Você até pode tomar fluoxetina, citalopran ou outros – disse ela –, mas é apenas para casos extremos. Se usar o medicamento cada vez que se sentir assim, não vai aprender a lidar com situações usuais da vida. Além disso, um tratamento contínuo e prolongado com o remédio pode causar efeitos negativos em seu organismo.

No final, ela deu sugestões sobre fazer exercícios, cuidar da alimentação e pediu para que eu conversasse com outros psicólogos, se pudesse. Senti confiança na moça, ao ouvi-la dizer:

— Seja protagonista de sua vida.

Naquele instante, tive certeza de que o médico que me atendeu antes estava certo.

Essa narrativa demonstra que essa senhora teve de recorrer ao psicólogo não porque estava doente, mas para aprender mais sobre si mesma. Em situações assim, o médico é o prestador que oferece a saúde com a autoridade de quem cursou medicina e aprendeu sobre fármacos. O paciente é o usuário, leigo, que precisa de assistência. Simples na teoria, a explicação é complexa na prática. Algumas das perguntas a seguir já apareceram quando você passou a explorar este livro, e outras estão surgindo à medida que sua leitura avança. A droga tem evidência científica? Quais são os efeitos colaterais? A queixa é de origem nosológica? É um processo social? É um processo natural da vida? Com que frequência o médico prescreve remédios por influência do representante farmacêutico, da empresa financiadora de seus cursos, treinamentos e conferências? Que influência tem a internet, a televisão ou os jornais na automedicação?

Fatores sócio-históricos e econômicos permeiam essas questões e explicam a passagem da jurisdição médica para campos não médicos, com subsídios para a compreensão dos mecanismos que regem a saúde pública brasileira e o modo como os psicofármacos são gerenciados pela Agência Nacional de Vigilância Sanitária (Anvisa). Neste capítulo, discorreremos sobre a medicalização considerando as perspectivas sócio-histórica e econômica, a saúde pública e a vigilância sanitária.

Aderimos a comportamentos e opiniões dominantes, mesmo que não representem verdades. O psicólogo russo Lev Vygotsky (1896-1934) considerava que costumes, crenças, habilidades e valores são transmitidos de geração a geração na teoria chamada de *sócio-histórica*.

Vygotsky postulou que, por meio da interação social, constroem-se ferramentas culturais no indivíduo. Os artefatos que nos "ensinaram" a transformar questões não médicas em problemas médicos nasceram e se desenvolveram por uma interpretação de mundo presente na tecitura social, econômica e cultural. Como os animais, nós, seres humanos, somos sensíveis e corporais, mas, diferentemente deles, atingimos realidades imateriais e incorporais. Esse jeito de ser nos leva a construir diferentes visões sobre saúde e doença. O estudo desse tema envolve dimensões de ordem comportamental, social, ambiental, cultural, política, econômica e biológica. Aqueles que buscam identificar a causa dos quadros aflitivos ou dolorosos tendem a fornecer explicações biológicas; aquele que lê sobre isso, mesmo que tenha dúvidas, tende a aceitar as informações como provas válidas da realidade; afinal, há a crença de que quem escreve é conhecedor ou especialista. É assim que se criam crenças, valores e técnicas que formam um padrão, um arquétipo, um exemplo de realidade que passamos a usar para julgar e tomar decisões.

Conhecida largamente na literatura, a fábula dos macacos conta que, quando um macaco subia uma escada para apanhar bananas, um jato de água era jogado nos que estavam no chão. Essa experiência levou os macacos a encher de pancadas aquele que se aventurou e, consequentemente, qualquer um que se encaminhasse para o mesmo propósito. Depois de um tempo, mesmo que tivesse vontade, macaco algum se arriscava a subir a escada para pegar bananas.

Aspectos da medicalização que comentamos no Capítulo 1 mostram que, no decurso do tempo, evoluímos por um fluxo de informações que chegam até nós como indicadores de realidade. Aceitamos determinados paradigmas com certo conformismo que nos priva de alcançar nosso "cacho de bananas". Seguir o fluxo é seguir em frente, fluir, evoluir, adquirir padrões de referência externos ou "objetivos". Nesse ponto de vista, contestar tem efeito menor, já que na maior parte das vezes permitimos que "alguém" pense por nós, faça por nós, como revelam os experimentos da psicologia social.

O psicólogo Solomon Asch (Michener, 2005) demonstrou, em seus experimentos, que, quando nos inserimos em determinado ambiente, tendemos a renunciar nossas opiniões, convicções e individualidades. Somos inclinados a reproduzir alguns comportamentos mesmo que inicialmente eles nos causem alguma confusão.

Relato pessoal

A propósito, dia desses eu estava correndo no parque e notei que alguém olhava para o lago. Em um primeiro momento, recusei-me a olhar, mas então percebi que outras pessoas olhavam e não resisti. Quando dei por mim, eu havia parado de correr e olhava para o lago onde uma capivara nadava solitária, ora para um lado, ora para outro. Eu seguia o comportamento de todas as outras pessoas.

Aderimos a comportamentos e opiniões, mesmo que não representem verdades, porque estão vinculados a padrões sociais. Isso ocorre por: necessidade de se adequar ao comportamento dos outros; tendência a crer em uma boa razão para os outros aceitarem o que lhes é exposto; sensação de segurança ao agir como os outros; e receio de ser abandonado.

Imagine um bebê, o dia todo dentro de uma sala, vendo seu berço, sua roupa, sua mamadeira, até que, crescendo, nota

> que sua mãe abre as janelas, deixando o sol entrar. Algumas vezes, ao levá-lo à janela, ela diz: "Querido, olha lá o Snoopy!". Ele chega a olhar, mas aquilo não lhe comunica nenhum significado. Aos 2 anos, ao enxergar o cão do vizinho, ele percebe que há algo de comum entre o animal e o cão de sua família. Passado mais um tempo em seu desenvolvimento, ele vê outros cães e nota que o Snoopy se parece com outros animais chamados de *cães*. A partir de então, sempre que olha, ouve ou toca um animal assim, pensa nele como um cão.

Aristóteles afirmava que, ao usar nossos sentidos e nossa razão, podemos compreender o que torna um cão um cão, e isso representaria a verdade com base nas evidências no mundo a nossa volta (O livro..., 2011). E que evidências seriam essas? O conhecimento depende do intelecto e dos sentidos, mas será que o que vemos é mesmo o que vemos? Para Weiten (2010), o impulso visual não tem significado até ser processado pelo cérebro. Informações sensoriais chegam ao tálamo, o qual é ligado ao sistema límbico dos comportamentos e da memória. Olhando o exterior, não vemos objetos concretos, vemos arte, cultura e educação armazenadas na memória em conexão com estímulos cognitivos, emocionais e comportamentais. Assim compreendemos o mundo, assim criamos a realidade.

Os sentidos podem não revelar a verdade dos fatos, mas podem nos fazer mais próximos de "realidades verdadeiras". Quando exercitamos o uso da razão, construímos o conhecimento. Foi dessa forma que Aristóteles criou uma classificação biológica hierarquizada de plantas e animais que ainda hoje é base da taxonomia. Se tem penas, é uma ave; se tem escamas, é um peixe; o que define uma espécie é o compartilhamento de características com outros.

De qualquer modo, temos de admitir, buscar a verdade do mundo é um desafio instigante. Até que ponto 86 bilhões de neurônios com 100 trilhões de conexões garantem a infalibilidade das informações que chegam até nós? Mesmo diante de todas as varáveis envolvidas, não alcançamos uma certeza, especialmente porque não nos é facultado analisar tudo de forma racional; afinal, somos humanos sujeitos a vieses emocionais e psicológicos.

Evoluímos como espécie criando defesas que nos levam a induzir e criar inferências sobre informações que não nos interessam – "a vacina não funciona, ele tomou e morreu"; a manipular – pessoas vacinadas são mais suscetíveis a Aids; e a usar o poder para argumentar – o governante disse que máscara não protege contra o vírus.

Para o bem ou para o mal, seguimos o fluxo de criaturas pertencentes a determinado movimento social, o que nos leva a vaticinar a perspectiva de Heráclito de que "nada é permanente, a não ser a mudança"; ou a recorrer a Albert Einstein para dizer que "A vida é como andar de bicicleta. Para ter equilíbrio você tem que se manter em movimento". Para mudar paradigmas, é preciso ter convicções e, de certo modo, a presença ou a falta delas está atrelada a uma outra frase já dita em algum lugar: "O triste não é mudar de ideia, triste é não ter ideia para mudar". Voltando aos macacos e às bananas, não exercitar o questionamento sobre um paradigma posto é agarrar-se ao conformismo de quem levou palmadas e entende que não é possível pegar o seu cacho de bananas. Neste ponto, em um raio de indignação poderíamos questionar: "Para sermos completamente sociáveis, se os outros se jogarem no poço, nós também teremos que nos jogar?".

A insociabilidade humana que Thomas Hobbes defende – por sermos maus por natureza tanto quanto somos máquinas, isto é, seres inteiramente físicos (O livro..., 2011) – é contraposta ao argumento pregresso de Aristóteles de que o homem é um ser social porque precisa de outros membros da espécie. Para sobreviver, temos de aprender e recriar habilidades, conhecimentos, valores, motivos e papéis adequados à posição social (Michener, 2005), elementos impulsionados no âmbito das relações sociais.

Entre os artefatos sócio-históricos da teoria de Vygotsky, destacamos o caráter psicológico, fator determinante do comportamento do *Homo sapiens*. É por ele que nos modelamos seguindo signos, símbolos, termos linguísticos e objetos que definem paradigmas que nos fazem dizer que, para resolver um distúrbio mental é só aumentar os níveis de serotonina, dopamina e noradrenalina. Estamos no mais alto nível de complexidade da escala evolutiva, temos um cérebro que raciocina e elabora pensamentos criativos, mas perguntas aparentemente simples, às vezes, são difíceis de responder:

- Para tratar um paciente "doente", o médico deve considerar sempre e apenas o que aparece como resultado diagnóstico do exame?
- O fator mais importante para avaliação do nível de "doença ou não doença" em um paciente é a interpretação individual do médico?
- O médico observador é influenciado pelo paciente observado tanto quanto o paciente observado é influenciado pelo médico observador?

Birrer e Tokuda (2017) destacam uma prática de medicalização extensiva que se encaixa no modelo positivista. Um homem de 53 anos, no Japão, após perder um de seus filhos em um acidente, frequentou uma clínica médica durante dois anos, sendo submetido a amplos exames laboratoriais. Nesse período, recebeu diagnósticos de: disfunção hepática, esteatose hepática e fígado gorduroso. As prescrições o fizeram consumir medicamentos como ácido ursodesoxicólico, metformina e suplementos. Ao procurar ajuda, foi recomendada a Terapia Cognitivo-Comportamental (TCC). Sentindo-se melhor com esse tipo de terapêutica, ele encerrou suas consultas regulares e livrou-se de medicamentos e suplementos. Os autores afirmam que não havia, na época do caso citado, histórico de preparação para uso da TCC, realidade que hoje já está disponível aos profissionais da saúde do Japão.

Aliado ao exemplo dado, e não obstante haver críticas a seu trabalho, William Glasser (2012) convida a ampliar nossas reflexões. Autor do livro *Warning: Psychiatry Can Be Hazardous to Your Mental Health*, ele condena a base biológica aplicada a muitas das doenças psiquiátricas. É comum encontrar matérias de revistas e jornais em que esse psiquiatra estadunidense se refere aos medicamentos como "drogas cerebrais". Descontando-se algum exagero de Glasser quanto a não ser necessária a medicação em doenças mentais, seu modelo chamado de *terapia da realidade*, com base cognitivo-comportamental, tem grande aceitação. Engajado na característica humana de sociabilidade, ele salienta o amor e o pertencimento como nossas maiores necessidades. Ante a rotulação de "problema médico" para emoções como a tristeza gerada em maus relacionamentos, ele sugere que a orientação adequada dispensa drogas psiquiátricas.

O transtorno de estresse pós-traumático (TEPT) é emblemático como exemplo no relato de Birrer e Tokuda (2017), há pouco comentado. Quase todos os indivíduos estão sujeitos a vivenciarem um evento traumático em sua vida. Outra condição que tem relevância neste livro é o transtorno de déficit de atenção e hiperatividade (TDAH), transtorno em que determinados comportamentos resultantes da inserção do indivíduo nas práticas sociais, diagnosticados como "orgânicos", reforçam os argumentos de Glasser. Ainda mais quando quem influencia o encaminhamento dos portadores à clínica médica, a dizer, os educadores, tem acesso apenas à visão hegemônica da mídia presente no ambiente escolar (Signor; Santana, 2016).

Estados de "não doença" aparecem e são medicalizados pela redefinição de fenômenos sociais ou psicológicos. Nesse estatuto, processos naturais ou desadaptativos são rotulados como doenças por causa da busca do bem-estar, da ação da indústria farmacêutica, do controle social, das investidas da publicidade e da internet, compondo um conjunto de fatores sócio-históricos e econômicos. Concorrem, portanto, o modelo positivista, dominante, e o modelo da história pessoal, dos interesses, das necessidades e dos objetivos individuais. Este último atua para evitar que o indivíduo seja subjugado por uma patologia extensiva. Convém, então, tratar mais detidamente sobre esses fatores sócio-históricos e econômicos.

2.2 Perspectiva econômica da medicalização

Guiados por Foucault (2010), identificamos na história um passado em que a medicina era usada para garantir a base econômica do Estado por meio da manutenção de indivíduos aptos e ativos como força de trabalho. Com o tempo, a área passou a ser um instrumento reprodutor de riqueza, criador de desejos e necessidades e provedor de lucro. De um lado está o usuário que leva dinheiro; do outro, médicos sujeitos a bolsas de apoio financeiro que têm influência das indústrias farmacêuticas. Alimenta-se, assim, a cadeia produtiva de medicamentos pela biotecnologia, pesquisa e cobertura de saúde, além de estímulos por meio de recursos de publicidade e internet, o que evidencia a imagem forte de objeto de consumo.

Diante de qualquer indício de doença, é natural recorrermos ao profissional da saúde. O curioso é fazer a projeção de investimentos em nós mesmos quando estamos bem ou quando "queremos ficar melhor". Convictos de que saúde é bem-estar físico, mental e social, investimos nossos rendimentos para ficarmos "mais acertados". Freitas e Amarante (2017) perguntam: "Estaríamos ficando cada vez mais doentes? Ou estaríamos a cada dia ficando mais saudáveis, já que gastamos mais com a saúde?". Por nossa conta, indagamos: Investir nesse tal "bem-estar" é, de fato, investir no **corpo** e na **mente**?

2.2.1
Medicalização do corpo e da mente

A leitura de Foucault (2010) desperta reflexões sobre dois fatores alinhados à medicalização do corpo: (1) o objeto que precisa estar apto no trabalho; (2) o objeto que deseja estar bem na aparência. Produtivo e vigoroso, esbelto e saudável; essas são as características do corpo desejável segundo a mídia, sendo sinais de bem-estar. Não é de admirar que sejamos levados a crer em doenças quando não estamos dentro das normas, concluem Birrer e Tokuda (2017). Gastamos parte de nosso salário para manter uma rotina de exercícios regulares, controlar o peso e outras medidas que se destinam aos padrões exibidos em nossas consciências.

No plano estético, sentir-se mais feliz com a aparência é direito do ser humano, não podendo ser considerado errado. Todavia, o efeito significativo de influências sociais cria a necessidade de um "bem-estar obsessivo" (Birren; Tokuda, 2017). A imposição de um padrão corporal determinado por influência externa descaracteriza a individualidade da decisão. Lábios carnudos, seios empinados, bumbum durinho e medidas de modelo não são atributos aplicados a todas as pessoas. A corrida por procedimentos que proporcionariam esses caracteres nem sempre consegue a mágica da transformação nos padrões estéticos determinados socialmente, e a consequência é o surgimento de "outras" doenças.

Aprendemos por meio de leituras, de cursos e da mídia que uma forma comum de se tratar o corpo é cuidar da alimentação, com efeitos positivos para pele, cabelo, unhas, redução da barriga e outros aspectos. Também sabemos que diagnósticos de obesidade mórbida passível de complicações, como diabetes e hipertensão, pode justificar procedimentos como a cirurgia bariátrica. Todavia, o volume intenso de imagens, palavras e sons espalhados por todos os cantos reforçam tal imaginário e constroem uma interpretação do mundo que pode nos levar ao exagero.

Uma dieta cruel ou uma cirurgia precipitada para mudar o que está "fora dos padrões" faz dispender gastos exorbitantes. Procedimentos para emagrecer são apenas alguns dos exemplos; pesquisas em universidades revelam que parte das pessoas submetidas a esse tipo de tratamento não apresenta sobrepeso ou obesidade. Ademais, aqueles que não conseguem atingir o nível da categoria estética indicada socialmente são afetados por culpa, tristeza ou depressão.

Em Fortaleza, Ceará, Souto e Ferro-Bucher (2006) estudaram o surgimento de transtornos alimentares em mulheres que se submeteram a práticas de controle de peso. As entrevistas mostraram o perigo de prescrições restritivas sem levar em conta medos e receios relacionados a alimentos, além de fatores como subjetividade e contexto.

> Uma prática impositiva, como as dietas restritivas, não contribui para as mudanças necessárias, que devem ocorrer de forma saudável e positiva pela mudança do comportamento alimentar. É a reeducação alimentar a proposta nutricional mais adequada e que tem apresentado melhores resultados. Assim, os profissionais da área de saúde deveriam ser preparados para orientar seus pacientes em direção a uma prática alimentar saudável. Para isso, fazem-se necessárias mudanças na formação dos profissionais de saúde, sendo preciso uma

humanização dos cursos e um trabalho integrado entre os profissionais envolvidos na assistência ao paciente com transtorno alimentar (nutricionistas, psicólogos e médicos). (Souto; Ferro-Bucher, 2006, p. 702)

O mesmo interesse econômico presente no discurso médico a respeito do corpo tem influência sobre o que se enuncia a respeito da mente humana. Desde a segunda metade da década de 1950, somos instigados pela ideia de que os chamados *problemas mentais* precisam de drogas para serem curados (Freitas; Amarante, 2017). Nessa perspectiva, a teoria que afirma que os transtornos mentais são efeitos de desequilíbrio químico no cérebro (temática a ser aprofundada no Capítulo 3) é considerada um mito pelos autores citados. Por esse entendimento, é preciso ajustar os níveis de neurotransmissores como serotonina, dopamina e noradrenalina, a fim de permitir ao paciente um funcionamento mental normal. De forma simples, a "doença" é assim explicada, sem considerar fatores pessoais, biológicos, ambientais e outras variáveis subjetivas do indivíduo.

Ainda existente no senso comum, a teoria do desequilíbrio químico deve ser reavaliada, especialmente por não ser a única explicação dos problemas mentais. Mudar concepções ou paradigmas não é algo incomum na história médica; isso já aconteceu, por exemplo, com terapias eletroconvulsivas (EECT), lobotomia, malarioterapia, choque cardiazólico, terapia do hormônio do sexo, barbitúricos, anfetaminas e outros.

Processos medicalizantes – de caráter mercadológico, ressaltamos – fazem-nos tomar determinados medicamentos para o "ajuste químico", como se todo o pensar, sentir e agir fosse um processo puramente biológico. Diferentes fatores, contudo, também estabelecem dúvidas sobre o que deve ser normal ou patológico:

- Desviar-se das normas sociais são contingentes da vida, não doença.
- Dizer que alguém tem vontade de ferro não significa que a pessoa é constituída de ferro.
- Agir e parecer doente tem caráter metafórico.
- Pessoas que simulam doença são vistas como histéricas.

Polêmicos, esses modos de pensar de Thomas Szasz (citado por Weiten, 2010), despertam reflexões sobre o que é doença ou não, e nos fazem questionar o controle social, o uso indiscriminado e excessivo de remédios e os serviços de saúde em geral. O modo como tudo isso é processado pela sociedade compreende a base de produção (medicamentos, biotecnologias, pesquisas e cobertura de saúde), divulgação (mídia) e consumo (profissionais e usuários).

2.2.2
Os elos da medicalização

A corrente de elos da medicalização, mostrada na Figura 2.1, movimenta valores bastante expressivos ano a ano. O Instituto Brasileiro de Geografia e Estatística (IBGE, 2017) revela que, no Brasil, os gastos com saúde alcançaram, em 2017, 608,3 bilhões de reais, o que representou 9,2% do Produto Interno Bruto (PIB), ou seja, a soma de todos os bens e serviços produzidos no país naquele ano. No mesmo ano, as despesas *per capita* das famílias brasileiras com saúde foram

39,7% maiores do que a do governo, que gastou por pessoa 1.226,80 reais, enquanto as famílias e as entidades investiram 1.714,60 reais em saúde. O maior gasto das famílias brasileiras (66,8%) foi em serviços de saúde privada, como os planos de saúde, totalizando 231 bilhões de reais. Já com medicamentos, gastou-se 103,5 bilhões de reais, correspondendo a 30% das despesas com saúde pelas famílias brasileiras naquele ano.

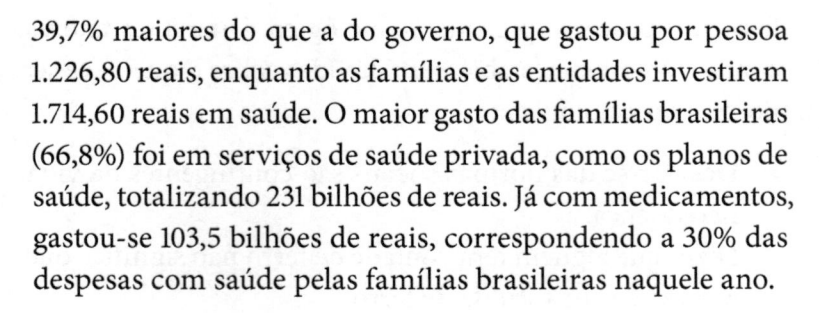

Figura 2.1 – Elos da medicalização

| Indústria farmacêutica (medicamentos) | Pesquisas (conhecimento sobre saúde) | Mídia (Internet, *marketing*, publicidade) | Usuário (cidadãos consumidores) |

| Tecnologia (equipamentos, sistemas) | Cobertura (planos de saúde, seguros) | Profissionais (médicos, psiquiatras e outros) |

Aleksandr_Villou, Gorodenkoff, KaliAntye, Jirapong Manustrong, michaeljung, LightField Studios e Vasin Lee/Shutterstock

Em meio à realidade de gastos e conflitos éticos em ações e serviços de saúde – regulados no Brasil pela Lei Orgânica n. 8.080, de 19 de setembro de 1990 (Brasil, 1990) –, estão envolvidos os aspectos de produção, divulgação e consumo. Palma e Vilaça (2012) destacam três fatores: (1) envolvimento de médicos com representantes das indústrias farmacêuticas;

(2) conflito de interesses quanto à atuação das referidas indústrias como patrocinadoras de pesquisas científicas; e (3) avaliação de fármacos em seres humanos.

Acrescentamos algumas das reflexões que cabem neste roteiro, em nossa avaliação: foco em pesquisas que valorizam maior rentabilidade; preços e lucratividade influenciados por vieses sociais; interesse reduzido em medicamentos de menor rentabilidade e *lobbies* favoráveis a práticas não recomendáveis de saúde. No Brasil, esta última situação, aliás, em tempos da pandemia de Covid-19, suscitou a criação de uma comissão parlamentar de inquérito (CPI) para investigar a atuação de autoridades de governo em duas frentes: a primeira na influência no uso de medicação sem conclusão científica para a cura da infecção, como ocorreu com a cloroquina e a ivermectina; e a segunda na suspeita de irregularidades na aquisição de vacinas com valores duvidosos, documentos ilegítimos e insegurança quanto à eficácia, como foi evidenciado na tentativa de compra da vacina Covaxin.

A transformação de condições corporais, sociais e comportamentais em domínio para tratamento ou intervenção por meio de fármacos estimulou a difusão do conceito de farmacologização (Palma, 2013) desde sua primeira citação, em 1989, pelo escritor, antropólogo e professor da Universidade do Arizona nos Estados Unidos, Mark Nichter (Bordogna, 2015).

Para além da farmacologização, Palma (2013) cita o termo *biomedicalização* para designar os processos de medicalização crescentemente complexos em diferentes situações e direções que estão relacionadas à inserção da tecnologia na medicina. Maturo (2012) considera a tecnologia um fator impulsionador da medicalização por algumas razões: novas ferramentas de diagnóstico significam mais chance de descobrir doenças; muitas vezes os fatores de riscos são considerados patológicos e são, portanto, "tratados"; a descoberta de novas doenças pela indústria farmacêutica apresenta o tratamento certo (comércio de doenças).

Os fatores estimulantes da produção na cadeia de medicalização se misturam e, por vezes, atuam em conjunto. É o que acontece com as tecnologias e a cobertura de saúde. Serviços de valor financeiro alto, que garantam eficiência tecnológica nem sempre necessária, aparecem em ofertas e planos de saúde como competição de mercado. Equipamentos e anúncios de medicamentos salvadores acentuam o valor dos seguros de saúde. A todo momento, vemos e ouvimos falar no alto padrão de eficiência de tomografias computadorizadas, imagem por ressonância magnética e outros.

É inegável a contribuição de dispositivos médicos na melhoria da qualidade de vida, nas cirurgias e na detecção de doenças; entretanto, há uma evidente preocupação com a falta de consciência e governança dessas tecnologias, a incerteza sobre o rastreamento intensivo de saúde e o risco de expansão para além da sustentabilidade nos custos (Contino, 2016).

Além da indústria farmacêutica, tecnologias e cobertura de saúde, as pesquisas têm significativa influência para farmacologizar ou biomedicalizar, com uma intensa produção de trabalhos. Só na lista de periódicos da PubMed, conforme a National Library of Medicine (NLM) – localizada no *campus* do National Institutes of Health, em Bethesda, Maryland, Estados Unidos –, estão incluídos aproximadamente 30 mil registros de trabalhos. Boa parte desses estudos é realizada em centros de pesquisas acadêmicas.

Para Palma e Vilaça (2012), as indústrias farmacêuticas desenvolvem uma droga e arregimentam médicos acadêmicos para realizar testes clínicos e publicações em periódicos renomados. Em uma espécie de acordo, os centros interessam as empresas por projetar e assinar testes e publicações em periódicos renomados, uma estratégia que, frisam os autores, legitima e propagandeia seus produtos. Palma e Vilaça (2012) acrescentam que a relação de codependência é caracterizada pela desigualdade econômica, uma vez que as indústrias farmacêuticas têm recursos para promoções de vultosas pesquisas, condição que é superior aos centros acadêmicos.

Em circunstâncias medicalizantes, o médico pode ser interpretado como o instrumento da prática que valida o que foi produzido e divulgado por pesquisas. A onipotência médica não se afeta porque a relação entre médico e paciente é marcada pela aceitação de que um tem o poder de decidir sobre a vulnerabilidade do outro; essa condição, muitas vezes sujeita a interesses políticos e econômicos, pode resultar no insucesso de qualquer "tratamento", e mudanças só se validam pela alteração da postura de ambas as partes.

A representatividade do médico como aquele que tem o biopoder e do cidadão comum como aquele que se torna o usuário consumidor nasce com a corrente produtora e ganha impulso nos elos de divulgação. Ver TV, ouvir rádio, ler jornais, participar de redes sociais ou simplesmente se relacionar com os outros é confrontar-se constantemente com imagens emblemáticas que consagram modelos de normalidade e bem-estar. Para se enquadrar nos padrões estabelecidos, o indivíduo avalia sua função social, suas atividades sociais e sua imagem no trabalho, na escola ou em casa. Ao se perceber incapaz de funcionar de acordo com o que é estabelecido pela sociedade produtiva, ele atribui a si mesmo o papel de doente (Freitas; Amarante, 2017), passando a ser consumidor e usuário de "produtos" de saúde.

O retrato maior do consumo de medicamentos é verificado em todas as populações, como se observa em publicação do Ministério da Saúde (Brasil, 2019) sobre a medicalização da vida, ao destacar o remédio como um meio rápido para resolver problemas de diversas origens. Nesse documento, afirma-se que o controle do corpo e a cultura da medicalização podem levar o indivíduo a se automedicar ou procurar atendimento médico para estar produtivo, sem a noção real dos riscos do tratamento farmacológico e até mesmo da dependência física ou psíquica.

2.3
Perspectiva da saúde pública da medicalização

Como forma de ilustrar o que ocorre na sociedade medicalizada, no início deste capítulo, relatamos o caso de uma usuária do sistema de saúde buscando o serviço de saúde para adquirir remédios, ficando sujeita à linha de trabalho executado pelo médico, especialmente se ele ignorar o sentido das queixas. Não raramente ouvimos expressões do tipo: "Eu disse ao médico que não conseguia dormir bem, e ele prontamente me receitou zolpidem, nem precisei falar outra coisa, agora vou ter que resolver o meu sonambulismo"; ou "O médico nem me deixou falar direito, me deu o diagnóstico e receitou os remédios, por fim, ainda me deu um atestado".

Atender um paciente que procura o consultório médico é ver, tocar, ouvir, acolher. Quem se senta diante do profissional é um ser pleno, não um estômago ou uma cabeça que rolaram até a clínica. Por vezes, o atendimento médico é relatado por pacientes como desatento às características individuais, desprezando a humanidade daquela pessoa que procura ajuda profissional.

Os médicos também têm dificuldades no exercício de suas profissões. Camargo Jr. (2010) frisa que "a consulta médica é o momento em que duas subculturas – a do médico e a do paciente – entram em confronto (às vezes de modo desastroso)". Em consenso com o autor, não podemos atribuir a esse e a outros profissionais da saúde a responsabilidade exclusiva pelas dificuldades na saúde pública do país. Muitos deles sofrem pela falta de tempo e pela demanda excessiva de pacientes na assistência médico-sanitária; por vezes, o atendimento ocorre em lugares inapropriados e sob a subordinação ao lucro e a interesses não necessariamente médicos, o que interfere na qualidade do atendimento. Por sorte, a experiência da senhora Isolda, narrada no início do capítulo, foi bem-sucedida; lembremos:

> Senti confiança na moça ao ouvi-la dizer:
> — Seja protagonista da sua vida.
> Naquele instante, tive certeza de que o médico que me atendeu antes estava certo.

Nesse relato, a escuta ativa por parte dos profissionais ajudou a senhora Isolda e, por mais que existam dificuldades em serviços públicos, a exemplo do Sistema Único de Saúde (SUS), sempre é possível vivenciar experiências positivas.

Exames, consultas, acompanhamento médico, remédios, vacinas e outros serviços oferecidos pela saúde pública são implantados à luz da universalidade, da equidade e da integridade, envolvendo vários atores. A influência da mídia ao interesse de forças produtivas, especialmente a farmaceuticalização, revela diferentes leituras nas relações médico-paciente e saúde-doença, como a crença de que só o remédio resolve as agruras humanas.

Em 2019, o Conselho Regional de Farmácia de São Paulo (CRF-SP) divulgou uma pesquisa realizada pelo Instituto Datafolha a pedido do Conselho Federal de Farmácia (CFF), na qual se constatou que a automedicação é um hábito comum para situações aflitivas entre 77% dos brasileiros. A prática refere-se ao uso de medicamento nos seis meses anteriores ao período da pesquisa (13 e 20 de março de 2019). A coleta de dados revelou a automedicação pelo menos uma vez por mês em 47% das pessoas e pelo menos uma vez por semana em 25%. Esse estudo serviu para subsidiar uma campanha nacional de conscientização pelo uso racional de medicamentos pelo conselho federal e pelos conselhos regionais no mês de maio daquele ano (CRF-SP, 2019).

A influência atualmente exercida pela internet, pelo *marketing* e pela publicidade em questões de saúde já esteve sob outros domínios, e podemos identificá-la por meio de forças sociais históricas alinhadas aos ideais do Iluminismo e do capitalismo. Na seção a seguir, detalharemos alguns dos aspectos que tiveram efeitos mais acentuados na área da saúde.

2.3.1
Sanitarização das cidades e o biopoder

Para Foucault (1984), o controle social da pessoa não recaiu somente sobre a consciência e a ideologia; ele agiu sobre o corpo – o biológico corporal – e criou a realidade biopolítica. Inicialmente, o corpo como força de produção não foi atingido pelo poder médico, algo que se efetivou na segunda metade do século XIX. Desde então, o problema do corpo, da saúde e do nível de força produtiva dos indivíduos foi objeto do controle social, paralelamente aos cuidados contra epidemias e à assistência social. Conforme relatamos, na história da medicalização, o biopoder foi instituído no fluxo da medicina de Estado, de característica urbana e preocupada com a força de trabalho.

A reforma da saúde pública na Europa, voltada para a relação entre a população massiva e a doença, se sustentou sobre a crença de que a ação higiênica teria efeitos positivos sobre a insalubridade urbana (Finkelman, 2002). Como consequência, a nosso ver, cidade e população tornaram-se propícias para experimentos como a farmaceuticalização, a qual, por sua vez, abriu espaço para o biopoder ditar padrões, regras e diretrizes como garantia de saúde.

Na história do Brasil, de acordo com a Fundação Nacional de Saúde (Funasa, 2017), aconteceram sucessivas reorganizações administrativas, edições de normas e execução de medidas em favor do bem-estar físico, mental e social da população. Entre essas ações, podemos citar: a primeira organização nacional de saúde pública, em 1808; a lei de municipalização de serviços de saúde, em 1828; e a imunização compulsória de crianças contra a varíola, em 1837. Com a criação do Ministério da Saúde, em 1953, o controle sanitário viria a ter importância ao lado de uma política nacional de saúde integrada ao SUS, em ações conjuntas na saúde ambiental, prevenção, vigilância e pesquisa científica.

2.3.2
Revolução Industrial

Na segunda metade do século XIX, o Brasil e o mundo vivenciaram os efeitos da Revolução Industrial, processo que impactou a estrutura social da humanidade e a saúde pública. Talvez o principal efeito tenha sido o deslocamento das comunidades rurais para os incipientes centros urbanos, fenômeno que favoreceu surtos e epidemias. Com a revolução e a urbanização, a burguesia passou a tentar controlar as massas por meio da polícia e da saúde pelo gerenciamento do comportamento humano (Quando..., 2012). Nesse período, surgiu a corrente higienista que dominava os portos, atuava na proteção sanitária da força de trabalho e na política demográfico-sanitária, como reportaram Mansanera e Silva (2000, p. 117):

> Abriu-se campo para a proliferação de tecnologias e para o trabalho de especialistas que investigavam sobre a saúde dos imigrantes, a situação sanitária dos portos, o dia a dia das cidades, a higiene infantil, os hábitos e costumes populares,

a eugenia ou "ideal de branqueamento" do povo brasileiro, o trabalho fabril, o mundo do crime etc. O discurso médico higiênico acompanhou o início do processo de transformação política e econômica da sociedade brasileira em uma economia urbano-comercial e expressou o pensamento de uma parte da elite dominante que queria modernizar o país.

2.3.3
Revolução pasteuriana

No fim do século XIX, ao descobrir microrganismos que provocam doenças, o biólogo e químico Louis Pasteur (1822-1895) desenvolveu a primeira vacina contra a raiva, e criou métodos para evitar a contaminação bacteriana no leite e no vinho – evento que ficou conhecido como *revolução pasteuriana* (Scliar, 2007). Como defendia o médico americano Cyrus Edson (Finkelman, 2002), os micróbios, considerados "niveladores sociais", demandaram maior controle do ser humano em suas relações ambientais e sociais para evitar doenças. De certa forma, isso explica a saúde pública como uma história de combate a epidemias e endemias entre as quais malária, doença de Chagas e ancilostomose.

O controle no mundo dos microrganismos revolucionou a prática médica e a abordagem dos problemas de saúde, franqueando protocolos médicos como meio para evitar doenças. A mudança de comportamento instaurou-se na fervura e na esterilização dos alimentos, no tratamento da água e do esgoto, na higiene do corpo e da casa, fatores bem-vindos para a saúde, mas que também se revelaram como formas de imposição do biopoder. O poder médico passou a ter exclusividade sobre os comportamentos humanos, subjugando corpos e controlando populações. O padrão passou a ser higienizar, normatizar e pasteurizar tudo a fim de se evitarem as doenças.

2.3.4
Administração científica

Nas primeiras décadas do século XX, a administração científica passou a mensurar os fenômenos sociais, com destaque para três abordagens: (1) racionalização, planejamento, formalização, mecanização, produção de massa – derivados do modelo taylorista/fordista; (2) ênfase na estrutura organizacional, pela visão do homem econômico e pela busca da máxima eficiência, no modelo de Henri Fayol; e (3) controle dos processos de decisão por meio de hierarquia rígida e formal do modelo burocrático. Esses três modelos influenciaram a organização do trabalho e o gerenciamento no setor de saúde, especialmente no ambiente hospitalar (Matos; Pires, 2006), além de terem alterado modos de trabalho na saúde.

A Funasa (2017) reportou que doenças como febre amarela e malária elevaram os índices de mortalidade nas cidades e nos principais canteiros de obras dos países periféricos, com prejuízos ao comércio e à expansão do capitalismo. Tal conjuntura incentivou pesquisas biomédicas voltadas notadamente para doenças tropicais; e equipes de trabalho baseadas em moldes militares passaram a intervir exigindo disciplina sempre que necessário. Desde então, campanhas sanitárias passaram a controlar epidemias articulando ciência, técnica e organização ao processo de trabalho em saúde, aspectos que influenciaram o desenvolvimento de uma medicina social.

2.3.5
Aspectos críticos

A busca por bem-estar e qualidade de vida, conforme expresso pela Organização Mundial da Saúde (OMS), como um caráter de plenitude e não simplesmente ausência de doença, é uma ação criticada por muitos estudiosos. Para Dejours (1986), há um sentido utópico nessa concepção, pois o bem-estar pode ser associado a inúmeras condições e eventos. Portanto, é um ideal não concretamente atingível, uma ficção que não se conhece, mas que temos esperança de atingir. Eis aí a razão para não haver um conceito universal de saúde. Em saúde pública, o que se vê é uma relação profissional que oscila entre sujeito e objeto, construídos na complexidade social.

> É uma especialidade que se distingue das demais porque se volta para o coletivo. Exige para seu desenvolvimento conhecimentos específicos e altamente diferenciados. Possui uma racionalidade própria, em geral, de domínio exclusivo daqueles que nela são iniciados, sobre quem repousa, também, a responsabilidade pelo aporte e o enriquecimento desse instrumental básico e científico. Esse tipo de ponto de vista conforma e engloba um tipo de compreensão técnica da questão, uma vez que tende a reduzi-la a uma dimensão que, em geral, não transcende os limites das ciências médicas, administrativas e de planejamento. (Pires Filho, 1987, p. 64)

2.3.6
Ações preventivas

Prevenir e resistir à medicalização implica estar atento à forma como ela se apresenta, às tecnologias que ela emprega, ao saber que ela estabelece e ao poder que ela impõe. Um exemplo é o Movimento de Luta Antimanicomial, oriundo da abertura política no Brasil, que debateu temas como a internação psiquiátrica, a prescrição indiscriminada, a internação compulsória de drogaditos e a atenção básica para prevenção.

Para estimular o uso racional de medicamentos, prestar informações de forma independente, sem conflitos de interesse e livre de pautas parciais, foi criado, em 2007, o Comitê Nacional para Promoção do Uso Racional de Medicamentos (CNPURM). Seguindo as políticas nacionais de saúde do SUS, seu caráter consultivo orienta e propõe ações, estratégias e atividades para o uso adequado de medicamentos (Brasil, 2019).

Em 2010, o Fórum sobre Medicalização da Educação e da Sociedade formou núcleo em todo o Brasil, com movimentos de resistência a projetos de lei medicalizantes. Ainda, promoveu seminários e rodas de conversa sobre o tema com outros movimentos, conselhos profissionais, universidades, sindicatos e organismos internacionais contrários à intensificação da medicalização da educação e da sociedade. Lemos et al. (2019) apontam a participação de 67 entidades signatárias e 19 núcleos de todo o Brasil na formação, em 2012, da Frente Nacional Drogas e Direitos Humanos. Entre outros efeitos, essa frente estimulou o aumento de Centros de Atenção Psicossociais (CAPS) e sua articulação com os Consultórios de Rua, caracterizando-se como movimento de mobilização da sociedade contra a medicalização da educação e da sociedade.

Ações desse gênero são importantes para fomentar pesquisas sobre o uso de medicamentos em diferentes formas e por faixas etárias. Em 2017, um trabalho sobre adolescentes infratores em unidades socioeducativas (USES) revelou prescrições para insônia, agitação e contenção química (Costa; Silva, 2017). O estudo mostrou que sanções de privação de liberdade por atos infracionais invadem direitos e estimulam a prescrição desenfreada.

Expor as tendências biologizantes do sofrimento psíquico é prevenir a medicalização, pois nelas está contida a aflição pelo controle do corpo para produzir e render mais no trabalho. A medicalização assim produzida engrossa estatísticas e substitui a identidade nominal do paciente por números e siglas diagnósticas, tornando-o uma cifra em determinada escala, inflexão que se aproxima ao pensamento de Guarido (2007). Apenas como referência, o Ministério da Saúde (Brasil, 2019) informou que entre 2012 e 2016 aumentou em 30% o volume de serviços de saúde do SUS para a depressão e em 61% o consumo no mercado total de antidepressivos.

2.3.7
Medicalização na pandemia de Covid-19

O boletim do Observatório de Análise Política em Saúde (OAPS), instituição que compõe uma rede de pesquisadores ligados a ensino e pesquisa em saúde, informou aumento significativo na comercialização de medicamentos relacionados à Covid-19 na comparação entre janeiro e março de

2020 com o mesmo período em 2019. Entre esses medicamentos, a hidroxicloroquina aumentou em 67,93% seu consumo (OAPS, 2020). Para contextualização desses dados, hidroxicloroquina e cloroquina fizeram parte do chamado "kit-covid", distribuído no Brasil para prevenção e tratamento da infecção, mesmo sem evidências científicas de sucesso (Ferreira; Andricopulo, 2020).

Hidroxicloroquina e cloroquina foram objeto de longos debates no Brasil. Os argumentos a favor falavam em prevenção e diminuição da carga viral; já os contrários advogavam a não comprovação científica da eficácia dos dois medicamentos para a doença em questão. O ano de 2021, no Brasil, foi marcado por notícias na imprensa de que uma empresa de cobertura de saúde teria ocultado mortes em um estudo sobre a hidroxicloroquina no tratamento da Covid-19 (Ferreira; Andricopulo, 2020). Sobre essa questão, a pesquisadora Gisélia Souza comenta:

> Durante a pandemia da COVID-19 ficou demonstrada a absoluta falta de controle das autoridades sanitárias frente a esta questão, situação agravada pelo Presidente da República, que de forma irresponsável e inconsequente, passou a estimular a automedicação com a Cloroquina e Hidroxicloroquina para o tratamento da COVID-19, medicamentos indicados para tratamento da malária e doenças reumáticas autoimune, com potenciais efeitos colaterais sérios. (OAPS, 2020, p. 3)

Para além da prescrição de remédios sem sustentação científica, a experiência de disseminação de vírus produziu queixas sobre isolamento e mudança de hábitos, fatores de estimulação à medicalização. Sem descaracterizar a existência de situações depressivas ou ansiosas, nesse contexto, tais queixas, inerentes ao ser humano, tendem a ser reduzidas a problemas orgânicos tratáveis a base de psicofármacos.

Nos meses de maio, junho e julho de 2020, a pandemia de Covid-19 tornou 80% da população brasileira mais ansiosa. Uma pesquisa da Universidade Federal do Rio Grande do Sul (UFRGS) ouviu 1.996 pessoas maiores de 18 anos e, entre os entrevistados, os dados apontaram sentimentos de raiva (65%), sintomas somáticos (63%) e alteração do sono (50%) (As sequelas..., 2020).

Na pandemia, os aspectos emocionais geraram sofrimento psíquico, fator que se vincula à produção da indústria farmacêutica de remédios para aliviar sofrimentos existenciais. Para Guarido (2007), alguns psicofármacos têm efeitos positivos inegáveis; o crítico é banalizar a existência, naturalizando sofrimentos e culpabilizando os indivíduos por seus problemas e pelo cuidado de si mesmos.

2.4 Gerenciamento de psicofármacos pela Anvisa

O celular toca na manhã fria de julho de 2020. Dr. André caminha no Parque Barigui, em Curitiba.

Deve ser uma situação preocupante – pensa – apenas pacientes em estado de alerta tinham o número de seu celular, além disso, era domingo.

— Pois não?

— Doutor, tô mal. Não atingi a minha meta de produção, estou sendo cobrado, tive uma briga no trânsito ontem à noite, trabalho demais, tá tudo uma bagunça e ainda tem essa droga de pandemia. Preciso que o senhor me receite algum remédio para dormir, um para melhorar o meu humor e outro para fazer eu render mais nas minhas atividades.

O paciente do Dr. André ajuda a encorpar números na pesquisa da IQVIA – empresa multinacional americana que atende às indústrias combinadas de tecnologia da informação em saúde e pesquisa clínica – divulgados pelo Conselho Federal de Farmácia (CFF, 2020). Registrou-se aumento de 14% nas vendas de antidepressivos e estabilizadores de humores para transtornos afetivos entre janeiro e julho de 2020, na comparação com o mesmo período em 2019, em um volume equivalente a aproximadamente 8 milhões a mais de unidades. A pandemia da Covid-19 contribuiu para isso, mas o crescimento de psicofármacos ocorre há mais tempo, conforme registros em bases de dados digitais, artigos, revistas científicas e outros.

Guarido (2007) sublinha a categorização diagnóstica no Manual Diagnóstico e Estatístico de Transtornos Mentais (DSM), reforçada por pesquisas explicativas do funcionamento psíquico em bases orgânicas e pela estimulação financeira para desenvolvimento de psicofármacos. É de se esperar que tais fatores impulsionem a busca incessante por novidades em fármacos.

Não há como desconsiderar a preocupação com a dependência de neuropsicofármacos, além dos efeitos adversos que eles provocam. As drogas mais abusivas, lembradas pela

Anvisa (2010b), são os anabolizantes e os derivados anfetamínicos. O Brasil é o maior consumidor mundial de anfetaminas para emagrecer, conforme relatório encaminhado à Organização das Nações Unidas (ONU), em 2006. Sobre esses dados, um conjunto de ações é gerenciado por autoridades sanitárias, que mantêm um estado de alerta sobre o que para muitas pessoas se tornou um hábito.

A prática usual de tomar medicamentos diante de qualquer sinal corporal ou emocional evoluiu das recomendações simples e caseiras das mães e avós, como a água com açúcar pra acalmar os nervos ou o chá de camomila para dormir, para receitas médicas de diazepan e outros medicamentos diante das mesmas queixas.

As pessoas sentem-se "doentes", tornam-se "pacientes" e transformam-se em "consumidores" de medicamentos de que não precisam para curar doenças que não têm. A medicalização é construída e organizada mediante arranjos políticos e influências sociais, culturais e econômicas configuradas numa corrente que faz da informação sua maior força. Dessa forma, a divulgação passou a ser objeto da atenção do Estado no monitoramento de serviços e bens de saúde e na produção de medicamentos.

A partir da década de 1970, ações e leis foram criadas, alteradas e judicializadas envolvendo o Estado no gerenciamento de normas e controle do uso de medicamentos. Produção, comercialização e divulgação foram o centro da análise. Em 1976, a vigilância sanitária direcionou-se para medicamentos, insumos farmacêuticos, drogas, correlatos, cosméticos, produtos de higiene, saneamento e outros (Brasil, 1977). Em 1990, o interesse voltou-se para questões sanitárias do meio ambiente, produção e circulação de bens e serviços. Uma área de forte atuação, ilustrada na Figura 2.2, é a das regras de propaganda (Anvisa, 2010a).

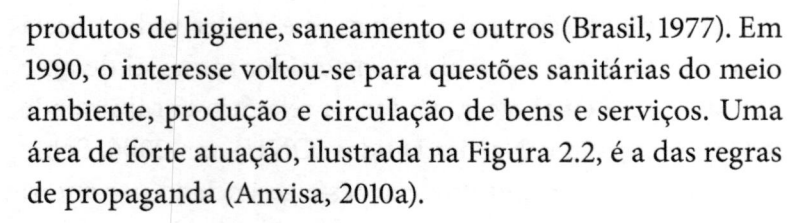

Figura 2.2 – Regras de propaganda da Anvisa

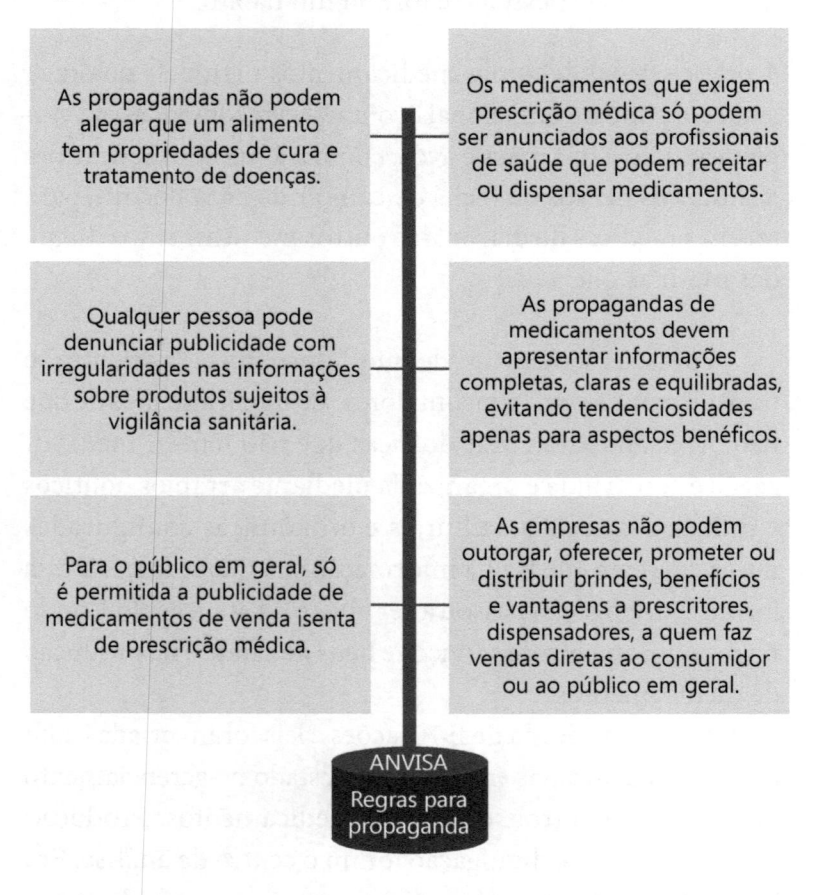

- As propagandas não podem alegar que um alimento tem propriedades de cura e tratamento de doenças.
- Os medicamentos que exigem prescrição médica só podem ser anunciados aos profissionais de saúde que podem receitar ou dispensar medicamentos.
- Qualquer pessoa pode denunciar publicidade com irregularidades nas informações sobre produtos sujeitos à vigilância sanitária.
- As propagandas de medicamentos devem apresentar informações completas, claras e equilibradas, evitando tendenciosidades apenas para aspectos benéficos.
- Para o público em geral, só é permitida a publicidade de medicamentos de venda isenta de prescrição médica.
- As empresas não podem outorgar, oferecer, prometer ou distribuir brindes, benefícios e vantagens a prescritores, dispensadores, a quem faz vendas diretas ao consumidor ou ao público em geral.

ANVISA — Regras para propaganda

Fonte: Elaborado com base em Anvisa, 2010a.

Desde sua criação em 1999, a Anvisa vem sendo conduzida por resoluções que caracterizam suas responsabilidades em normas e regulamentos sobre a saúde. Nas duas últimas décadas, o órgão tem envidado esforços para monitorar o uso abusivo e indiscriminado de psicotrópicos, e regulamentar as técnicas de comunicação quanto a prescrição, dispensação, aquisição e utilização de medicamentos. Percebemos que nesse processo tem havido preocupação sobre a fabricação de medicamentos experimentais, tecnologias, práticas comerciais e descontinuação de produtos. Destaca-se o estabelecimento de critérios quanto ao registro e à permissão de vendas para os chamados medicamentos isentos de prescrição (MIPs), que devem obedecer a critérios de comercialização, segurança, uso por curto período, indicação para doenças não graves, fácil manejo, baixo potencial de dependência e efeitos de risco.

Disputas de interesse têm gerado judicializações no âmbito da saúde sobre a venda de medicamentos sem registro e propagandas abusivas. Segundo o Tribunal de Contas da União, em 2015, os gastos com processos judiciais chegaram à ordem de 1 bilhão de reais, aumento de mais de 1.300% em sete anos. Cerca de 80% das ações foram relacionadas ao fornecimento de medicamentos sem registro no SUS. Foram detectadas, ainda, fraudes para a obtenção de benefícios indevidos (Brasil, 2017).

Outro fator que veio à tona em novembro de 2021 e causou indignação no país foram intimidações à Anvisa, divulgadas pela imprensa. As ameaças foram endereçadas a servidores, diretores, funcionários terceirizados e seus familiares em oposição a eventual liberação de vacinas contra a Covid-19 para crianças. Suspeitas de milicias digitais ligadas a produção de *fake news* levaram o ocorrido até o Supremo Tribunal Federal (STF). Apesar das posições contrárias e criminosas, a Anvisa autorizou o uso da vacina da Pfizer contra a Covid-19 em crianças de 5 a 11 anos de idade no Brasil, decisão que foi divulgada no dia 16 de dezembro. O STF também determinou ao governo o cumprimento da vacinação.

Reiteramos, a corrente de medicalização é marcada pela produção, pela comercialização e pela divulgação. Esta última, como elo de informação, ocupa o interesse da Anvisa em várias ações que envolvem a publicidade de medicamentos pela internet e pelos veículos de comunicação, estando sujeita a regras básicas. Medicamentos não são bens de consumo comuns, mas bens de saúde, sendo apenas permitida a publicidade de medicamentos de venda isenta de prescrição médica, em outras palavras, remédios sem tarja vermelha ou preta (Anvisa, 2010a). Medicamentos que exigem prescrição médica só podem ser anunciados aos profissionais de saúde (médicos e dentistas) que prescrevem ou dispensam medicamentos.

Indicações culturais

O JARDINEIRO fiel. Direção: Fernando Meirelles. Brasil: Universal Pictures do Brasil, 2005. 128 min.

Após investigar o que teria ocasionado a morte de sua esposa na África, um diplomata traz à tona a prática ilegal de uma empresa farmacêutica: testes de um medicamento em portadores do HIV/Aids sem o conhecimento dos pacientes. A esposa tentava denunciar a testagem ilegal que tinha o conluio dos governos queniano e britânico. Ainda que se trate de uma película cinematográfica com *nuances* sutis e dolorosas, as imagens revelam a indiferença da indústria de remédios pela vida humana. O diretor brasileiro, Fernando Meirelles, destaca que o enredo foi inspirado em um caso real acontecido na Nigéria quatro anos antes da produção do filme, quando o laboratório Abbot testou um medicamento sem que as pessoas soubessem o que estavam consumindo. Os usuários passaram a ter problemas nas pernas, e a empresa responde judicialmente até hoje. A tônica escancarada na trama é a busca desenfreada pelo lucro na indústria farmacêutica.

Síntese

Neste segundo capítulo, tratamos de um fenômeno cultural que segue o fluxo de expansão progressiva, influenciado por fatores facilitadores de intervenção biomédica. Essa caracterização é construída entre experiências e comportamentos humanos predicados como problemas médicos. Seres humanos que somos, fluímos pela referência externa e subjugamos nossas disposições contestativas, permitindo que alguém pense e faça por nós. A condição hobbesiana de seres insociáveis, inteiramente física, é contraposta à visão aristotélica de um ser social que precisa de outros membros da espécie para viver e, para isso, aprendemos habilidades, valores, motivos e desempenhamos papéis sociais.

Como não somos máquinas ou criaturas físicas, mas entes sócio-históricos, é também nessa representação que encontramos a resposta para nossos males, muitos deles diagnosticados como doenças. A busca de "drogas", como declara o psiquiatra Glasser, mostra-se um dispositivo para tratar o que é definido e reduzido como *Homo organicum*. Desadaptações humanas são acondicionadas em um invólucro tratável por fatores sócio-históricos que envolvem política, cultura e economia. Gastamos o que temos para estarmos dentro dos "conformes", o que significa não sofrer, não se apressar, cuidar do rosto e do corpo, submeter-se a exames de saúde cada vez mais próximos e repetitivos, alterar os padrões alimentares e tomar pílulas fantásticas para recolocarem nossos movimentos neuronais em equilíbrio.

Produtos médicos são a ponta de uma rede que inclui mídia, indústria farmacêutica, tecnologias, planos de saúde, pesquisas, profissionais e usuários. Novos remédios desenvolvidos em pesquisas e exibidos na mídia impulsionam a indústria farmacêutica, e novas ferramentas produzidas por tecnologias avançadas aumentam as perspectivas de diagnóstico que, por sua vez, potencializam as alternativas de medicalização manipuladas por profissionais e aguardadas pelos usuários.

Médicos acabam assumindo uma grande demanda de pacientes e, como consequência, tratam-nos como objetos, especialmente no atendimento à saúde pública. A grande massa acaba sendo fonte de experimentos ao jugo da indústria farmacêutica. Todo esse processo foi forjado numa dinâmica histórica que também se explica pelo deslocamento das comunidades rurais para os centros urbanos, movimento que contribuiu para o surgimento de surtos e epidemias. Evoluções na medicina impulsionaram mais recursos médicos, como a revolução pasteuriana, que depois da vacina contra a raiva estimulou a "pasteurizar" tudo o que fosse possível, como a esterilização de leite, iogurte, queijo, cerveja e vinho. A administração científica influenciou o sentido da racionalização, do planejamento, da formalização, da mecanização e da produção de massa, valorizando o *Homo economicus* da eficiência e o controle decisório pela hierarquia rígida. O cenário fluiu a ponto de se buscar na pesquisa, na tecnologia e na indústria farmacêutica a definição de um plantel de medicamentos capazes de resolver a maioria dos problemas humanos. Sensações de doença passaram a aumentar a estatística de "pacientes", diante de tantos recursos produzidos em arranjos políticos, sociais, culturais e econômicos. Antidepressivos transformaram aflições em problemas médicos, estabilizadores de humor decretaram a obrigatoriedade de "ser feliz", fórmulas para emagrecimento multiplicaram-se, benzodiazepínicos, tranquilizantes em geral e drogas para indução de sono passaram a fazer parte da prateleira sempre cheia.

Atividades de autoavaliação

1. São tendências biologizantes do sofrimento psíquico:
   I) Aflição por controlar o corpo para render mais no trabalho.
   II) A medicalização engrossa estatísticas.
   III) A identidade nominal do paciente é substituída por números e siglas diagnósticas

   Agora assinale a alternativa correta:

   a) São verdadeiros os itens I e III.
   b) É verdadeiro apenas o item III.

c) São verdadeiros os itens I e II.
d) É verdadeiro apenas o item II.
e) Todos os itens são verdadeiros.

2. De acordo com as regras da Anvisa, assinale a alternativa correta:
   a) A propaganda de um alimento pode e deve afirmar ter propriedade de cura e de tratamento de uma doença.
   b) A publicidade de medicamentos de venda isenta de prescrição é permitida ao público em geral.
   c) As empresas estão liberadas para distribuir brindes e benefícios a prescritores, dispensadores e a quem faz vendas diretas ao público em geral.
   d) Os medicamentos que exigem prescrição médica só podem ser anunciados aos profissionais de saúde autorizados a receitar ou dispensar medicamentos.
   e) A propaganda de medicamentos deve apresentar informações completas, claras e equilibradas exclusivamente para aspectos benéficos.

3. Considere as afirmativas a seguir:
   I) Pacientes ou cidadãos buscam legitimar seu sofrimento definindo-o como "problema médico".
   II) Custos de saúde em seguros são mais facilmente reembolsáveis quando o diagnóstico médico é claro.
   III) Financiamento de pesquisa são mais prováveis para problemas definidos como doenças.

   Agora, assinale a alternativa que apresenta todas as proposições corretas:
   a) I, II e III.

b) II e III.
c) I e II.
d) I e III.
e) III.

4. Sobre Foucault e o conceito de biopoder, é **incorreto** afirmar:
   a) O biológico corporal criou a realidade biopolítica.
   b) Na segunda metade do século XIX, o corpo, a saúde e a força produtiva passaram a sofrer o controle social.
   c) Inicialmente o corpo, como força de produção, não foi atingido pelo poder médico.
   d) O controle social sobre a pessoa aconteceu apenas pela consciência ou pela ideologia.
   e) No período em que o biopoder se instituiu, ocorreu o fluxo da medicina de Estado, baseada na medicina urbana e na força de trabalho.

5. Avalie as afirmativas a seguir qualificando-as como verdadeiras (V) ou falsas (F):
   ( ) Benefícios do metilfenidato em pacientes com TDAH foram testados e comprovados e são garantidos para uma pessoa saudável.
   ( ) A responsabilidade dos médicos na medicalização tem caráter exclusivo como mão de obra que desempenham.
   ( ) Os fatores estimulantes da produção na cadeia de medicalização não se misturam, exatamente por responderem separadamente por cifras econômicas.

( ) O psiquiatra William Glasser defende um modelo de tratamento chamado *terapia da realidade*, baseado na abordagem cognitivo-comportamental como alternativa à desmedicalização.

Agora, assinale a alternativa que apresenta a sequência correta de preenchimento dos parênteses, de cima para baixo:

a) V, F, F, V.
b) F, F, F, V.
c) F, V, V, F.
d) V, V, V, V.
e) F, F, F, F.

Atividades de aprendizagem

Questões para reflexão

1. Discorra de forma analítica sobre a seguinte afirmação: "Como mentor sanitário, o crescimento corporativo mostra que o sistema de saúde está mais interessado em investimentos com finalidades lucrativas do que com o bem-estar da população. Criticados, os protagonistas exaltam a eficiência do sistema que estimula a inovação e garante maior acesso de doentes ao tratamento".

2. Correlacione e aponte graus de responsabilidade na medicalização considerando os seguintes elos: usuários, profissionais, mídia, cobertura de saúde, pesquisas, tecnologia e indústria farmacêutica.

3. Diante da contextualização social, cultural, política, econômica e sanitária apresentada no capítulo, avalie o seguinte trecho:

"A ideia de que nós, humanos, funcionamos como máquinas enseja que saúde, doença, envelhecimento e morte não passem de problemas tecnológicos, nesse sentido, a medicalização envolvendo especialmente dispositivos médicos e remédios busca decifrar estes 'algoritmos'".

Atividade aplicada: prática

1. Considere a afirmação a seguir e, com base no que estudou até agora sobre a medicalização, estabeleça o seu ponto de vista e justifique-o para um debate com colegas da área.

"Normalizar e desconsiderar a subjetividade do indivíduo em relação às outras pessoas e a sua condição histórico-social é uma tendência da medicalização vinculada à não compreensão do homem em sua totalidade."

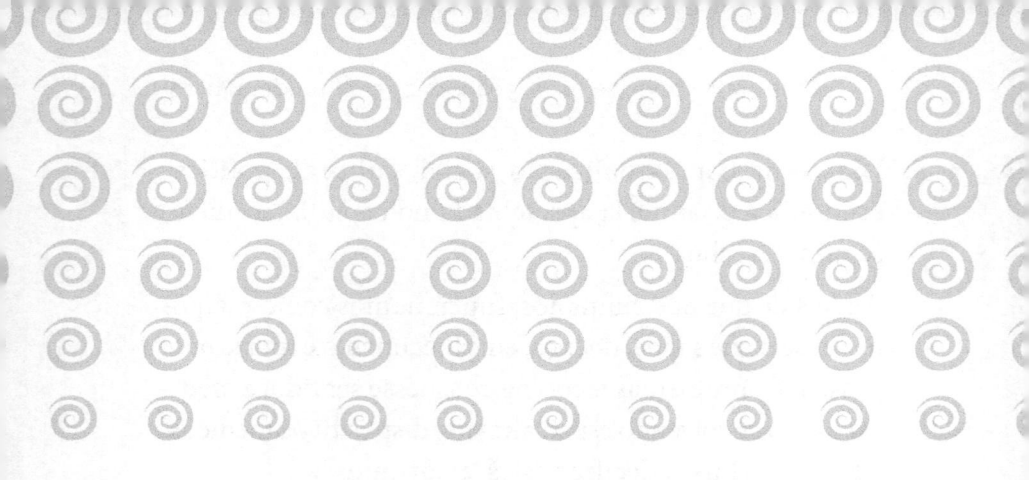

3
Perspectiva neuropsicológica

Conhecer as sensações corporais e o uso das funções executivas cerebrais permite entender como os fatores neuropsicológicos estão envolvidos na relação saúde-doença e sua importância nos processos medicalizantes.

Neste capítulo, entre a medicina de Hipócrates e a visão sociocultural de Vygotsky, apresentaremos alguns dos principais aspectos históricos no desenvolvimento da neuropsicologia. Reuniremos informações sobre as funções de medicamentos como ansiolíticos, antidepressivos e antipsicóticos, conteúdo que nos ajudará a diferenciar os principais tipos de neuropsicofármacos.

Os processos cognitivos no comportamento indicam como nosso cérebro processa as informações. Esse conhecimento fornece subsídios para compreender a relação entre neuropsicologia e educação. Por fim, ao considerarmos o processo histórico-cultural como fator que impulsiona nossos comportamentos, verificamos o quanto a sociedade está atravessada pelo modelo positivista e reducionista, elemento base da medicalização.

3.1
A neuropsicologia na avaliação da saúde mental

> Vou ao médico!
> Deito-me cedo, levanto-me tarde, mas não durmo.
> Ando pouco, às vezes corro, mas canso sempre.
> Não vejo as lágrimas caírem, mas sei que choro.
> Vou ao médico!
> Meu peito não mostra manchas nem cicatrizes, mas ele está queimando.
> Minha pele não parece sangrar, nem inflamar, mas ela está transpirando.
> Meu corpo não exibe flacidez, nem é debilitado, mas ele está dormente.
> Vou ao médico!
> Coisas acontecem aqui, ali e acolá, mas elas não me aparecem na memória.

> Relacionamentos amorosos às vezes surgem, mas eles sempre me magoam.
> Pessoas me ouvem no dia a dia, mas elas não me compreendem.
> Vou ao médico!
> É agitação, é dor, é sofrimento, é angústia.
> É confusão, é mágoa, é insônia, é tristeza.
> É vitamina, é cirurgia, é injeção, é remédio?

Ir ao médico por sentir mal-estar, incomodar-se ao dormir, cansar, ficar tonto, emocionar-se facilmente e experimentar perdas cognitivas, essas são queixas que entram no circuito das "doenças invisíveis" diagnosticadas como "problema neurológico".

Chamemos Helena a paciente que enuncia as falas expostas acima; ela busca ajuda na figura do médico, aquele que sabe, aquele que poderá dizer o que ela tem. Para o clínico, após a consulta inicial da paciente, a expectativa é de que os exames indiquem uma doença. No entanto, refletindo sobre situações desse tipo, Camargo e Teixeira (2002) perguntam: E se os sinais não forem reveladores? E se as queixas persistirem? Serão sintomas somáticos? Algum distúrbio psicológico? Alguma doença ainda não detectada pela medicina? Tendo como referência a Europa Ocidental, os autores revelam que entre 25% e 35% dos pacientes das clínicas estatais mostram sintomas sem sinais indicadores de diagnóstico, chamados *funcionais*.

Doenças orgânicas localizam-se em uma ou mais partes do organismo, já as funcionais não têm pontos de referência. O Great Ormond Street Hospital for Children (2020), do NHS

Foundation Trust de Londres, referência na área, diz que sinais funcionais são sintomas medicamente inexplicáveis, transtornos somáticos, somatoformes ou neurológico-funcionais. Tal posicionamento sugere que, entre mente e corpo, dor e sofrimento, o nível de intensidade de um evento estressante pode alterar funções cerebrais e interferir na percepção, resultando em sintomas "não orgânicos".

— O senhor pode estar pensando que isso é coisa da minha cabeça, mas eu tenho mesmo problemas para dormir, dores de cabeça e indisposição. Doutor, eu fico tonta ao caminhar, trabalhar, dormir e já estou com medo até de dirigir.
— Além dessas palpitações, dores pelo corpo, a senhora também se sente desanimada, angustiada, infeliz?
— Doutor, até que estou calma agora, mas a maior parte do tempo fico inquieta, mexendo as mãos e os pés, não consigo ficar sentada numa cadeira e falo sem parar.
— Você fala que teve um ganho de peso considerável nos últimos meses, diz que se irrita facilmente, fica ansiosa, tem dificuldade com a memória, dor de garganta, boca seca e náuseas. São muitos sintomas, vamos fazer uma bateria de exames.

Sensações corporais e emocionais desfavoráveis criam o contexto propício para estudar cérebro e comportamento. Nesse nexo, são pertinentes as palavras de Hipócrates, médico da Antiguidade, lembradas por Gazzaniga e Heatherton (2005, p. 121): "os homens deveriam saber que é o cérebro, e só o cérebro, a origem de nossos prazeres, alegrias, riso e lágrimas. Por meio dele em especial, nós pensamos, enxergamos, ouvimos e distinguimos o feio do belo, o ruim do bom o agradável do desagradável". Desse modo, usamos funções executivas que compreendem ações voluntárias de enfrentamento – problemáticas ou adaptativas usadas para atender demandas emocionais (Leahy; Tirch; Napolitano, 2013). Considerando essas funções, o que pensamos e o que fazemos são produto de uma relação complexa entre o cérebro (informações internas e externas) e o comportamento (influências positivas ou negativas).

Aprender a lidar com pensamentos, emoções e comportamentos pode produzir mudanças cerebrais pela neuroplasticidade. O cérebro é um órgão surpreendentemente plástico, pela capacidade de criar conexões neuronais durante toda a vida (Gazzaniga; Heatherton, 2005). Testes neuropsicológicos que mostram desempenho crítico em uma bateria podem ser psicometricamente normais (Binder; Iverson; Brooks, 2009), o que significa que uma avaliação neuropsicológica, de caráter psicométrico ou não, deve levar em consideração não apenas um instrumento de testagem, mas uma bateria de testes.

Helena, a personagem do relato que temos acompanhado nesta seção, é observada por especialistas de formação. O que a leva ao consultório é a pergunta inicial comum; outras questões dependerão de cada especialidade. Se a ênfase é nas dores físicas, o ortopedista deverá investigar o histórico de doenças, a prática de esportes, a profissão, podendo solicitar exames como raio X. Se as perdas cognitivas chamam atenção, o neurologista investigará o histórico de doenças, alimentação, remédios, bebidas alcoólicas, ao mesmo tempo que examinará músculos, reflexos e postura. Se preponderam as queixas psicológicas, o psiquiatra se preocupará com questões sobre humor, sentimentos de ansiedade e tensão, problemas ao dormir, experiências traumáticas e outros aspectos, atentando para hábitos, doenças mentais na família, trabalho e relacionamentos, podendo solicitar exames de ultrassom e tomografia.

Médicos preocupam-se com fatores etiológicos, faz parte da profissão esclarecer as causas da doença. Camargo e Teixeira (2002) destacam que, além de se sentir na obrigação de aliviar o sofrimento, o profissional está sujeito a tensões provocadas por incertezas de diagnóstico, fator ao qual, de nossa parte, também atribuímos uma parcela no risco dos sobrediagnósticos, em expansão nas últimas décadas.

O diagnóstico de um paciente com um distúrbio que talvez não apresentasse sintomas ou provocasse mudanças significativas em sua vida rotula e cria profecias autorrealizáveis. Nesse sentido, ao ouvir que sua doença está profundamente nociva, a pessoa tende a se sentir e a agir como doente, sendo tratada assim pelos outros. Quando o sobrediagnóstico ocorre por suposições que não se sustentam em evidências científicas, a sociedade torna-se artificialmente doente.

O diagnóstico que atende a um ofício profissional e responde ao paciente também decorre de forças sociais, políticas, econômicas e culturais que formam a corrente de medicalização – indústria farmacêutica, biotecnologia, pesquisas, cobertura, mídia, profissionais e usuários, conforme expusemos no Capítulo 2. O médico é o que sabe e controla, o paciente é o que não sabe e precisa ser controlado. O profissional da saúde, nessa realidade, vale-se de seu conhecimento e de recursos como os manuais diagnósticos e estatísticos manuseados na psiquiatria.

Manuais de saúde mental são úteis para ajudar a entender a gravidade, a duração e o modo como os sintomas afetam a capacidade de funcionamento do indivíduo no cotidiano. Um exemplo é o Manual de Diagnóstico e Estatística dos Transtornos Mentais em sua quarta edição (DSM-IV), que ajudou a compreender melhor os sintomas de histeria (Gomes de Matos; Gomes de Matos; Gomes de Matos, 2005). Houve um tempo em que pacientes ditos histéricos eram ridicularizados por médicos que não reconheciam seu sofrimento, sendo taxados de escandalosos, quando, na realidade, sofriam de verdadeiros ataques de pânico. Os autores citados alertam, porém, que o preenchimento de dados no DSM-IV apresenta automaticamente diagnósticos psiquiátricos que, em mãos inexperientes, podem oferecer resultados desastrosos.

A superposição de sintomas em diversos quadros clínicos favorece julgamentos clínicos variáveis e não confiáveis. Diagnósticos psiquiátricos sindrômicos em desfavor de diagnósticos nosológicos, conforme já discorremos, levam o profissional a compor síndromes específicas que não representam a doença, apenas participam dela:

> A intervenção terapêutica passa a ser definida em função da tradução do sintoma em sinal de doença, e não de sua relação com as singularidades do sujeito. Ganham assim maior importância as modalidades de tratamento que atuam diretamente na abolição ou redução dos sintomas que caracterizam a síndrome, em geral medicamentos. (Aguiar, 2004, posição 1128)

Dados em manuais de doenças mentais podem ser confrontados com estudos de disfunções cerebrais e efeitos nas cognições e comportamentos. A neuropsicologia interessa-se por aquilo que enunciamos sobre nosso passado, presente e futuro e observa nossas reações sobre o meio. Assim, ao avaliar corpo e mente, dá relevância aos processos fisiológicos e cognitivos que nos fazem pensar, sentir e agir de determinada maneira.

Nessa proximidade entre a neurociência e a psicologia, há um sentido naturalista sobre o funcionamento cérebro-mente que dá margem ao biologismo; entretanto, nota-se também uma abordagem que não descarta o sentido psíquico e sócio-histórico do comportamento.

A seguir, descreveremos brevemente a evolução da neuropsicologia.

3.2
Breve histórico da neuropsicologia

O termo *neuropsicologia* foi utilizado pelo médico canadense William Osler (1849-1919) durante uma conferência em 1913 (Mäder, 1996). Surgiu também como subtítulo em *The Organization of Behavior: A Neuropsychological Theory* – em português, *A organização do comportamento: uma teoria neuropsicológica* –, livro publicado em 1949 pelo psicólogo canadense Donald Hebb (1904-1985) (Kristensen; Almeida; Gomes, 2001). O interesse pelo estudo da relação cérebro-comportamento, entretanto, já se manifesta há milhares de anos, conforme eventos históricos registrados na literatura.

A medicina hipocrática, na Grécia Antiga, investigou como o cérebro afeta a conduta das pessoas, deu atenção à influência ambiental e desmistificou a doença como castigo dos deuses.

Ainda na Antiguidade, a medicina de Cláudio Galeno (130-203 d. C.) defendeu que a saúde humana depende do equilíbrio entre quatro "humores": fleuma, bílis negra, bílis amarela e sangue. Para o filosofo grego, "os ventrículos cerebrais eram órgãos sede dos humanos, e nos quais estava localizada também a capacidade intelectual do homem" (Relvas, 2012, p. 29).

Entre a metade do século XVII e o início do século XVIII, o problema corpo *versus* alma foi objeto da reflexão de vários pesquisadores; um deles, René Descartes (1596-1650), dedicou-se à teoria do dualismo mente-corpo.

A concepção de funções intelectuais e motoras localizadas no cérebro seguiu o mesmo desenvolvimento sócio-histórico verificado na evolução das ideias de Hipócrates, Galeno e Descartes. Deste último, ainda que sob crítica, recebeu destaque sua concepção de cérebro como um sistema sensorial organizado com funções específicas. Em vista disso, fomentou-se a frenologia, com a ideia de que a mente se executa no crânio, suas depressões e protuberâncias. Para o médico anatomista alemão Franz Joseph Gall (1758-1828), as aptidões corresponderiam a órgãos específicos no cérebro (Ledoux, 2011).

Nessa linha temporal, surgiram argumentações a respeito do localizacionismo. Após a morte de um paciente que ficou 30 anos sem poder falar, o médico Pierre Paul Broca (1824-1880) apontou a provável causa: déficit na expressão verbal no lado esquerdo do lobo frontal, que ficou conhecido como a área de Broca (Weiten, 2010). O neurologista Carl Wernicke (1848-1905) também emprestou seu nome a uma região do hemisfério esquerdo, responsável pela compreensão da linguagem, chamada *área de Wernicke*. Entre essas duas áreas, portanto, a Broca organiza as palavras para serem expressas intencionalmente, e a Wernicke dá entendimento ao que os outros falam.

Posições contrárias a essa visão localizacionista basearam-se na complexidade da linguagem. Fuentes et al. (2014) apontam as afasias nem sempre relacionadas a locais específicos do cérebro. O localizacionismo não explica por que pessoas com lesões em um mesmo local têm características linguísticas diferentes.

Figura 3.1 – Área de Broca e área de Wernicke: a linguagem no cérebro

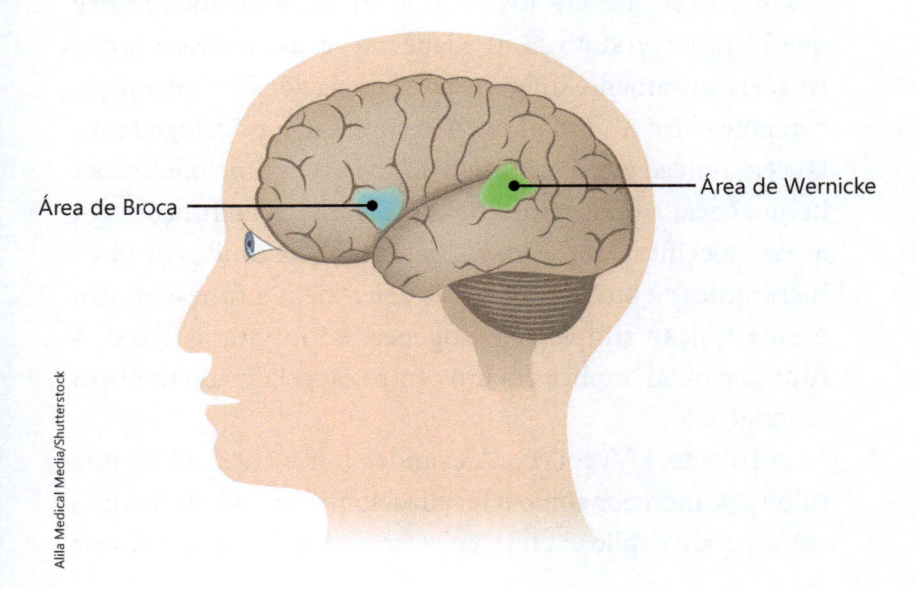

Vale mencionar que defensores de outra perspectiva, chamada de *globalismo* ou *holismo*, questionaram as conclusões localizacionistas, postulando que a capacidade humana de comunicar ideias e sentimentos por meio da fala, da escrita ou de signos convencionais não teria uma representação circunscrita a pontos específicos do córtex cerebral (Castro; Landeira-Fernandez, 2012). Nesse entendimento, a função linguística dependeria de uma ação integrada do cérebro como um todo.

Estão entre os defensores do holismo: John Hughlings Jackson (1835-1911), Sigmund Freud (1856-1939), Pierre Marie (1853-1940) e Karl Spencer Lashley (1890-1958). Castro e Landeira-Fernandez (2012) citam este último como responsável por experimentos que não atestavam locais específicos do córtex cerebral na aprendizagem da linguagem.

Vygotsky (2004, p. 194) defende que "uma função específica nunca está ligada à atividade de um determinado centro e que é sempre produto da atividade integrada em diversos centros, rigorosamente diferenciados e relacionados hierarquicamente entre si". Em uma visão singular, o psicólogo russo fala em função global conjunta, indivisível e funcionalmente homogênea, a qual resultaria da integração de funções em áreas específicas, separadas, diferenciadas e unidas de novo hierarquicamente. Nas palavras dele: "nem a função global é uma função simples, homogênea, e indivisa [...] nem a função parcial implica em um centro especializado também homogêneo".

Alinhado à Vygotsky, Alexander Luria (1902-1977) postulou que modelos como o localizacionismo e o holismo não conseguiam explicar a ligação entre o cérebro e os processos psicológicos. De um lado, estava o sistema nervoso e suas estruturas, interesse da neurociência; de outro, o processamento de informações e experiências determinantes do comportamento humano, interesse da psicologia. Estudiosos passaram, então, a defender uma psicologia coerente com as neurociências, sem depender delas integralmente. Nessa perspectiva, a psicologia, de olho na fisiologia, tinha de avançar de modo independente. As áreas de coerência se expandiram e foram confrontadas, abrindo caminho para um novo ramo, híbrido, da psicologia e das neurociências, a neuropsicologia (Luria, 1992).

Vale dizer que o amplo conhecimento de Luria, considerado o pai da neuropsicologia, teve como premissa a ideia de que uma função em suas formas complexas não pode ser atribuída a um único órgão ou tecido. A respiração é um exemplo, diante da informação de que não se trata de função única do pulmão, mas de um sistema completo com outros órgão num aparato muscular.

> Quando falamos da "função de respiração", obviamente não podemos considerá-la como função de um tecido em particular. O objetivo último da respiração é suprir de oxigênio os alvéolos pulmonares, difundi-lo através das paredes dos alvéolos, fazendo-o chegar ao sangue. O processo como um todo não é realizado como função simples de um tecido em particular, mas como um sistema funcional completo, abarcando muitos componentes pertencentes a diferentes níveis dos sistemas secretor, locomotor e nervoso. (Luria, 1992, p. 129)

A melhor compreensão do cérebro foi impulsionada pelos avanços na psicologia científica moderna, na neurocirurgia moderna e, substancialmente, pela neuropsicologia. Para Luria (1992), esse novo ramo da ciência propunha investigar o papel de sistemas cerebrais individuais em formas complexas de atividade mental.

Luria (1992) concordou com as ideias de Vygotsky e postulou dois argumentos relevantes: (1) o desenvolvimento das funções mentais superiores está vinculado às experiências socioculturais; e (2) as estruturas cerebrais subjacentes àquelas funções também dependem do ambiente. Tais concepções favoreceram a valorização da abordagem neuropsicológica para atender dificuldades psicoeducativas.

Miotto (2012) enfatiza dois elementos do pensamento de Luria: (1) a unificação de psicologia, fisiologia e neurologia; e (2) a qualificação das funções e dos processos corticais superiores (memória, linguagem, atenção e raciocínio) como sistemas funcionais dinâmicos. Entre o localizacionismo e o antilocalizacionismo, Landeira-Fernandez (2011, p. 71) reporta que a visão mais atual "parte do princípio de que funções mentais não estão associadas a estruturas específicas, mas sim à forma como diferentes estruturas estabelecem relações entre si, formando circuitos neurais relativamente bem definidos".

O estudo estrutura-função na neurociência propiciou melhor entendimento sobre a aprendizagem e as doenças mentais. Em 1950, a psicologia cognitiva dedicou-se a investigar os processos cerebrais e psicológicos em pessoas normais. Na década de 1970, a proximidade dessa área com a neuropsicologia ganhou destaque em Oxford, na Inglaterra (Miotto, 2012). A neuropsicologia cognitiva passou a estudar o processamento de informações para entender as habilidades cognitivas.

Para Damasceno (2012), a neuropsicologia e a neurociência cognitiva contemporâneas avançaram para além de conceitos como "faculdade mental" e "centro cerebral". Estes passaram a ser vistos como atividade mental-cerebral complexa, interconexa, uma representação do mundo físico-social pela mediação dos signos na perspectiva sócio-histórica.

3.3
Introdução aos neuropsicofármacos

A psicofarmacologia trata de medicamentos que afetam funções cerebrais ou corporais (Gazzaniga; Heatherton, 2005); em outras palavras, trata dos efeitos das drogas na disposição de ânimo, nas sensações, no pensamento e no comportamento. Com algumas diferenças, a neuropsicofarmacologia atua de modo interdisciplinar no estudo de doenças relacionadas ao cérebro, correlacionando efeitos de drogas no sistema nervoso e alterações na consciência e no comportamento.

Entre os alertas na neuropsicofarmacologia, dois têm maior relevo: (1) a possibilidade de alterações clínicas com risco para o paciente em interações de neuropsicofármacos com fármacos cardiovasculares (Sucar, 2017); e (2) o alto grau de toxicidade com a prescrição de benzodiazepínicos e anticonvulsionantes (Sant'Ana, 2006).

O que são os neuropsicofármacos?

Neuropsicofármacos (NPF), também conhecidos como *psicofármacos* ou *psicotrópicos*, são as drogas que agem de modo direto no sistema nervoso central (SNC). Têm ações químicas e eletrofisiológicas, com efeitos sobre emoções, comportamentos e cognições, e por ações secundárias no organismo, podendo produzir efeitos adversos graves (Sucar, 2017). Os NPF também são conhecidos como substâncias químicas sintetizadas que alteram o comportamento, o humor, a percepção ou as funções mentais (Vieira Filho, 2008).

Como eles surgiram?

O psiquiatra alemão Emil Kraepelin (1856-1926) é frequentemente apontado como o criador da moderna psiquiatria e da genética psiquiátrica. Defensor de que desordens genéticas e biológicas são os principais causadores das doenças psiquiátricas, ele desenvolveu estudos experimentais e sistemáticos a respeito da influência que algumas drogas exercem em processos psicológicos simples. Um desses trabalhos foi o ponto de partida para Kraepelin cunhar o termo *farmacopsicologia*, que ensejou, em 1892, definir e classificar remédios para doenças mentais (Healy, 1993).

Outro marco importante na história dos NPF, considerado revolucionário na psiquiatria, foi a introdução da cloropromazina (antipsicótico) na medicina asilar nos Estados Unidos, em 1955. Aguiar (2004) reporta que essa referência foi comparável à introdução da penicilina na medicina em geral e ressalta efeitos como indiferença ou demora na resposta a estímulos externos, neutralidade emocional e afetiva, declínio da iniciativa e da preocupação. A medicação não afetava a consciência ou faculdades intelectuais, diferentemente do eletrochoque ou do coma insulínico. As experiências que culminaram com a descoberta da cloropromazina haviam sido desenvolvidas em 1952 pelos psiquiatras franceses Jean Delay e Pierre Deniker para tratar esquizofrenia. Antes, em 1949, há relato de uso de lítio no tratamento da mania por parte do psiquiatra australiano John Cade (Sucar, 2017). Esses medicamentos passaram a integrar os tratamentos e a eles se juntaram os sedativos barbitúricos. O primeiro tranquilizante a surgir no século XX foi o meprobamato, também chamado de *miltown*, que, por suas qualidades sedativas e relaxantes, passou a ser a droga mais comercializada até então nos Estados Unidos (Aguiar, 2004). Na sequência, viriam os ansiolíticos clordiazepóxido e ciazepan e os antidepressivos iproniazida e ipramin (Aguiar, 2004).

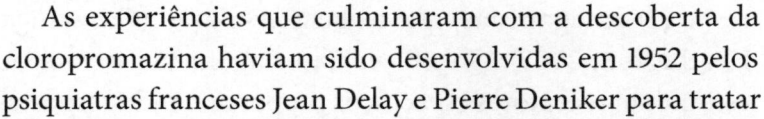

3.3.1
Classificação dos neuropsicofármacos

Classificados como ansiolíticos, anticonvulsivos, antipsicóticos, entre outros, os NPF agem no processamento da informação entre neurotransmissores ou células efetoras (responsivas a estímulos). As mensagens processadas no cérebro transitam por sinais eletroquímicos entre os neurônios e fazem os neurotransmissores trabalharem na condução de impulsos nervosos entre as células. Esse mecanismo todo é o gerador de comportamentos, e quando determinada transmissão é feita inadequadamente, ela altera o comportamento. Para "ajudar" a transmissão, os NPF são vistos como solução.

Os neuropsicofármacos são classificados em dois tipos: (1) agonistas, que interferem na ação de neurotransmissores; e (2) antagonistas, que inibem essa ação (Gazzaniga; Heatherton, 2005). *Grosso modo*, os agonistas ativam ou estimulam receptores específicos proporcionando respostas que aumentam ou diminuem a atividade celular, ao passo que os antagonistas bloqueiam as vias de acesso, inibindo ou reduzindo respostas celulares a agonistas naturais.

A agomelatina, por exemplo, é o primeiro fármaco antidepressivo com ação totalmente nova; uma ação agonista sobre os receptores de melatonina (MT1/MT2) e uma ação antagonista sobre os receptores de serotonina (5-HT2C). Observe na Figura 3.2 como ocorrem os efeitos de drogas agonistas e antagonistas.

Figura 3.2 – Efeito da ação agonista e antagonista dos neuropsicofármacos

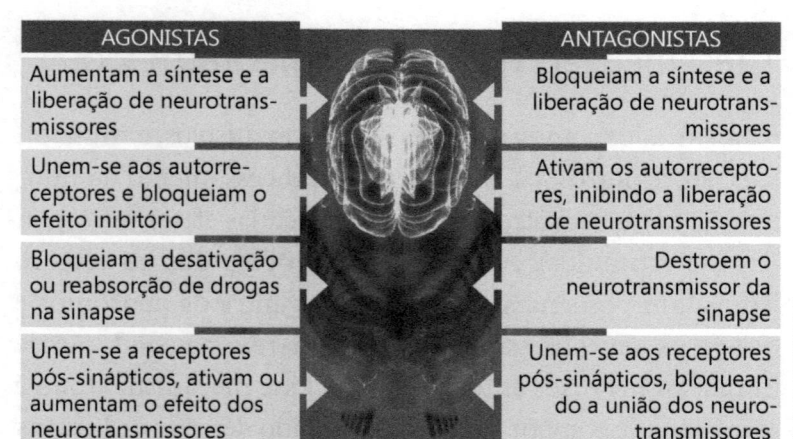

AGONISTAS	ANTAGONISTAS
Aumentam a síntese e a liberação de neurotransmissores	Bloqueiam a síntese e a liberação de neurotransmissores
Unem-se aos autorreceptores e bloqueiam o efeito inibitório	Ativam os autorreceptores, inibindo a liberação de neurotransmissores
Bloqueiam a desativação ou reabsorção de drogas na sinapse	Destroem o neurotransmissor da sinapse
Unem-se a receptores pós-sinápticos, ativam ou aumentam o efeito dos neurotransmissores	Unem-se aos receptores pós-sinápticos, bloqueando a união dos neurotransmissores

Fonte: Elaborado com base em Gazzaniga; Heatherton, 2005.

Ansiolíticos

Ansiolíticos são os medicamentos chamados de *tranquilizantes* ou *calmantes* que tratam uma variedade de distúrbios mentais, em especial, a ansiedade. Os primeiros tranquilizantes surgiram há milhares de anos, na Antiguidade, quando, de acordo com Freitas e Amarante (2017), era comum serem prescritos para induzir o vômito e a evacuação intestinal. Ópio, morfina e outros alcaloides apareceram no século XIX e no começo do século XX. Esses medicamentos juntaram-se aos sedativos barbitúricos, sendo que o primeiro tranquilizante foi o meprobamato, conhecido como *miltown*, conforme citamos.

Entre as substâncias utilizadas como ansiolíticos, os compostos de benzodiazepínicos (BDZ), que apresentam efeitos sedativos, ansiolíticos e hipnóticos, são considerados os mais indicados para o tratamento da ansiedade (Quirino, 2014). Os benzodiazepínicos vêm cedendo progressivamente lugar aos antidepressivos (Cordioli, 2010).

Incluídos no grupo dos ansiolíticos, o clordiazepóxio (librium) e o diazepan (valium) foram lançados no início da década de 1960 (Quirino, 2014). Esses NPF causam dependência e síndrome de abstinência, e, embora todos produzam efeitos hipnóticos, o nitrazepan, o flurazepan, o flunitrazepan e o midazona têm efeitos mais marcantes (Cordioli, 2010).

O crescimento no uso de drogas para a ansiedade, iniciado nas décadas de 1950 e 1960, mostrou que elas anestesiavam as reações das pessoas para problemas sociais e chamou a atenção para os efeitos colaterais. Freitas e Amarante (2017) declaram que, diante do volume de evidências sobre alterações patológicas no paciente (iatrogenia), o Federal Drug

Administration (FDA) americano declarou que a ansiedade não requereria tratamento com ansiolíticos: as drogas para a ansiedade não eram as propaladas pílulas milagrosas.

Antidepressivos

Emoções negativas em perdas e conflitos do cotidiano só se tornam patológicas se os sintomas não desaparecerem ou forem desproporcionais (Weiten, 2010). Por produzir vitalidade e bem-estar, a iproniazida, usada em pacientes tuberculosos, aumentou a crença de que medicamentos desse gênero poderiam ser aplicados à depressão (Freitas; Amarante, 2017).

Com benefícios e riscos, os antidepressivos dependem da ação de três moléculas básicas (monoaminas) para atuar na mudança de humor: (1) dopamina (decisões, motivação, prazer); (2) norepinefrina (estado de alerta, pressão arterial, frequência cardíaca); e (3) serotonina (apetite, sono, memória, comportamento social e desejo sexual).

Os antidepressivos tricíclicos (AT) aparecem entre as classes principais; eles atendem dores crônicas, enxaquecas e enurese, sendo contraindicados para cardíacos e hipertróficos da próstata. Entre seus principais efeitos colaterais, estão: boca seca, taquicardia e tonturas (Sant'Ana, 2006; Schimelpfening, 2020; Cordioli, 2010). Na literatura farmacológica, os antidepressivos mais citados dessa classe são: nafranil, asendina, elavil, norpramina, pamelor, sinequan, surmontil, tofranil e vivactil (protriptilina).

Também entre as classes principais, os inibidores seletivos de recaptação de serotonina (ISRSs) são utilizados em casos de depressão, bulimia nervosa, fobia e ansiedade (Schimelpfening, 2020). Suas ações impedem a reabsorção (recaptação) de neurotransmissores, especificamente a serotonina, e apresentam menor intensidade em efeitos colaterais como náusea, insônia, nervosismo, entre outros. Fluoxetina, sertralina, paroxetina, citalopram, escitalopram e fluvoxamina são os mais citados (Cordioli, 2010).

Antipsicóticos

Os antipsicóticos são prescritos para uma vasta lista de comorbidades diagnósticas como depressão, abuso de substâncias, transtornos ligados à alimentação, personalidade, obsessão, compulsão, estresse e dissociações (Freitas; Amarante, 2017). Trata-se de um medicamento com uso frequente em distúrbios como esquizofrenia, psicoses, agressividade e transtorno de Tourette (Cordioli, 2010). A prescrição desses neuropsicofármacos deve seguir critérios bem-definidos, já que podem provocar reações adversas, como ocorre, às vezes, em distúrbios do movimento e na síndrome neuroléptica maligna (Sant'Ana, 2006).

Cordioli (2010) destaca entre os efeitos colaterais do uso de antipsicóticos a acatisia (inquietude motora, ansiedade) e a distonia (contraturas musculares). O autor explica que esse gênero de NPF ganhou impulso graças a medicamentos derivados da clorpromazina e, mais recentemente, de outras substâncias como risperidona, olanzapina, ziprazidona, molindona, quetiapina, clozapina, zuclopentixol e aripiprazol,

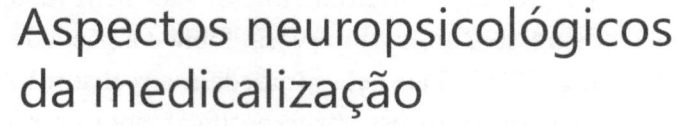

3.4
Aspectos neuropsicológicos da medicalização

> No consultório, o programador *web* fala de situações difíceis em casa e no trabalho, queixa-se da sensação de vazio, desinteresse, autoestima baixa. Ao fim, questiona:
> – Doutor, o que acontece? Por que preciso de remédios?
> Pensativo, o médico responde:
> – Nosso cérebro é como um *hardware* com fios e receptores que funcionam de modo autônomo. Esse *hardware* recebe impulsos, interpreta informações e responde, ou seja, ele altera a forma e o sentido do que chega e do que sai. Quando erros acontecem nesse sistema de transmissão, algo tem de ser feito, por isso, vamos começar pelos remédios.

Uma pergunta a você, leitor(a): Esse "*hardware* cerebral" responde pelos conflitos sociais e políticos de nosso tempo?

As ciências da saúde, em seu histórico, têm buscado resolver essas perturbações, naturalizando-as, como analisa o Conselho Regional de Psicologia do Rio de Janeiro (CRP-RJ):

> Nessa década [1960], "comprovou-se" que a agressividade era biologicamente determinada por cérebros disfuncionais e a solução proposta e implantada para a violência nos guetos foi a psicocirurgia, eufemismo para a lobotomia; também foi "provado" que a inteligência é geneticamente determinada e que os negros são, *naturalmente*, inferiores aos brancos; "provou-se", ainda, que *geneticamente* as mulheres desenvolvem

menos os raciocínios matemático e abstrato, o que explicaria sua maior dificuldade de inserção no mercado de trabalho, em especial nos cargos de chefia. (CRP, 2007, p. 165)

O excerto não se aplica totalmente ao contexto atual, embora haja reminiscências. De qualquer modo, são inegáveis os comportamentos humanos pautados na medicalização do medo, da violência e da vida sem perspectivas. Justificativas sobre o sistema nervoso revelam o que Freitas e Amarante (2017) consideram epifenômeno do corpo no viés biologista e a inserção da neuropsicologia no campo da tecnologia biopolítica. Conforme temos exposto, sofrimentos do dia a dia são diagnosticados como transtornos mentais passíveis de tratamento e cura, o que, de alguma forma, intervém em processos cognitivos como atenção e memória e emoções como excitação e medo.

Em um tempo que também é caracterizado por forte influência tecnológica, o corpo humano converte-se em máquina, dando lugar, como diz Frisch (2016), às metáforas mecânicas com explicações neurocientíficas: o cérebro é comparado a um sistema hidráulico do humor; o hipotálamo, a um relógio mecânico; e os neurônios, a fios elétricos ou linhas telefônicas. Se como metáfora essas informações chegam rápido à mente, a descrição literal e objetiva tenta justificar tendências. O fato é que nos habituamos a humanizar a máquina e a mecanizar o humano, o que nos leva a considerar a existência de um mesmo *modus operandi* para tratar os déficits no organismo humano como falhas no motor da máquina. Estendendo essa analogia: se no carro o motor aquece, no ser humano o encéfalo esquenta; se na ignição ruídos estranhos assustam, no cérebro os neurônios confundem-se; se no carro coloca-se o óleo indicado, no ser humano toma-se o remédio recomendado.

Observações do cérebro e explicações neurológicas das doenças mentais como algo que não está funcionando na máquina têm diferentes respostas. O psiquiatra Thomas Szasz, citado no Capítulo 1, consideraria falsos esses argumentos por não levarem em conta a subjetividade e a influência ambiental. Já o filósofo Auguste Comte (1798-1857) diria que os argumentos são verdadeiros pois são aferimentos científicos obtidos pela experimentação sensorial, única forma de inferir leis.

De qualquer modo, fato é que a neuropsicologia não pode examinar o cérebro como se apontasse suas lentes para os lobos temporais buscando encontrar falhas no córtex basal ou em outras partes. Nesse seguimento, por mais que haja avanços nas tecnologias por imagem, ainda não há consenso sobre os desequilíbrios neuroquímicos. O paradigma biologista instiga buscar um tipo de "óleo" ou de "neuropsicofármaco" para solucionar o problema da máquina/homem. É como se reduzíssemos nossa percepção a um óleo do tipo mineral, sintético ou semissintético, ou a um psicotrópico do tipo depressor, estimulante ou perturbador. Como o mesmo óleo não se aplica a nós por não sermos máquinas, um mesmo remédio depende de nossas individualidades.

Somos diferentes como indivíduos e como espécie. O determinismo biológico da hibridização homem/máquina e da animalidade humana (Aguiar, 2004) nos impõe uma delimitação de comportamentos do tipo escorpião e sapo na fábula da natureza pessimista. O autor citado ressalta – tendo como referência o pensamento da filósofa americana Donna Haraway (1944-) – que a animalidade e a mecanização humana também se explicam na indeterminação de fronteiras entre ciência e política, tecnologia e sociedade, natureza e cultura. Na esfera política, cultural ou social, tanto quanto na ciência ou natureza, nada mais é puro.

Para não se afogar, o escorpião pediu ao sapo para levá-lo ao outro lado do rio.
– Não vai me picar? – pergunta o sapo.
– Não! – garante o escorpião.
No meio do trajeto, contudo, o sapo acaba sendo picado e, indignado, questiona:
– Por quê? Vamos morrer os dois!
– Não pude evitar minha natureza – responde o escorpião.

A demonstração cáustica de que somos biologicamente diferentes explica por que, conduzidos pelo SNC, respondemos de modo desigual aos efeitos colaterais de uma medicação. No Brasil, ações contra médicos, clínicas e laboratórios têm se baseado em artigos científicos publicados na literatura. Stangler, Prietsch e Fortes Filho (2007) relatam o caso de uma mulher de 40 anos, em Porto Alegre, no Rio Grande do Sul, com dores de cabeça e diminuição visual, que foi medicada com topiramato. Usada para enxaqueca e transtorno bipolar, essa droga anticonvulsionante opera na transmissão de sinais sinápticos através do ácido gama-aminobutírico (GABA), um neurotransmissor que bloqueia sinais cerebrais e diminui a atividade do SNC (Vieira Filho, 2008). Stangler, Prietsch e Fortes Filho (2007) informam que a paciente apresentou efusão uveal (acúmulo anormal de líquido seroso na área externa do olho e entre a retina e a raiz da íris) e descolamento da camada do globo ocular constituída de vasos sanguíneos.

Aguiar (2004) assinala que, no uso dos NPF, está o argumento de que seu caráter sintomático não resolve as verdadeiras causas do problema, a dimensão social contraria o paradigma biológico. Malgrado a relevância dessa postura, nos excessos ela não está livre de reflexões mais apuradas. A visão absolutista dos remédios como camisas de força ou artificialismos adversos, institucionaliza-se na posição "do contra" e força a exploração de uma "verdade verdadeira", que se iguala ao lado extremo. O autor citado pergunta: Até que ponto somos os novos guardiões dos valores naturais?

Por vezes, nos extremos, somos passivos e submissos ou enérgicos e agressivos. Puxados por um ou outro lado, oscilamos entre a covardia e a imprudência e não observamos o todo. Nesse cenário de exame da saúde e da doença, somos os que produzem e lucram ou somos os que consomem e pagam por isso?

Na conhecida história dos três ursos e a menina de cabelo loiro chamada de Cachinhos Dourados, ela entrou numa casa no meio da floresta. Não havia ninguém, mas ela viu três pratos de mingau. O mingau da tigela maior estava muito quente, e o da média, muito frio, então ela resolveu saborear todo o mingau da tigela menor. A seguir, viu três cadeiras. Sentou-se na maior, mas era muito desconfortável, foi para a segunda, ainda desconfortável, e por fim sentou-se na cadeira menor, que se quebrou. Cansada, achou um quarto com três camas. Deitou-se na primeira, mas era grande e dura, a segunda era média, mas macia demais, então ela escolheu a menor e dormiu. Ao acordar com o barulho dos três ursos que eram os donos da casa, fugiu sem nem se dar conta de que não devia entrar na casa desconhecendo o que viria pela frente.

Em meio às diversas formas de medicalização experienciadas no cotidiano, as pessoas se sentem, muitas vezes, como a menina Cachinhos Dourados. Em um exemplo, para ter um corpo esbelto, sarado, curado, sem gorduras indesejáveis, elas precisam escolher a dieta alimentar, os suplementos polivitamínicos ou a rotina diária de exercícios. Em outro exemplo, pela necessidade de se mostrar feliz e alegre mesmo em momentos de tristeza, procuram ajuda a partir de um relato de "sintomas" diversos a ponto de o médico oscilar entre antidepressivos, antipsicóticos e ansiolíticos. Assim, segue-se o curso da história para decidir se a cadeira em que vão se sentar é a grande, a pequena ou a média, sem se dar conta de que não deviam entrar na casa sem saber o que viria pela frente.

Argumentos contra ou a favor do paradigma biologista devem considerar os estudos sobre a atividade mental. Para Damasceno (2012, p. 157), a perspectiva da neuropsicologia requer "investigar o conjunto dinâmico de componentes psicológicos (volitivos, cognitivos, afetivos) e regiões cerebrais interrelacionadas, cada uma contribuindo com operações básicas para a realização da atividade como um todo". Muitas das observações emanadas nesse fluxo, vistas pelas lentes do paradigma biologista, como dizem Freitas e Amarante (2017, posição 288), ressaltam o predomínio dessa perspectiva no campo da saúde mental, especialmente na construção de diagnósticos voltados para "desequilíbrios químicos no cérebro, disfunções psíquicas ou forças psíquicas inconscientes".

Para Frisch (2016), mesmo que existam raízes na neurociência experimental, o processo biologizante encontra limites estreitos na neurologia clínica e na neuropsicologia. Assim, compreender e tratar os distúrbios neurológicos exige a noção de sistema (cérebro, organismo e ambiente) para caracterizar a explicação holística e não reducionista. Esse autor argumenta que o dano cerebral não corresponde a uma perda funcional isolada, mas a tentativas de reorganização, readaptação, desenvolvimento. Os distúrbios cerebrais, por esse prisma, incluem individualidade e subjetividade, o que se contrapõe ao puramente objetivista, reforçando-se a perspectiva biopsicossocial por razões conceituais históricas.

"Problemas mentais" qualificados tão somente como disfuncionalidade cerebral levam à decisão rápida e direta para tratar o paciente com neuropsicofármacos voltados ao equilíbrio neuroquímico. Para Freitas e Amarante (2017), pessoas depressivas são aquelas cujo cérebro produz pouca serotonina nas lacunas sinápticas e cujas vias serotonérgicas no cérebro estão hipoativas. Nesse caso, bastaria tomar antidepressivos para normalizar as lacunas sinápticas e permitir a transmissão das mensagens em ritmos adequados.

Ainda em consonância aos autores citados, alucinações e vozes na esquizofrenia resultariam de vias dopaminérgicas hiperativas. Os neurônios pré-sinápticos bombeiam muita dopamina nas sinapses ou os neurônios-alvo apresentam alta e anormal densidade de receptores de dopamina. A solução seria colocar um freio nesse sistema por meio de antipsicóticos e, assim, possibilitar às vias dopaminérgicas um funcionamento mais normal. Afirmar que a hiperatividade do sistema dopaminérgico causa a esquizofrenia e que os NPF reduzem a transmissão dopaminérgica e curam o transtorno é tão lógico quanto dizer que a dor de cabeça é causada pela falta de aspirina no corpo, destacam Freitas e Amarante (2017).

Baseados em artigo de Stephen Hyman, conhecido por dirigir o Stanley Center for Psychiatric Research de Cambridge, na Inglaterra, Freitas e Amarante (2017) afirmam que os psicotrópicos perturbam funções dos neurotransmissores, levando o cérebro a realizar compensações para manter o equilíbrio e funcionar qualitativamente após algumas semanas. O problema, ressaltam, é que os antipsicóticos agem no curto prazo e, quando descontinuados, provocam recaídas, em geral piores do que as iniciais.

Como percebemos, existem lacunas a serem preenchidas no saber neuropsicológico a favor ou contra a medicalização. Das ideias de Frisch (2016), extrai-se que doenças mentais não devem ser exclusivamente tratadas e medicadas com base em mecanismos neurofisiológicos. Uma estrutura biopsicossocial pode ser eclética, mas oferece diferentes opções de tratamento. A pesquisa neurocientífica pode fornecer mais informações à parte "biológica" das doenças mentais, o que é bem-vindo, especialmente quando os dados não excluem *a priori* outros informes apenas por se situarem fora do campo orgânico.

Ademais, o caráter biopsicossocial com raízes na neurologia clínica e na neuropsicologia oferece uma abordagem pragmática voltada para o paciente. Ainda, reúne diversas opções de tratamento com o reconhecimento de contextos socioculturais sem os quais a (dis)função cerebral nunca pode ser adequadamente compreendida.

3.5
Relação entre neuropsicologia e educação

A teoria histórico-cultural, em sua gênese, pressupõe uma natureza social da aprendizagem, ou seja, é por meio de interações sociais que o indivíduo desenvolve suas funções psicológicas superiores. Seu estudo depreende uma natureza social específica, na qual o indivíduo compartilha o caráter intelectual (Vygotsky, 2007). A atividade mental por meio de funções psicológicas superiores, isto é, o uso de recursos como memória, consciência, percepção, atenção, fala, pensamento, vontade e emoção, vincula-se a um amplo sistema neuropsicológico. Esse mecanismo, segundo Damasceno (2012), é determinado por regiões cerebrais interrelacionadas e processos psicológicos dinâmicos – volitivos, cognitivos e afetivos.

Nas palavras de Russo (2015), o sistema nervoso (SN) recebe uma variedade de informações do ambiente externo, avalia-as e depois produz comportamentos ou ajustes corporais para adaptar-se ao ambiente. Pelo SNC – encéfalo (cérebro, cerebelo e tronco) e medula espinhal – fluem dados perceptivos, cognição, motricidade e emoção, como ressalta

Relvas (2012). A autora dá ênfase a três áreas cerebrais: (1) o hipotálamo, localizado na base do crânio e relacionado à sobrevivência; (2) o sistema límbico, na parte medial do cérebro que atua nas emoções; e (3) o córtex, camada mais superficial do cérebro (substância cinzenta) responsável por controlar movimentos corporais, percepção dos sentidos e pensamentos.

Como já informamos, o processamento de informações acontece pelos neurônios, definidos por Gazzaniga e Heatherton (2005) como unidades básicas do SN especializadas em comunicação. Esses autores explicam que os neurônios são excitáveis e suas ações se dão por meio de impulsos elétricos e sinais químicos que se ajuntam. Conforme Weiten (2010, p. 64), o movimento dos neurônios acontece mediante a sinapse, que "é a junção por onde a informação é transmitida de um neurônio a outro (sinapse é a palavra grega para 'junção')". É importante lembrar que, aqui, junção é proximidade; os neurônios não se tocam de verdade. Há espaços com líquido que ficam entre a extremidade de um neurônio e o começo de outro, e um único neurônio faz de 1 mil a 10 mil conexões (Freitas; Amarante, 2017).

Os processos cognitivos que resultam em alguns trilhões de sinapses, determinantes na aprendizagem, são: percepção, linguagem, atenção, memória, pensamento e emoção, os quais detalharemos a seguir.

Percepção

Um aspecto de relevância da percepção na aprendizagem é a forma como ela integra partes percebidas de determinado objeto. O funcionamento neural apresenta uma grande margem de circuitos usando o processamento de baixo para cima, interpretando características físicas de um estímulo (o cheiro do café nos faz identificar o que o garçom vai servir ao lado). O processamento de cima para baixo é produzido em níveis mentais mais elevados, baseados em experiências e expectativas (falamos sobre cenas de um filme graças a nossas habilidades cognitivas, não a nossos sentidos). Gazzaniga e Heatherton (2005) entendem que usamos com bastante frequência o processamento de baixo para cima, mas na percepção há uma combinação dos dois tipos de processamento. Essa condição tem grande importância para a aprendizagem.

Linguagem

Damásio e Damásio (2004) destacam a importância de estudos desenvolvidos pelos neuropsicólogos a respeito dos signos gestuais e verbais, sobre o modo como compreendemos as palavras e como o cérebro as transforma em conceitos. A abrangência da linguagem, portanto, estende-se a diversos subcomponentes e níveis de processamento fonológico, lexical, sintático e semântico (Miotto, 2012). Por esses elementos, nós, seres humanos, temos a percepção dos diferentes sons das palavras, a relação entre estas e a compreensão de seus significados, fatores essenciais, por exemplo, para investigar perdas linguísticas.

Três conjuntos de estruturas neuronais explicam a elaboração da linguagem pelo cérebro na ótica de Damásio e Damásio (2004): (1) sistemas neuronais dos dois hemisférios que fazem a interação não linguística entre o corpo e o meio (percepção, pensamento e emoção); (2) sistemas neuronais mais localizados no hemisfério esquerdo representam fonemas, combinações, sintaxe e ordenação das palavras em frases; e (3) conjunto de estruturas também localizado no hemisfério esquerdo que coordena os dois primeiros pela produção de palavras a partir de um ou mais conceitos.

Atenção

A atenção acontece por uma complexa interação entre diversas áreas do sistema nervoso. Destacamos, das áreas citadas por Dalgalarrondo (2008), o tálamo e o córtex. O primeiro, localizado entre os olhos, seleciona informações pelo que vemos, ouvimos ou tocamos e transmite a maior parte da informação sensorial em direção ao córtex e, de sua atuação no SNC, dá-se ênfase ao estado de alerta e a percepção da dor. O tálamo também é estudado no âmbito de doenças sobre a desatenção ou que envolvem o indivíduo desde a infância até a velhice. Dalgalarrondo (2008) informa que nos transtornos de humor evidenciam-se dificuldades de concentração e atenção constante; nos quadros depressivos, ocorre a diminuição da atenção (hipoprosexia); no transtorno obsessivo-compulsivo (TOC), há uma atenção ou vigilância excessiva e desregulada; na esquizofrenia, o déficit de atenção é central; e no transtorno de déficit de atenção e hiperatividade (TDAH), há uma dificuldade em prestar atenção a estímulos internos e externos

Para Eagleman (2017), o tálamo compara o que entra pelos olhos. Se a informação está de acordo com as expectativas – por exemplo, "ao virar a cabeça verei uma cadeira" – a atividade retorna ao sistema visual. De modo objetivo, o tálamo relata as diferenças entre o que os olhos contam e o que foi previsto internamente no cérebro. No entendimento do autor, o que retorna ao córtex visual é o que não está de acordo com as expectativas (desvio), parte não prevista.

Memória

Na definição de Dalgalarrondo (2008, p. 137), "a memória é a capacidade de registrar, manter e evocar as experiências e os fatos já ocorridos". Segundo o autor, a capacidade de memorizar tem a ver com a consciência, a atenção e a emoção; tudo o que aprendemos está vinculado a tudo o que memorizamos. Problemas de esquecimento são estudados em doenças como Alzheimer e Mal de Parkinson.

De acordo com Miotto (2012), a memória organiza-se no hipocampo, estrutura localizada nos lobos temporais do cérebro humano, que separa os acontecimentos por data e local onde ocorreram.

Eagleman (2017) relaciona a memória com as emoções. Diante de uma situação de alerta, a amígdala parte em defesa do organismo recrutando meios de enfrentamento. Quando essa área do cérebro entra em ação, lembranças são marcadas com mais riqueza de detalhes e nitidez do que em outras situações. A memória, portanto, além de codificar, armazenar e evocar conhecimentos, atua em situações de sobrevivência.

Pensamento

A camada mais superficial do cérebro, chamada *córtex* e popularmente conhecida como *massa cinzenta*, é a região responsável pelos pensamentos e pela interpretação das informações relacionadas a visão, audição, tato, olfato e paladar. Gazzaniga e Heatherton (2005, p. 132) postulam que pelo córtex cerebral aprendemos distinções finas e atributos externos que nos permitem ter comportamentos determinados, com destaque para a "a capacidade de pensar antes de agir". Licursi (2020) explica que, na parte mais anterior do lobo frontal (testa), chamada de *córtex pré-frontal*, executam-se habilidades para diferenciar pensamentos conflitantes, metas, previsões e expectativas.

Emoção

Posições críticas sobre a relação do sistema límbico com as emoções – para citar o neurocientista americano Joseph LeDoux (2011) – não aceitam o argumento de que o cérebro emocional seja constituído por aquela estrutura. O próprio LeDoux (2011), contudo, afirma que o conceito de sistema límbico é, até o presente momento, a principal teoria sobre um cérebro emocional. Nesse aspecto, assume-se que o sistema límbico gerencia as emoções em suas subestruturas: tálamo (comunicação entre neurônios), hipocampo (memória), amígdala (emoções no comportamento social) e hipotálamo (regulação hormonal).

Ainda que o funcionamento cerebral nas emoções seja marcado pela complexidade, parece não haver dúvidas de que elas sejam relevantes para a aquisição de novos conhecimentos, especialmente por envolver processos cognitivos. Atentamos, memorizamos e pensamos estando modulados pelas emoções. Quando isso ocorre, o cérebro libera hormônios e neurotransmissores que alteram nosso funcionamento aumentando ou diminuindo a sensação de bem-estar. Ilustrando: o aumento da quantidade de dopamina pela motivação mobiliza a atenção, facilita a memória e impulsiona o ato de pensar. Motivados, buscamos conhecer, como expectativa natural de recompensa, e isso se observa no instante em que aprendemos um novo significado. Essa condição indica que a prática motivacional em ambientes educacionais favorece a aprendizagem. Em sentido amplo, a atenção, a memória e o controle executivo identificam, marcam as experiências e regulam as emoções.

3.6
Perspectivas neuropsicológicas da medicalização da educação

Ao se buscar o termo *neuropsicologia* em publicações, livros e especialistas, encontram-se explicações do tipo:

- estudo das relações entre o cérebro, a mente e o controle comportamental;
- área da psicologia envolvida com cognição e comportamento, e suas relações com o cérebro e o sistema nervoso;
- campo de estudo para diagnóstico e tratamento dos efeitos comportamentais e cognitivos nos distúrbios neurológicos;
- ramo da psicologia e neurologia voltado para a compreensão de estruturas, funções cerebrais e suas relações com processos psicológicos.

A vocação da neuropsicologia para estudar o cérebro e o sistema nervoso na relação com o comportamento nos dá subsídios para melhor compreender os processos medicalizantes. Observar o cérebro é a razão maior para investigar causas neurológicas do comportamento humano. Para isso, são necessárias avaliações neuropsicológicas e procedimentos médicos em exames.

No domínio da avaliação da aprendizagem, verifica-se o caráter medicalizante quando o profissional restringe seu trabalho ao olhar clínico – qual é a doença do usuário? – em vez de buscar compreender aspectos socioculturais e existenciais.

É relevante destacar a origem biológica das "dificuldades mentais", que situa a doença em processos físico-químicos ou lesões orgânicas sem espaço para a subjetividade e o meio social. Influencia-se, desse modo, a busca pelo saber, haja vista a constatação em cursos de especialização em neuropsicologia de uma ancoragem biológica nas explicações comuns às doenças psiquiátricas (Costa, 2019).

O exame neuropsicológico, por sua vez, tornou-se um recurso relevante na mensuração e na descrição do funcionamento cognitivo do indivíduo, como alternativa, em nossa perspectiva, à **visão exclusivista** da avaliação craniométrica (Pizzinga; Vasquez, 2018). Contudo, tal fator não evitou a cristalização do coeficiente de inteligência nesses procedimentos; embora, como caracterizam os autores, não fosse essa a intenção de Alfred Binet (1857-1911), o criador da primeira escala de inteligência. Esse psicólogo francês buscou alternativas para evitar o perigo de classificações produtoras de profecias autorrealizadoras.

A propósito, vale ressaltar que a expansão da psicometria, especialmente na dimensão avaliativa da inteligência, ganhou um delineamento discriminatório na medida em que o uso dos instrumentos passou a inferiorizar as minorias e as camadas subalternas e pobres da população. Souza (2014) ressalta que isso ocorreu em razão do caráter eletivo de informações mais acessíveis às elites socioeconômicas como parâmetros de inteligência e outros fatores. Aquilo que, em verdade, estaria atrelado a questões culturais e políticas passou a ser justificado por um baixo quociente intelectual (QI). Essa autora explica que foi nas décadas de 1950 e 1960 que a teoria da carência cultural se estruturou. Testes e experimentos questionáveis vieram a postular a pobreza de cultura da camada popular, responsabilizada pela produção de indivíduos com baixo QI e pela incompetência para ascender socialmente e ocupar posições de poder.

Nas avaliações, outro fator com efeitos na prática medicalizante ocorre quando profissionais, ao usar o DSM, prendem-se a interpretações reducionistas do comportamento tendo como referência tão somente explicações neurológicas. Martinhago e Caponi (2019) defendem que os transtornos mentais descritos no DSM substituíram a denominação *doenças mentais* por falta de comprovação etiológica, sendo que boa parte deles correspondem a dificuldades do cotidiano, algo que evidencia a resistência do mundo contemporâneo em lidar com adversidades.

Vale destacar que o conhecimento eclético da neuropsicologia articula psicologia, neurociência, neurologia, psiquiatria e ciências da computação (redes neurais); além disso, possibilita ponderar que, mesmo diante do espectro biologizante, existe o espectro sócio-histórico. Essa multivalência dá à prática neuropsicológica um senso de liberdade de escolha que permite avaliar diferentes concepções. Com isso, torna-se uma alternativa para a percepção e a compreensão do ser humano no âmbito neurológico e comportamental. A neuropsicologia, marcada por um histórico organicista, medicalizante, focado no diagnóstico psicométrico, também explica a natureza social no cérebro, ajuda a compreender a educação no âmbito social e desmedicaliza. O estímulo para que essa ciência busque expandir o conhecimento para além do modelo positivista e reducionista está vinculado a sua característica, talvez não tão bem explorada, de permeabilidade do saber interdisciplinar. Cérebro, comportamento e processos psicológicos estudados na relação sócio-histórica podem esclarecer que nem tudo é orgânico e que mudanças ambientais e influências comportamentais podem diminuir o *status* medicalizante.

A articulação entre processos cognitivos e o ambiente histórico-cultural expressa as mudanças vivenciadas pelo cérebro nas estruturas neurofuncionais. Conexões neurocognitivas e ambiente histórico-cultural mudam as estruturas neurofuncionais do cérebro. Vivemos pelo conhecimento de outros indivíduos, suas histórias, identidades, pensamentos, e pelas motivações que estas experiências nos proporcionam.

> Disponho não apenas das conexões que se fecharam em minha experiência particular entre os reflexos condicionados e elementos isolados do meio, mas também das numerosas conexões que foram estabelecidas na experiência de outras pessoas. Se conheço o Saara e Marte, apesar de nunca ter saído de meu país e de nunca ter olhado por um telescópio, isso se deve evidente ao fato de que essa experiência se origina na de outras pessoas que foram ao Saara e olharam pelo telescópio. (Vygotsky, 2004, p. 65)

À proporção que a neuropsicologia se desprender da crença de que qualquer doença mental seja uma decorrência puramente orgânica, e o substrato do saber estenda-se a novos paradigmas, teremos mais condições de entender saúde e doença como processos dinâmicos e não estáticos.

Haracemiv, Cirino e Caron (2020) realizaram um estudo de caso em Curitiba, Paraná, que é bem ilustrativo sobre a ação desmedicalizante da neuropsicologia. Uma aluna de 13 anos passou por avaliação neurológica por apresentar dificuldades de aprendizagem marcadas por dois anos de repetência na 6ª série do ensino fundamental. Com o diagnóstico de transtorno de déficit de atenção e hiperatividade (TDAH), ela foi submetida a tratamento medicamentoso com metilfenidato. Após um mês de uso do remédio com efeitos colaterais intoleráveis, especialmente quanto à náusea, o médico recomendou um exame neuropsicológico. A neuropsicóloga avaliou e apurou um déficit no pensamento lógico-matemático (discalculia), não sendo caso de medicação, mas de acompanhamento cognitivo. A escola optou por individualizar o processo de aprendizagem com ensino construtivista da matemática, e a educanda respondeu com melhora no rendimento escolar, deixando de lado a condição de "fracasso".

Uma observação deve ser feita a respeito do tratamento com neuropsicofármacos. Ao prescrever o medicamento, deve-se ter em mente as premissas básicas que atestam o uso adequado, a precisão diagnóstica, as comorbidades, os sintomas-alvo e a inserção do tratamento em uma intervenção integral que abranja a psicoterapia, a família e os apoios educacional (escolar) e social.

Indicações culturais

DIVERTIDA mente. Direção: Pete Docter. EUA: Disney/Pixar, 2015. 94 min.

Essa animação ilustra a compreensão do cérebro humano por meio da história de uma criança. O longa-metragem mostra a formação, o desenvolvimento e as mudanças da memória à medida que amadurecemos. O espectador confere alterações no cérebro desde o momento em que a personagem principal sai da barriga da mãe, experimenta seu primeiro sentimento, a alegria, e depois se depara com o medo, a tristeza e outras emoções. O fato de que tudo que a personagem vive é visto pela ótica do cérebro nos leva a refletir sobre como funciona essa estrutura. As informações sobre a produção revelam que uma equipe de neurocientistas foi contratada para orientar como deveria ser a representação correta de memórias e emoções no cérebro.

Síntese

A neuropsicologia investiga como a cognição e o comportamento se relacionam com o cérebro e o restante do sistema nervoso. Profissionais dessa área focam em lesões ou doenças cerebrais, funções cognitivas e comportamento. Tal caracterização envolve recursos avaliativos em observações e testes por meio de consultas de base a manuais que influenciam no diagnóstico e no tratamento, como a Classificação Internacional de Doenças (CID) e o DSM.

A história da neuropsicologia remonta a Hipócrates, que argumentava não ser a doença uma punição dos deuses, mas produto de fatores ambientais, dietas e hábitos de vida. Galeno acompanhou parte dessas ideias e trabalhou na teoria dos quatro humores: (1) bile negra, (2) bile amarela, (3) sangue e (4) catarro. Descartes localizou a alma (ou mente) na glândula pineal, com a ideia básica de que é um mecanismo altamente organizado com mapeamento sensorial topográfico e diferentes funções localizadas de modo particular.

Defensores de uma concepção holística foram John Hughlings Jackson, Sigmund Freud, Karl Spencer Lashley; já com Lev Vygotsky revelou-se a concepção da função global conjunta indivisível e funcional como resultado de funções específicas, separadas e diferenciadas hierarquicamente. Alexander Luria acompanhou Vygotsky e defendeu que o desenvolvimento das funções mentais superiores está relacionado ao ambiente sociocultural com ênfase na linguagem. Para ele, as estruturas cerebrais integradas às funções mentais também resultam da interação com o ambiente. Tal forma de pensar estimulou a abordagem neuropsicológica para problemas psicopedagógicos.

O interesse pela neuropsicologia ensejou o entendimento dos efeitos das drogas na mente. A neuropsicofarmacologia integra a neurociência com a farmacologia e estuda os efeitos no comportamento humano. Neuropsicofármacos são usados no tratamento de distúrbios emocionais, agindo diretamente no SNC por ações eletroquímicas. Estudos de Emil Kraepelin, com o uso de drogas sobre processos psicológicos simples, abriram caminho para drogas como o antipsicótico cloropromazina, usado na medicina asilar americana, que provocava efeitos de indiferença ou demora de resposta a estímulos externos menos danosos que o eletrochoque ou coma insulínico. Na sequência, foram lançados outros antidepressivos e ansiolíticos, tendo destaque uma gama de neuropsicofármacos que passaram a ser utilizados em grande escala.

Os neuropsicofármacos agem no funcionamento dos neurônios na liberação e na recepção de neurotransmissores. Determinados medicamentos influenciam as sinapses em duas situações: agonismo e antagonismo. Agonistas são os neuropsicofármacos que se conectam aos receptores sinápticos e potencializam o efeito do neurotransmissor. Já os antagonistas conectam-se aos receptores sinápticos, mas sua ação diminui o efeito do neurotransmissor. Assim, se um neurotransmissor for inibitório, o agonista aumentará suas características inibitórias, e o antagonista as diminuirá. Se ele for excitatório, terá seu efeito aumentado (agonismo) ou diminuído (antagonismo).

Os neuropsicofármacos antidepressivos são usados para restaurar o equilíbrio dos neurotransmissores e, com isso, regular o humor. Os ansiolíticos têm uso aplicado à diminuição da ansiedade e os antipsicóticos são empregados para controlar a mente diante de manifestações psicóticas, como alucinações ou delírios. Seu emprego é importante, mas não tem caráter de exclusividade, o que significa não excluir a perspectiva biopsicossocial. Se esta não apresenta raízes na neurologia clínica, por outro lado, oferece um campo de estudo necessário, dado que contextos socioculturais têm influência sobre a neuroplasticidade cerebral.

Os estudos dos processos cognitivos colocam a neuropsicologia em um campo de convergência com a área da educação, aspecto que é explicado por seu caráter eclético. Entre esses processos, investigam-se a perda de habilidades linguísticas por patologias cerebrais e a idade, tendo em conta afasias, doenças de Alzheimer, Parkinson e outros. A capacidade do cérebro de sincronizar atividades em diferentes estruturas possibilita que a pessoa se concentre em uma tarefa, como é o caso do tálamo, que seleciona o que vemos, ouvimos ou tocamos. A memória, localizada no hipocampo, é parte de um processo neuroquímico que inclui condicionamento e formas de experiências que são armazenadas. A capacidade de pensar antes de agir é determinada no córtex cerebral graças a distinções que fazemos dos estímulos que surgem. Circuitos envolvidos na atenção, controle executivo e memória ajudam a regular a emoção pela identificação de informações e experiências emocionais.

A neuropsicologia busca compreender as relações entre o cérebro e o comportamento diante das experiências socioambientais, condição que permite entender diagnósticos de distúrbios cerebrais e oferece subsídios sobre o funcionamento cognitivo e comportamental. Nessa perspectiva, a neuropsicologia pode informar, em algumas situações, se o uso de medicamentos é ou não relevante. No ambiente escolar, crianças com dificuldades de concentração, organização, raciocínio, linguagem, percepção e outros podem ser mais bem avaliadas não apenas do ponto de vista biológico, mas também sociocultural.

Atividades de autoavaliação

1. Remédios que atuam em determinadas áreas do cérebro, reduzindo a euforia e a tensão, e tratam distúrbios mentais com destaque para a ansiedade são conhecidos como:
   a) ansiolíticos.
   b) antidepressivos.
   c) antipsicóticos.
   d) estabilizadores de humor.
   e) anticonvulsionantes.

2. Na aprendizagem, as estruturas tálamo, hipocampo e córtex cerebral estão mais associadas a:
   a) atenção, linguagem e emoção.
   b) percepção, linguagem e emoção.
   c) atenção, memória e pensamento.
   d) pensamento, linguagem e memória.
   e) pensamento, emoção e linguagem.

3. Dos teóricos a seguir, quais desconsideraram o reducionismo biológico e valorizaram as experiências ambientais na saúde e na doença entre humanos?
   a) Hipócrates, Lev Vygotsky e Alexander Luria.
   b) Cláudio Galeno, René Descartes e Sigmund Freud.
   c) Alexander Luria, Sigmund Freud e Auguste Comte.
   d) René Descartes, Lev Vygotsky e Cláudio Galeno.
   e) Auguste Comte, René Descartes e Alexander Luria.

4. Assinale a alternativa correta:
   a) De acordo com a neuropsicofarmacologia, medicamentos agonistas bloqueiam uma ação e medicamentos antagonistas causam uma ação.

b) Os neuropsicofármacos ansiolíticos, diferentemente dos antidepressivos, atuam no sintoma, e não em sua causa.
c) Defensores da perspectiva sócio-histórica, como Alexander Luria, argumentam que localizacionismo e holismo explicam a ligação entre cérebro e processos psicológicos.
d) As áreas de Broca e Wernicke referem-se, respectivamente, ao entendimento do que os outros falam e à organização das palavras para serem expressas intencionalmente.
e) Funções executivas dizem respeito às ações involuntárias e a enfrentamentos usados para atender a demandas emocionais.

5. Considere as afirmativas a seguir:
   I) Estudos evidenciam que qualquer perda cerebral está relacionada a uma perda funcional isolada.
   II) A baixa presença de serotonina nas lacunas sinápticas leva à depressão e exige tratamento específico com antidepressivos.
   III) Quando neurônios pré-sinápticos bombeiam muita dopamina nas sinapses, criam-se sintomas esquizofrênicos curáveis exclusivamente com antipsicóticos.

   Assinale a alternativa correta:
   a) São verdadeiras as afirmações I e III.
   b) Apenas a afirmação I é verdadeira.
   c) Todas as afirmações são falsas.
   d) São verdadeiras as afirmações I e II.
   e) Apenas a afirmação I é falsa.

Atividades de aprendizagem

Questões para reflexão

1. Como os neuropsicólogos deveriam lidar com a medicalização e a desmedicalização em doenças mentais?

2. Discorra sobre a justificativa de causas ligadas a mecanismos neurofisiológicos serem suficientes para o tratamento de doenças mentais.

3. Faça uma reflexão sobre a seguinte afirmação:

    "Fornecer um ansiolítico para alguém que apresenta sintomas ansiosos não representa a cura do mal, uma vez que a ansiedade não é causada pela falta de diazepan".

Atividade aplicada: prática

1. Faça um resumo deste capítulo, destacando aspectos conceituais essenciais para o entendimento objetivo do texto. Para cada seção, considere entre 10 e 12 linhas.

    3.1 Neuropsicologia na avaliação da saúde mental
    3.2 Breve histórico da neuropsicologia
    3.3 Introdução aos neuropsicofármacos
    3.4 Aspectos neuropsicológicos da medicalização
    3.5 Relação entre neuropsicologia e educação
    3.6 Perspectivas neuropsicológicas da medicalização da educação

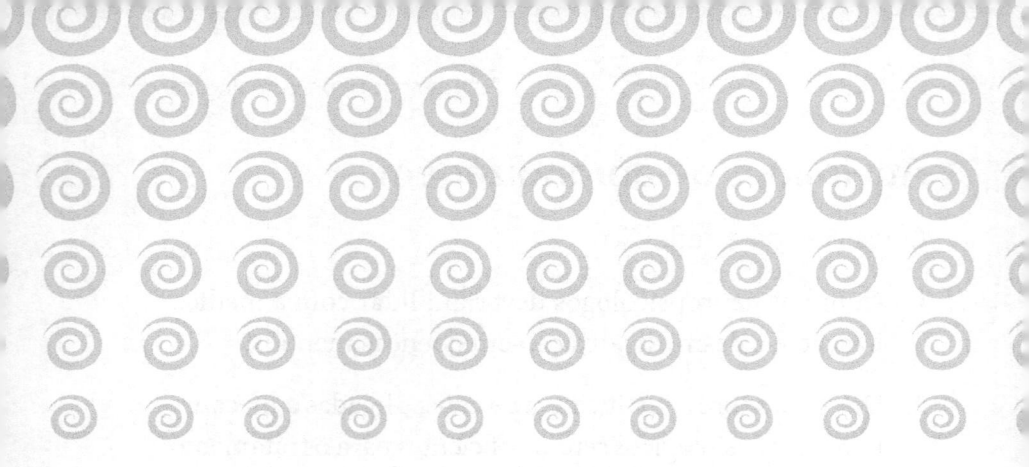

4
Movimento Stop DSM, Fórum sobre Medicalização da Educação e da Sociedade e outros movimentos

Neste capítulo, versaremos sobre alguns aspectos críticos dos manuais de classificação de doenças, como a polêmica substituição do termo *senilidade* por *velhice* e multiplicação de diagnósticos sem critérios claros.

Com o objetivo de expor argumentos dos movimentos contrários à medicalização, trilharemos os caminhos de mobilização ocorridos na França e nos Estados Unidos, onde profissionais da saúde e de outras áreas se reuniram para combater práticas que transformavam questões não médicas em problemas médicos.

Fatores como higienização, biopoder, tecnologia e política no ambiente escolar, alinhados à prática psiquiatrizada de aptos e inaptos, apresentados no capítulo, ensejam relacionar fundamentos, estratégias e desafios de movimentos contra a medicalização na educação.

Para esclarecer o que é o movimento Stop DSM e identificar aspectos críticos da medicalização na educação e na saúde do Brasil, por meio de recursos como o Fórum do Medicalização da Educação e da Sociedade, ao final, comentamos a ideia de que a cultura que cria a medicalização é a mesma que tem o poder de enfrentá-la.

4.1
Medicalização nos diagnósticos de *check-up*

Relato pessoal

Certa vez, fui convidado para almoçar numa churrascaria na cidade de Curitiba, em companhia de uma figura ilustre. Ao saber que, além de jornalista, eu também era psicólogo, o senhor conhecido por sua carreira política me convidou para sentar ao lado dele. No meio da conversa, ele me disse que se havia uma coisa que não fazia regularmente era *check-up*. Perguntei-lhe o motivo e ele respondeu.

— Meu jovem, e se eu tiver um problema, uma doença que eu não sei se é leve ou se é terrível, vou passar o resto dos meus dias com aquilo na cabeça! Eu quero viver a minha vida do melhor jeito!

A impressão, no momento, foi de que o governador de dois estados brasileiros, antes de ser político, expressou o que sentia. Talvez não quisesse se expor, talvez até fizesse os *check-ups* necessários.

Engenheiro e político, Leonel de Moura Brizola viveu mais alguns anos. Sua morte aconteceu ao voltar de sua fazenda no Uruguai, quando teve uma infecção intestinal, pneumonia e, por fim, infarto do miocárdio. Tinha 82 anos.

A simplicidade ou gravidade de uma doença, a propósito da fala de Brizola, faz lembrar o exemplo de uma contumaz frequentadora de laboratórios clínicos. No dia em que ela vai buscar os resultados, veste sua blusa azul preferida e segue confiante para falar com a médica. Quando é informada de que está com o colesterol acima do valor normal, entra em pânico. Sem nenhum sintoma amedrontador, ela passa a se autorrotular como doente. Ante o impacto social e psicológico que o diagnóstico lhe imputou, entrega-se ao controle medicalizante e passa a apresentar sintomas diversos provocados por efeitos colaterais.

Outro relato, registrado por Singh et al. (2018) pode ser aqui lembrado. Gerald, 65 anos, sente-se bem, mas a pedido da esposa faz exames periódicos de saúde. Uma ultrassonografia abdominal revela aneurisma da aorta abdominal (AAA). Desse momento em diante, ele passa a conviver com ansiedade ante o diagnóstico; sua preocupação é morrer repentinamente, o que é um risco também para outras pessoas aparentemente saudáveis. Gerald altera seu estilo de vida, reduz a atividade física, aposenta-se e diminui seus planos para viajar. Exames mostram um aumento mínimo no AAA. Gerald morre aos 85 anos, por uma condição médica não relacionada.

Diante desses casos, podemos questionar: O correto é não fazer *check-up*? É possível que você ouça respostas do tipo: "Não faça, porque você vai encontrar uma doença que não é doença"; ou "Faça, porque afinal é a sua saúde que conta". O médico e doutor em medicina preventiva Antonio Modesto (SBMFC, 2017) entende não ser simplesmente uma questão de não fazer *check-up*, mas um ato volitivo das pessoas de buscarem um médico quando estão em dúvida: "Se quiserem saber sobre comportamentos que influenciam a saúde; se por alguma dúvida, quiserem ser examinadas".

Os exemplos epigrafados não devem ser entendidos como a determinação radical de que não se deva fazer *check-ups*. Exames preventivos de câncer, por exemplo, ao mostrarem um tumor precoce, influenciam significativamente o prognóstico. O alerta para o excesso de diagnósticos é um exercício de reflexão sobre limites e benefícios reais de tratar anormalidades.

A Cochrane Library, no Reino Unido – que guarda uma coleção de bancos de dados em medicina e outras especialidades da área de saúde disponível para todo o mundo –, publicou uma revisão com 16 ensaios clínicos randomizados com cerca de 200 mil participantes, e mostrou que exames gerais de saúde não reduzem as doenças ou taxas de mortalidade, mesmo em doenças cardiovasculares ou câncer. O estudo referiu-se a um acompanhamento de 4 a 22 anos para todas as causas de morte, doenças cardíacas e cânceres em pessoas que fizeram e não fizeram exames (Jones, 2013).

É preciso dar atenção ao uso indiscriminado de *check-ups* por convencimento a pessoas saudáveis que periodicamente frequentam clínicas e laboratórios a fim de detectar doenças assintomáticas "para proteger-se contra a morte". Modesto (SBMFC, 2017) ressalta, nessas circunstâncias, dois problemas: (1) a "cultura do terror" mediada pela autovigilância, em virtude de que o adoecimento é uma falta de cuidados preventivos; e (2) parte desses exames integram pacotes predefinidos em classificações de sexo e faixa etária dirigidas amplamente a pessoas com características diferentes.

Ilustramos, a seguir, outra situação de diagnóstico baseada em relatos de diversos casos.

Miguel, de 13 anos, foi flagrado algumas vezes chorando. A mãe, preocupada com a obesidade do menino, levou-o ao clínico geral, que o encaminhou a um psiquiatra. Com base no DSM-V, Miguel foi diagnosticado com transtorno de compulsão alimentar e recebeu a prescrição de sertralina. O médico ainda lhe recomendou procurar um colega psicólogo e dois outros profissionais.

Depois de receber Miguel, o psicólogo telefonou para o psiquiatra informando que teria alguns encontros com o garoto e pediu para adiar o uso do antidepressivo e consultas ao endocrinologista e nutricionista. Após quatro sessões de psicologia, Miguel apresentou melhora, não precisando tomar remédio ou procurar outros profissionais.

No Manual de Diagnóstico e Estatística dos Transtornos Mentais, quinta edição (DSM-V), o transtorno de compulsão alimentar é definido como episódios recorrentes de ingestão significativamente maior de alimentos do que as pessoas em comum consomem em situações similares. Falta de controle, comer com rapidez mesmo sem fome, sensação de culpa, vergonha ou desgosto são alguns dos sintomas que ocorrem pelo menos uma vez por semana durante três meses (Hiluy et al., 2019). O diretor e editor da quarta versão do DSM, Allen Frances, tornou-se, ele próprio, um crítico do DSM-V: "Comer em excesso 12 vezes em 3 meses não é mais apenas uma manifestação de gula e a fácil disponibilidade de alimentos realmente saborosos. Em vez disso, o DSM 5 transformou-o em uma doença psiquiátrica chamada transtorno de compulsão alimentar." (Frances, 2012, tradução nossa).

Vale salientar que o problema de categorização diagnóstica dos *check-ups* estendidos a uma ampla classe de pessoas também se aplica a manuais como o DSM-V, ao descrever sintomas atribuídos a uma extensa gama de contextos humanos sem levar em conta a singularidade do indivíduo. Explicaremos, na sequência, como os manuais interferem na medicalização, quais são os movimentos a ela relacionados e os desafios existentes.

4.2 Manuais diagnósticos e medicalização

Relato pessoal

Quando comecei a cursar psicologia na universidade, havia dias em que ia me deitar com pensamentos do tipo: "Acho que sou meio maluco". Eu tinha vários comportamentos "estranhos", a julgar pelo que ouvia em sala de aula. Naquele tempo (e ainda hoje, de vez em quando), me via falando sozinho, repetia expressões que estavam na memória desde a infância: chamava as pessoas de "nega brechó", possivelmente sob a influência de programas do Chico Anysio; dizia coisas sem sentido, como *"somethings"*, "que lance" (do rádio esportivo) e inúmeros outros vícios discursivos. Mesmo depois de casado, continuei assim. Apelidei meus filhos de *"tuesday"*, "euuainha", "sassaca". Olhava para as pessoas a dava risadas guturais, mostrava a mão com o polegar e o minguinho esticados e balançava. Até hoje, nunca precisei ser internado em um hospital de loucos.

O "normal" que abrigamos em nossa existência está relacionado àquilo que está determinado pelo contexto sociocultural. No Brasil, meninas andam de mãos dadas; na Arábia, são os homens que fazem isso. Se você arrotar à mesa após a refeição, alguém vai lhe chamar a atenção; se fizer isso na China, vão sorrir de satisfação, pois você terá demonstrado que gostou do que comeu. Ao ingressar na faculdade, este que aqui escreve "aprendeu" que ser homossexual era ser doente, hoje sabe-se que isso é uma inverdade. Quando mensagens a nossa volta são repetidas e se multiplicam, redefinimos normalidade, mesmo diante de situações que pareciam assustadoras.

Em geral, para sermos considerados "normais", precisamos nos inserir em padrões de desempenho. Quem não quer ter uma habilidade? Cozinhar, cantar, dançar, jogar futebol, fazer cálculos, criar planilhas, desenvolver projetos, isso tudo nos diz que somos bons em algo. Cumprir com os objetivos de ser e fazer parece nos dar a sensação de bem-estar.

Quando nossas habilidades são reconhecidas, sentimo-nos admirados, aceitos; no entanto, quando apontam a falta delas, nos sentimos falhos, recusados, indesejados. O psiquiatra americano William Glasser (2012) afirmaria que isso ocorre porque somos, por natureza, seres sociais. Em acréscimo, afirmamos ser preciso nos relacionar uns com os outros. Todavia, tal condição requer credenciamento, aceitação, relacionamentos interpessoais fáceis.

Para Glasser, quando temos dificuldade em nossos relacionamentos, ficamos tristes e por essa tristeza expressamos sintomas psicológicos tratáveis sem usar drogas psiquiátricas. Descompassos nos relacionamentos interpessoais podem surgir quando somos sobrediagnosticados sem estarmos doentes; em consequência, perdemos a autenticação da normalidade e nos sentimos, de fato, doentes.

A seguir, comentamos os principais manuais utilizados para diagnósticos de doenças mentais.

4.2.1
CID-11

Diferentes sistemas definem o que não é normal e, nesse curso, manuais de classificação de doenças, a exemplo da Classificação Estatística Internacional de Doenças (CID), são instrumentos da rotina médica. Esses recursos ajudam a monitorar a incidência e a prevalência de doenças por uma padronização universal. Vale dizer que classificações assim são percepções da realidade, de fenômenos e objetos organizados para facilitar compreensões. Sobre o tema, Galvão e Ricarte (2021) explicam que classificações expressam perspectivas dominantes nem sempre compartilhadas por outras culturas, o que pode gerar conflitos e questionamentos com efeitos no comportamento e na criação de estigmas.

> Não bastasse toda a complexidade e limitações para se construir uma classificação e mantê-la em uso, um ponto que se impõe é que a visão dominante sobre o mundo está em constante transformação e questionamento. Consequentemente, isso gera demandas científicas, culturais, políticas, religiosas para que ocorra a atualização das classificações. Esse processo é contínuo e interminável, dado que o objetivo principal das classificações é reunir a existência em classes determinadas, quase sempre questionáveis. Por tais razões, classificações expressam perspectivas de mundo e não verdades. (Galvão; Ricarte, 2021, p. 105)

Mantida pela Organização Mundial da Saúde (OMS), a CID também permite o registro, a análise, a interpretação e a comparação sistemática de dados de mortalidade e morbidade em diferentes países (Galvão; Ricarte, 2021). Vários embates polêmicos precederam a entrada em vigor da 11ª edição da CID, em janeiro de 2022. Seu uso abrange profissionais de saúde, pesquisadores, codificadores, seguradoras e outros.

No intuito de tornar o manual menos obsoleto, foram analisados alguns pontos considerados desfavoráveis na 10ª edição. Entre eles, Almeida et al. (2020) registram a necessidade de:

- atualização científica com a incorporação de mais definições e 41 mil códigos;
- mudança estrutural, para formato eletrônico, para atender documentos eletrônicos em todas as áreas e ambientes, incluindo regiões com recursos limitados;
- conexão com outros sistemas terminológicos atendendo a um padrão internacional de classificação;
- adequação a aplicativos e traduções multilíngues;
- reprodutibilidade de detalhes clínicos importantes das afecções para melhor usabilidade – mais detalhes clínicos com menos tempo de treinamento;
- orientação ao usuário testada em projetos-piloto.

Almeida et al. (2020) informam que a CID-11 contou com a participação de profissionais de realidades distintas, entre eles, clínicos, estatísticos, codificadores, especialistas em informação e tecnologia. A versão com novas ferramentas é completamente digital, diminui os erros de notificação e facilita dados de divulgação, além de contar com alterações de conteúdo e forma de apresentação. Entre as melhorias estão:

- conhecimento médico atualizado e ampla gama de entidades nosográficas;
- conceitos contemporâneos de atenção primária, com maior atenção ao campo de atuação em que grande parte dos diagnósticos são realizados;
- revisão e atualização da seção que versa sobre a segurança do paciente;
- codificação sobre resistência bacteriana;
- atualização da seção sobre HIV, justificada por achados sobre o tema nas últimas décadas;
- seção suplementar na avaliação funcional do paciente pré e pós-intervenção;
- incorporação de todas as doenças raras;
- atualização e simplificação de códigos referentes a estresse pós-traumático;
- acréscimo dos transtornos dos jogos eletrônicos às condições que podem gerar adição.

— Joana, você não foi visitar seus tios?
— Não, mãe, eles foram morar num condomínio de doentes.
— Como assim?
— É o Condomínio Oasis, para idosos.
— O que é isso, filha? Seu tio tem 64 anos e sua tia, 62; não são doentes.
— Mãe, ouvi lá na faculdade que velho agora vai ser considerado doente.
— E eu, com 59 anos?
— É, mãe, você já está adoecendo!

Ainda que a CID-11 apresente inovações, críticas ao caráter reducionista e patologizante marcam sua implantação; a principal delas, anunciada como substituição futura de "senilidade" por "velhice", despertou inúmeras críticas em todo o mundo. A ideia seria incluir no capítulo de sintomas, sinais considerados anormais e exames clínicos com o título "velhice". A preocupação com esse modo de ver a velhice lembra outro exemplo: a identificação de homossexualidade como doença, que apenas em maio de 1990 foi retirada da CID. No dia 16 de dezembro de 2021, a OMS desistiu de classificar velhice como doença na versão CID-11, programada para entrar em vigor em janeiro de 2022. O Conselho Federal de Psicologia, no Brasil, somou-se às inúmeras instituições e especialistas que se levantaram contra a decisão de que ser velho é ser doente.

> A negação da velhice é tamanha que a Organização Mundial da Saúde (OMS) declarou, no primeiro semestre de 2021, que a partir de 1.º de janeiro de 2022 a velhice passa a fazer parte da 11.ª Classificação Internacional de Doenças (CID 11), no capítulo 21, que trata de "sintomas, sinais ou achados clínicos não classificados em outra parte", classificando a velhice em "sintomas gerais" no código MG2A, ao lado de diversos sintomas como fadiga, febre, hemorragia, dor, entre outros. A partir desta notícia, que fere diretamente a integridade da pessoa idosa, trago mais um questionamento: seria a velhice uma doença e não uma fase da vida? Esta decisão coloca em xeque a possibilidade de fazermos a relação de vida ao falarmos sobre velhice. Classificar velhice como doença é desconsiderar a existência da experiência subjetiva e vital das pessoas idosas. (Dantas, 2021, p. 12)

Dantas (2021, p. 10) aponta, ainda, o sentido negativo dado à velhice em nossa realidade citando o uso de eufemismos do tipo: "terceira idade", "melhor idade", "maturidade", "idade maior", "idade madura", "meia idade" e "coroa". Não há registros na história da substituição de termos que identificam as demais faixas etárias, como infância, adolescência e idade adulta, o que demonstra ser questionável essa diferença para a velhice.

4.2.2 DSM-V

O instrumento que consiste na relação de doenças, considerado a "bíblia da psiquiatria", é publicado pela Associação Americana de Psiquiatria (APA) com o nome de Manual Diagnóstico e Estatístico de Transtornos Mentais (DSM). Com a finalidade de traçar diagnósticos psiquiátricos, esse manual é utilizado em grande escala no mundo e tem significativa influência na classificação internacional de transtornos mentais da OMS (Resende; Pontes; Calazans, 2015).

Por muitos anos, profissionais da saúde têm recorrido a essa ferramenta para avaliar pessoas ou fazer pesquisas. A primeira versão, o DSM-I, foi publicado em 1952, e a versão mais recente, o DSM-V, foi concluído em 2013. Nesse percurso, o manual passou por controvérsias e críticas que se mantêm atualmente. A tônica desse debate é o fato de o manual ter se tornado um meio de transformar o sofrimento psíquico em patologias de ordem cerebral.

Antes do DSM-IV e do DSM-V, autores como Andreasen e Black (2009) apontavam vantagens e desvantagens no uso do manual. Entre as vantagens estavam a melhora substancial na fidedignidade dos diagnósticos e a facilitação na anamnese e no diagnóstico diferencial. A grande desvantagem era a falsa certeza transmitida a clínicos e pesquisadores sobre decisões levantadas pelo manual que afetavam a validade e a fidedignidade, bastando-se fazer o diagnóstico com um simples *checklist*; essa conduta tende a desconsiderar o usuário como ser humano. As críticas de multiplicação de diagnósticos psiquiátricos no DSM-V já apareciam na descrição ambígua de sintomas no DSM-IV. Álvarez (2007) apontou os seguintes pontos críticos daquela edição:

- falta de clareza nas implicações prognósticas e terapêuticas do diagnóstico em relação aos transtornos mentais;
- efeitos nocivos de rotulagem geradores de expectativas sobre o comportamento de uma pessoa;
- diagnósticos que não avaliavam a essência queixosa do paciente ou circunstâncias ambientais e pessoais de influência no comportamento;
- diagnóstico voltado para tratamento da doença e não do doente.

A passagem do DSM-IV para o DSM-V, marcada por bases de objeção ao manual, sedimentou-se em movimentos chamados "coletivos", que começaram a ganhar evidência a partir de 2010. Grupos de estudiosos, militantes e interessados no tema passaram a se reunir com o objetivo de discutir e entender a medicalização, ao mesmo tempo que buscavam estratégias de enfrentamento e alternativas de superação (Mutarelli; Souza, 2019).

Mutarelli e Souza (2019) destacam o movimento Stop DSM, iniciativa de psiquiatras psicanalistas franceses que se uniram para um manifesto pela liberdade de pensamento e pela ética na profissão. O DSM proporcionou benefício financeiro no reembolso de convênios; entretanto, a prioridade diagnóstica deixou de ser o adoecimento, e o manual passou a ser um instrumento de exclusão no envio de publicações, pois, caso não houvesse referência ao DSM, muitas vezes o trabalho era rejeitado.

As críticas são diversas. O psiquiatra Allen Frances, que comandou a redação do DSM-IV, chegou a dizer que a aprovação da versão final do DSM-V foi um dos momentos mais tristes de sua carreira, por ser o manual profundamente defeituoso, com mudanças inseguras e cientificamente inadequadas. Ainda na vigência do DSM-IV, esse autor declarou:

> Ao descrever as características comuns àqueles que preenchem os critérios de determinado transtorno mental, as definições do DSM têm de encobrir individualidades e diferenças. Elas não incluem fatores pessoais e contextuais; por exemplo, se os sintomas depressivos são uma terrível situação de vida a um conflito psicológico ou a traços de personalidade. (Frances, 2017, posição 576)

Anteriormente, o psiquiatra estadunidense, em artigo para a revista *Psychology Today*, deu conselhos como: "Seja cético e não siga o DSM cegamente por um caminho que provavelmente levará a um diagnóstico excessivo, massivo e com medicação excessiva" (Frances, 2012, tradução nossa). Na ocasião, ele reportou que o DSM-V começou mal e não foi capaz de estabelecer uma base segura. Os pontos críticos segundo esse profissional são:

- propostas malconcebidas e arriscadas por ambição excessiva e execução desorganizada;
- solicitação de revisão externa por pressão de mais de 50 associações profissionais de saúde mental;
- perplexidade de periódicos profissionais, imprensa e público sobre decisões sem suporte científico ou bom senso;
- incapacidade de se autocorrigir;
- abandono (felizmente, ressalta o autor) de propostas arriscadas sob pressão externa como "risco de psicose", "ansiedade", "depressão mista", "vício em internet e sexo", "estupro como transtorno mental", "hebefilia", "classificações pesadas de personalidade" e limiares reduzidos para distúrbios existentes.

A inclusão da síndrome de Asperger no transtorno do espectro do autismo (TEA) gerou controvérsias por não implicar atraso ou retardo na linguagem ou nas cognições. O transtorno de desregulação disruptiva do humor (TDDH), descrito como crises de temperamento graves e recorrentes, foi criticado por ser desproporcional em intensidade em crianças e adolescentes até os 18 anos. Uma crítica é feita à inclusão do transtorno cognitivo leve (TCL), fator que estimula desnecessariamente o estresse e ansiedade em indivíduos diagnosticados.

Outras alterações na literatura referem-se ao modo como o DSM-V catalogou o transtorno de ansiedade generalizada (TAG), passando de um a quatro sintomas no mês e diagnósticos de "preocupações do cotidiano" como doença. Vale, ainda, mencionar o transtorno depressivo maior (TDM), que considera situações de luto como doença. O argumento crítico ao manual é de que o luto, embora doloroso, é um processo normal e não deve obrigar o uso de antidepressivos.

4.3
Movimentos contra a medicalização

Talcott Parsons (1902-1979), em 1951, definiu doença como desvio social, e os processos terapêuticos como formas de controle social, criando um modelo que conferia ao médico importância especial, já que era esse ator quem sabia distinguir doença e saúde, legitimando o papel social do doente (Carapinheiro, 1986).

O *script* que generalizou patologias nos comportamentos humanos instaurou o biopoder, legitimou o controle social, equiparou desvio social à doença e deu margem ao surgimento de categorias analíticas críticas. Na França, pessoas ergueram seus braços para criticar e questionar instituições, políticos e governos em grupos que se espalharam pelo mundo, especialmente entre 2006 e 2011. Detalharemos esses movimentos a seguir.

Pas de Zéro de Conduite (PZC)
Na vivência em sociedade, quando grupos de indivíduos se concentram em questões políticas ou sociais para resistir,

combater ou fazer mudanças no espaço em que vivem, são criados movimentos sociais. Foi assim que nasceu, na França, o movimento Pas de Zéro de Conduite (PZC). O "não ao zero de conduta" se contrapôs a uma abordagem do Institut National de La Santé et de La Recherche Médicale (Inserm), que previa a detecção precoce do transtorno de conduta em crianças, a partir de 3 anos de idade, a fim de prevenir o risco de delinquência juvenil.

O movimento nasceu com o lançamento do livro *Pas de zéro de conduite pour les enfants de 3 ans* (2009). No texto, condenava-se a iniciativa do Inserm prevista em projeto de lei, que usava a justificativa de prevenção da delinquência para legislar a detecção de futuros infratores mediante o confinamento de bebês a previsões mórbidas. O cunho crítico do livro já aparecia na capa, com uma imagem criada pelo caricaturista Bruno Vilain, conhecido como Pancho. Nela, um bebê está preso a uma cadeira sob o olhar de um policial, um médico e um psicólogo, como se estivesse em um campo de concentração nazista.

Assim que o governo francês declarou rastreio para crianças indisciplinadas a partir dos 36 meses de idade, profissionais de saúde questionaram: opor-se, desobedecer, distanciar-se das normas sociais sempre será entendido como patologia? Até que ponto comportamentos infantis e transgressões sociais na adolescência correlacionam-se como causalidades? O quanto previsões terríveis internalizadas por adultos projetam na criança rotulada um futuro sombrio? Essas perguntas deram impulso à defesa de um foco humanitário de prevenção global e o movimento se concretizou. Uma característica diferencial do PZC foi abster-se de formar associação ou instituição hierárquica em favor da pluralidade reflexiva sobre a saúde mental (Pas de Zéro de Conduite, 2009).

Tópicos críticos destacados no Pas de Zéro de Conduite (2009) foram:

- oposição a ameaças sobre a liberdade das crianças e famílias por tentativas de estigmatização e rotulagem;
- reconhecimento de que uma criança não é um organismo programado e programável;
- defesa de que oposição, desobediência e distanciamento das normas sociais não podem ser considerados patologias;
- ideia de que proibições só são eficazes se forem discretas e distintas;
- defesa de que medicamentos não devem ser usados para mascarar sofrimento psicológico ou social de uma criança.

O movimento mantém-se ativo para firmar a independência das pesquisas, suas aplicações e disseminação, combater a medicalização do mal-estar social, preservar a confidencialidade de informações recolhidas por instituições de saúde, educação, justiça e outros. Suas ações principais são: sensibilização política e social, diálogo com sociedades científicas, organizações e sindicatos, trabalho com a mídia, organização de fóruns nacionais e regionais e publicação de obras.

Com a forte oposição representada em um documento crítico com mais de 200 mil assinaturas, em janeiro de 2006, o governo retirou o artigo da Lei de Prevenção e Delinquência, que determinava triagem em crianças indisciplinadas a partir dos 3 anos de idade. Três publicações deram peso ao PZC: (1) *Pas de Zéro de Conduite pour les enfants de 3 ans* (Não ao zero de conduta para crianças de três anos); (2) *Enfants Turbulents: L'enfer est-il pavê de bonne prévention?* (Crianças turbulentas: o inferno está cheio de bons preconceitos); (3) *Les enfants au carré? Une prévention qui ne tourne pas rond!* (Crianças ao quadrado? Uma prevenção que não dá voltas!). Os conteúdos referem-se, respectivamente, a críticas: à pesquisa do Inserm; à tentativa de calar sintomas infantis por meio de drogas; e a uma reflexão sobre disciplinas relacionadas à prevenção da saúde psicológica infantil.

L'Appel des Appels

O coletivo L'Appel des Appels (Chamada das chamadas), escrito em 2008 pelos psicanalistas Roland Gori e Stefan Chedri (Gori; Chedri, 2008), foi dirigido à sociedade francesa, mas repercutiu em outros países. Sua crítica concentrou-se na vivência da civilização moderna sob influências neoliberais e os efeitos negativos no trabalho e nas relações sociais.

Em 12 de novembro de 2008, um jovem de 26 anos foi assassinado por um paciente esquizofrênico que fugiu de um hospital em Grenoble. Três semanas depois, o presidente Nicolas Sarkozy apresentou-se publicamente para informar seu desejo de endurecer a hospitalização psiquiátrica. Reações de estupefação vieram em seguida, diante da perspectiva de que doentes mentais deveriam ser rastreados e monitorados eletronicamente como delinquentes perigosos.

Na sequência, as críticas ao discurso de Sarkozy somaram-se à oposição à detecção precoce de crianças consideradas com "potencial" para delinquência. Tendo a meta de alcançar 20 mil assinaturas, o L'Appel des Appels atingiu 90 mil assinaturas, em 2014, com representantes da sociedade civil de várias origens. Uma das críticas dirigiu-se à avaliação quantitativa como dispositivo de normalização objetiva e científica, que descarta os menos produtivos e destrói a autonomia, afetando os trabalhadores (Mutarelli; Souza, 2019). Profissionais das áreas de saúde, educação, justiça, cultura e assistência social, entre outras, uniram-se para chamar a atenção do poder público sobre outros pontos (Gori; Chedri, 2008):

- reformas implementadas de modo apressado resultam em consequências sociais desastrosas;
- dever de atentar-se para o sofrimento social vigente nesse tempo, que cresce de forma contínua e compromete o trabalho;
- a destruição sistemática e voluntária dos vínculos sociais compromete o trabalho;
- a ideologia do *Homo economicus* legitima o poder, afeta as profissões e expõe trabalhadores a leis de mercado.

Para Mutarelli e Souza (2019, posição 3909), o L'Appel des Appels estende-se a outros movimentos, oferecendo "sustentação teórica e promovendo reflexões para os profissionais que estão em sofrimento, traduzindo e dando significação para esse sofrimento nos âmbitos político e coletivo". Alternativas à submissão dos trabalhadores e ao aumento de sua resistência é o apoio buscado.

Três publicações do L'Appel des Appels sobressaem (Mutarelli, 2017). A primeira, de 2009, "*L'Appel de ressource. Pour une insurrection de conscience*" (Chamada das chamadas. Por uma insurreição de consciência), trata do controle social dos indivíduos e da população, da padronização de comportamentos e alerta para os seguintes fatos: se houver união de forças sociais e culturais, ainda há tempo para mudar, e rejeitar o controle social é recuperar a democracia do discurso e da responsabilidade (Gori; Laval; Cassin, 2009).

As publicações seguintes: *"Les nouvelles usines de bondage"* (As novas fábricas de servidão) e *"L'Appel d'appels. Politique de négociation: Manifeste"* (A chamada das chamadas. Política de negociação: manifesto) mostram a crítica à avaliação como forma de controle social, partindo, respectivamente, das ideias de Foucault e do conceito de biopolítica (L'Appel, 2012).

O coletivo L'Appel des Appels lançou um alerta à psicologia. Ainda que, em nossa ótica, essa ciência tenha em sua essência elementos inconciliáveis com a biologização do comportamento e do controle social, ela também está sujeita a condicionamentos. Silva e Canavêz (2017) destacam o risco de profissionais da psicologia serem inseridos na prática reducionista pela medicina.

Uma mobilização do coletivo L'Appel des Appels, no mês de junho de 2021, em Paris, ressaltou a importância dos psicólogos em crises de saúde e criticou o governo francês por dificultar o trabalho desses profissionais, criando obstáculos para o atendimento a crianças com distúrbios de desenvolvimento, colocando-as sob vigilância para medicalizar, desqualificar e instrumentalizar para responder a uma ideologia e à vontade política. O manifesto exige reconhecimento ético e pede a mobilização de todos os psicólogos (L'Appel des Appels, 2021).

Stop DSM

O movimento internacional Stop DSM, lançado em 2011, é descrito na literatura como uma iniciativa que valida a onipotência singular de diagnóstico crítico e, ao mesmo tempo, um manifesto de questionamento à lógica classificatória do manual. Sua criação, com o objetivo de impulsionar interlocutores, insere-se na lógica de movimentos coletivos que buscam estratégias para atingir determinado público-alvo. Para Mutarelli e Souza (2019), o Stop DSM reforça um chamamento aos psiquiatras em favor da ética na profissão.

Desde sua primeira edição, em 1952, o DSM suscitou revisões. Cabut (2013) explica que revisões como as de 1980 e 1994 provocaram polêmicas, mas nenhuma foi tão relevante como a da última versão, de 2013. A autora menciona um artigo publicado na revista *Nature* que, com humor, aponta uma das únicas sugestões que não levantou gritos de protestos durante a revisão: a mudança de DSM-IV para DSM-V.

Nos Estados Unidos, as críticas ao manual começaram com Allen Frances, conforme já citamos, e o psiquiatra, psicanalista e jurista Patrick Landman, também considerado fundador do movimento. O fortalecimento do Stop DSM se deu a partir da adesão de organismos profissionais, como a APA. Cabut (2013) também cita o "prestigioso" Instituto Americano de Saúde Mental (NIMH), maior financiador de pesquisa sobre saúde mental no mundo. Thomas Insel, o diretor do NIMH, recomendou ao instituto não mais seguir o DSM em suas pesquisas, o que seria justificado pela fraqueza científica do manual.

Um dos pontos negativos observados na última edição do DSM foi a mudança da referência de diagnóstico do modelo categorial para longitudinal, condição que, na visão de Resende, Pontes e Calazans (2015), descaracterizou o sentido clínico do manual e passou a ser referência geral para medicalizar. A partir de então, uma enxurrada de diagnósticos veio à tona. Frances (2012) compara a imprudência de cunhar novos diagnósticos à imprudência de aumentar o dinheiro circulante; no primeiro caso, há uma inflação diagnóstica, no segundo, uma inflação monetária. Frances (2017, posição 3497) diz que o DSM-V:

> não compreendeu a necessidade de comedimento e vai despejar todo um novo lote de infelizes modismos sobre os que já temos. Isso abrirá ainda mais as comportas, permitindo diagnósticos cada vez mais vagos e tratamentos crescentemente inadequados. Em um mundo razoável, o manual teria virado na direção oposta para conter a inflação diagnóstica e restringir o tratamento a situações em que ele fosse, de fato, necessário. O estrago está feito e não pode ser revertido com facilidade.

Desde a origem, o movimento buscou embasamento ético para a defesa de suas ideias. Para Mutarelli e Souza (2019), a finalidade era escrever um manifesto reivindicatório da liberdade de pensamento como condição ética para o exercício da profissão de psiquiatra. A interpretação única estabelecida pelo DSM não seguia essa linha e, diante do apoio da OMS, que se referia ao manual como avanço científico, criou-se um incômodo que influenciou as adesões ao movimento.

Dois tipos de argumento destacaram-se no Stop DSM: (1) o político, e (2) o nosográfico. Landman (2016) informa que, em países como os Estados Unidos, as situações críticas que se delimitaram à opinião pública foram: a generalização patológica de comportamentos, afetando a redução dos limites de inclusão, para atingir usuários de drogas; a perspectiva de implosão do manual pela inflação de diagnósticos; e a ambição de se fazer como única linguagem psiquiátrica do mundo. Autores como Mutarelli e Souza (2019), Landman (2016), Frances (2012) e Kamers (2015) expõem os seguintes pontos críticos:

- ênfase no benefício financeiro pelo reembolso de convênios, mas com preferência pelo diagnóstico em vez de priorizar o adoecimento do paciente;
- linguagem psiquiátrica comum sem considerar a instrumentalização da exclusão em trabalhos publicados sem o referencial do DSM;
- rotulação diagnóstica com o risco de agravar a situação de pacientes submetidos à persuasão das indústrias farmacêuticas;
- substituição da palavra *risco*, na síndrome de risco, para psicose por sintomas atenuados (síndrome de psicose atenuada); opção que mantém e reforça a perspectiva patologizante;
- caracterização de comportamentos observados na população em geral como doença pelo diagnóstico de transtorno depressivo misto de ansiedade.

Uma ilustração da rotulação diagnóstica no DSM, antes mesmo da versão DSM-V, já era apontada por Allen Frances em casos de depressão: "a depressão maior nem sempre é a maior" (Frances, 2017, posição 367). Para o psiquiatra estadunidense, a dor emocional é pior do que qualquer coisa imaginável, mas muito do que é diagnosticado como transtorno depressivo maior (TDM) não é realmente maior, nem realmente depressivo, nem realmente transtorno. Seu olhar sobre o problema nos Estados Unidos é ilustrado no excerto a seguir:

> O diagnóstico vago criou uma falsa epidemia de TDM, em que 15 milhões de norte-americanos se qualificam a qualquer momento. A transformação da tristeza comum em depressão clínica fez de nós uma população sobremedicada e devoradora de pílulas. (Frances, 2017, posições 2638-2639)

Em entrevista à revista *Psychology Today*, Patrick Landman (2014) mostrou-se contrário ao diagnóstico psiquiátrico pela essencialização e estigmatização sem base científica e sem prognóstico real. Para o psiquiatra francês, falar em ser humano normal é uma ficção constituída em uma questão cultural e histórica. Aspectos fictícios sobre o que seja a normalidade também podem ser depreendidos em suas publicações ou entrevistas, quando ele defende que a definição de normal e anormal não é simplesmente uma questão científica de especialistas. Aspectos histórico-culturais são determinantes; afinal, o normal de hoje pode ter sido absurdo há centenas de anos, ou, o que é normal em Curitiba ou no Rio de Janeiro pode ser inaceitável em Xangai ou Meca.

Ao *El País*, em outra entrevista, Frances declarou não haver evidências de que a medicação contribua para melhorar, por exemplo, resultados escolares. Em curto prazo, acalma, mas não há resultados em longo prazo. Além disso, não há certeza sobre os efeitos adversos dos fármacos, sendo preciso, também, aceitar as diferenças entre crianças, já que nem todas podem ser colocadas em moldes de uma normalidade cada vez mais estreita (Frances, 2014).

Nesse sentido, tratar de um paciente pela escuta ativa, mais do que pelas queixas e sintomas, é buscar identificar os obstáculos existentes nas experiências pessoais. De modo mais incisivo, segundo os especialistas e estudiosos apresentados, não há verdade absoluta em equiparar transtornos mentais a doenças, como faz o DSM. Não existem evidências de patologia em comportamentos próprios da vida humana nem comprovações etiológicas de doença. Ao profissional de saúde, cabe a prontidão para a escuta, a aceitação da subjetividade e a busca pelo entendimento dos fenômenos de influência. No mundo contemporâneo, tais adversidades afetam relacionamentos pessoais e sociais, trabalho e educação.

A rotulação diagnóstica aumenta o número de "falsos positivos" e, quando defendida em categorias, como a síndrome de risco substituída por síndrome de psicose atenuada, mantém a perspectiva patologizante sem garantia de tratamentos medicamentosos eficazes.

4.4
Movimentos sobre medicalização da educação

Olhos se movimentam, imagens correm na tela, ouvidos se atentam, o som vibra em guitarras. A sirene escolar toca, os professores se encaminham para as salas. Efeitos

acústicos atrasados repetidos em cadência percorrem a música, enquanto, em uma das salas, o professor dirige-se a um aluno, apanha o pequeno caderno, fixa os olhos e debocha:
— O que temos aqui, "mocinha"? Rascunhos misteriosos? Um código secreto?
— São só poemas!
— Poemas, pessoal!
— A mocinha acha que é poeta!
Em tom zombeteiro, o "educador" lê o poema, ridiculariza o aluno diante dos colegas e o golpeia nas mãos com uma régua. A música segue e, então, o professor aparece sendo humilhado por uma rígida esposa e, depois, descontando seu rancor em agressões a alunos. Na cena seguinte, uma esteira conduz os estudantes a algum lugar. Na sonoridade de *riffs* vindos de guitarras ao fundo e demarcada por efeitos de *delay*, uma voz adulta canta. Nas imagens, o professor grita autoritário em meio a alunos marchando. Nessa hora, entre naipes, o som expõe a tessitura mágica de vozes de um coral infantil, em harmonia imagética com centenas de estudantes a cantar:
— Não precisamos de educação!
— Não precisamos de controle mental!
— Nada de humor negro na sala de aula!
— Professores, deixem as crianças em paz!
Na sequência, a imagem revela o caminho da esteira: um moedor de carnes gigante que transforma os alunos em massa homogeneizada. O coral icônico se impõe:
— Ei! Professores, deixem as crianças em paz!
— No final das contas, isso é só um tijolo no muro!
— No final das contas, você é só um tijolo no muro!

Humilhação, raiva, angústia, sensação de vazio. O videoclipe da música *Another Brick In The Wall*, da banda britânica Pink Floyd, retrata a escola autocrática dos anos 1970. As imagens e a letra do *rock* progressivo transformado em uma espécie de hino, ainda que figurativo, ilustra a opressão, a ideologia e o autoritarismo no sistema educacional. Os opressores e os oprimidos de hoje não são os mesmos personagens retratados no clipe musical, mas eles existem em momentos de menor ou maior intensidade. Em diferentes rótulos, o aluno poeta do enredo é, na trama, o desatencioso, o inquieto, o chorão, o briguento. À medida que a prática escolar autocrática é franqueada, as paredes vão ficando maiores, isolando cada vez mais crianças e adolescentes. O tijolo nas paredes e no muro é o emblema abstrato que açoita, isola e aprisiona, como se não houvesse saída.

4.4.1
Os muros da medicalização

Muros medicalizantes projetam e inoculam na criança sementes germinadas que ressaltam o temor de não fazer parte, de ser excluído, de não estar na normalidade. No trabalho, no consumo, no lazer, na vida social e pessoal, adultos que já foram crianças, crianças que serão adultos, marginalizam-se pelo medo de serem marginalizados. Treinado a ser objeto, o indivíduo se mecaniza no trabalho produzindo bens estranhos a si, a seus desejos, a suas necessidades, e trata a si mesmo pelos rótulos que recebeu.

A exclusão de pessoas por serem gordas, negras, pequenas, peludas, ou por não aprenderem matemática, por serem distraídas, por chorarem em demasia ou simplesmente por ficarem devaneando como poetas e outros "malucos" é explorada como discurso que separa "os anormais" dos "normais", a doença da saúde, e, assim, justifica-se a discriminação. Como pilares de sustentação, os muros medicalizantes mostram-se estruturais, vinculados fortemente a um passado de obediência ao discurso higienista prevalente entre os séculos XIX e XX e impulsionado no desenvolvimento industrial e no êxodo rural para a vida urbana (Eidt; Martins, 2019).

Zucoloto (2007) identifica teses higienistas na escola a partir de 1869, período em que a higiene pública era definida como prevenção de doenças. Em 1885, surgiu a concepção de higiene como preservação da saúde do corpo e do espírito; leituras relacionadas ao tema salientam, nessa época, a necessidade de fiscalizar escolas para prevenir doenças geradas por negligência com a higiene. Em 1898, o higienismo foi concebido como uma questão magna para solucionar o "problema social". O papel do médico inspetor escolar para prevenir, controlar doenças e perversões nos alunos é realçada pelo autor citado. Condições higiênicas de escolas e de alunos passaram a ser monitoradas como controle, dando-se ênfase a aspectos morais, em que se incluía a condenação do onanismo e da pederastia entre os alunos (Zucoloto, 2007).

A higienização medicalizante construiu-se em questões físicas e mentais. Antes do surgimento da bacteriologia e da microbiologia, acreditava-se que ar frio, quente, seco ou úmido e odores fétidos de matérias orgânicas provocavam doenças. Em outro sentido, buscava-se a prevenção de doenças mentais e programas de higiene mental por meio de atividades envolvendo estudantes e profissionais (Eidt; Martins, 2019).

A prevenção ganhou caráter curativo, dando margem a tendências reducionistas. Nesse alinhamento, o ambiente escolar passou a se caracterizar pela institucionalização pedagógica e se disciplinar no sentido de corrigir virtualidades. Portanto, conforme declaram Machado e Freitas (2014), antes que os sujeitos necessitem de punição, a escola aplica a ortopedia social e corrige-os de suas facetas perigosas. O conhecimento, nesse *status*, efetiva-se em torno do que é normal ou não, do que se deve ou não fazer.

Para Machado e Freitas (2014), outra tendência caracterizadora do movimento medicalizador foi a transfiguração da família já no século XVIII, que de transmissora do nome e dos bens passou a ser agente de normatização, discriminadora da sexualidade e corretora da anormalidade. Nessa perspectiva, o controle familiar, submisso ao saber médico, influenciou os pais a diagnosticar doenças em seus filhos, a exemplo de terapeutas e agentes de saúde.

Inclui-se na mobilização medicalizante a tendência tecnológica e biopolítica da medicina agindo na esfera política e econômica, o que fez da saúde pública a disciplinadora moral do corpo e a normalizadora da população. Essa disposição, para Martins (2012), regula a vida pelo discurso médico e interfere na forma de as pessoas pensarem, comportarem-se, viverem. Nessa alçada, tecnologias educacionais são vinculadas a propostas pedagógicas inovadoras que, por diferentes caminhos, mantêm o *status quo* de privilégios e desigualdades.

Entre desequilíbrios por ele mesmo produzidos, o biopoder vale-se de estudos estatísticos e epidemiológicos para disciplinar a população. Guarido (2007) entende que os manuais classificam e distribuem sintomas em quadros de transtornos que, ao serem classificados como diagnósticos, não raro substituem o nome do aluno nas unidades de saúde ou mesmo nos estabelecimentos de ensino.

Entre muros e paredes da escola estão as crianças "diagnosticadas" com deficiências biopsicológicas individuais e "explicadas" como fruto dos efeitos de relações com suas famílias. Nesse contexto, reconhecemos, pela leitura de Zucoloto (2007), que a supremacia do discurso científico explica o fenômeno e a ideologia dominante, para a qual o sucesso se aplica aos mais aptos, e o fracasso é culpa dos mais pobres, condição que atesta a desigualdade social e ignora determinantes escolares e políticos.

Diante de "aptos e inaptos", a psiquiatrização junta-se a fatores como higienização, biopoder, tecnologia, política e economia no alinhamento à medicalização. Para Guarido (2007), a psiquiatrização da criança, como nos adultos, é marcada pela institucionalização e pela segregação. O movimento antipsiquiátrico foi importante, mas terapêuticas disciplinadoras ainda estão em vigência no caso das crianças. Desse modo, medicalização e diagnósticos descritivos, por consequência, são amplamente utilizados em crianças, com uma diferença "nublada" entre elas e os adultos, especialmente no campo orgânico (Guarido, 2007). Depreende-se, assim, que sendo minimamente diferenciadas de adultos, crianças acabam recebendo a mesma medicalização. Na perspectiva orgânica, ministra-se o medicamento como se a criança tivesse, por exemplo, uma doença nos tecidos cerebrais, uma anormalidade química ou hormonal. Desconsidera-se que as diferenças inexistem sem a dimensão histórica.

Guarido (2007) afirma que as influências de discursos técnicos no campo educativo com orientações normalizantes em treinamentos behavioristas não são novidade. A cientificização na abordagem sobre a criança tem contribuído para a caracterização de um discurso pedagógico normalizador e validador de áreas como psicologia, psiquiatria, psicopedagogia, fonoaudiologia e outros.

4.4.2
Movimentos sobre a medicalização na educação

Fórum sobre Medicalização da Educação e da Sociedade (FSMES)

Esse movimento, criado em 2010, no Brasil, atende a propósitos não exclusivos de medicalização na educação e estende-se à saúde em geral. Seus objetivos compreendem: articular entidades, grupos e pessoas para enfrentamento e superação da medicalização; e mobilizar a sociedade para a crítica da medicalização da aprendizagem e do comportamento.

Entre os fundamentos, estratégias e desafio do FSMES, voltados para a medicalização da educação, estão (CRPSP, 2010):

- Fundamentos
  - Defesa do estatuto da criança e do adolescente;
  - direito à educação pública gratuita, democrática, laica, de qualidade e socialmente referenciada para todos;

- respeito à diversidade e à singularidade nos processos de aprendizagem;
- valorização da compreensão do fenômeno medicalização em abordagem interdisciplinar;
- valorização da participação da sociedade popular na crítica à medicalização da aprendizagem e do comportamento.

• Desafios
- Apoiar propostas de humanização das práticas de educação e saúde;
- reconhecer as necessidades das famílias que vivenciam processos de medicalização;
- ampliar a compreensão da diversidade e historicidade dos processos de aprendizagem e desenvolvimento humano;

• Estratégia
- Apoiar iniciativas de acolhimento e fortalecimento das famílias, desmistificando pretensos benefícios da medicalização.

Forum Des Rased

Criada formalmente em 1990, na França, a Les Réseaux d'Aides Spécialisées aux Elèves en Difficulté (Rased) – rede de atendimento especializado a alunos com dificuldades – refere-se a sistemas de prevenção e de atendimento a dificuldades educacionais integradas às escolas primárias. Professores especialistas e psicólogos do Rased prestam atendimento especializado a alunos do ensino e fundamental e médio. Em 2010, passaram a ser criados fóruns Rased, e, de acordo com Calin (2008), a temática desse modelo de fórum voltou-se para:

- prevenção no jardim de infância;
- socialização escolar e formação de um ambiente acolhedor e benevolente às crianças;
- escuta ativa de alunos em dificuldades, professores e famílias;
- medicalização de dificuldades educacionais;
- discussão da terminologia médica que transforma dificuldades de aprendizagem em problemas médicos, interferindo na vontade de aprender, na relação entre aluno e professor, no impacto ambiental e no tempo da pedagogia.

4.5
Movimentos sobre alternativas para desmedicalização

A despeito de se notabilizarem por sua essência crítica, os movimentos franceses ofereceram possibilidades para a desmedicalização aplicáveis na área da educação. No Brasil, a atenção às necessidades de educação, saúde e vida de crianças, adolescentes, familiares e seus grupos sociais fez do FSMES uma referência alternativa.

Além de criticar o processo gradativo de medicalização na vida cotidiana, o FSMES: estimulou o surgimento de cursos e seminários; desencadeou ações em conjunto com os Poderes Legislativo e Judiciário; e mobilizou profissionais da saúde, da educação e a população com vistas a atendimentos isentos do caráter medicalizante.

O FSMES passou a atuar concomitantemente a outros movimentos em países como Estados Unidos, Costa Rica, Argentina, França, Itália, Portugal e Espanha. Essas mobilizações influenciaram temáticas desmedicalizantes que envolviam, entre outros aspectos, estudos sobre genética, neurobiologia e psicologia. Os trabalhos resultaram em críticas à sociobiologia e ao determinismo genético, fatores reforçadores da medicalização. Nesse panorama, a pergunta a seguir ganhava ares de provocação.

Negros e pobres são menos inteligentes do que brancos e ricos?

Por mais estranho que possa parecer, lapsos temporais em nossa história fizeram circular informações de que negros e membros de classes mais pobres tinham tipos diferentes de inteligência. Atribuía-se a estes o nível 1, inteligência mecânica e associação simples, e a brancos e classe média alta cabia o nível 2, inteligência abstrata. Leon Kamin (1927-2017), conhecido por trabalhos sobre aprendizagem e QI, ocupou-se de rebater o caráter reducionista desses estudos, apontando "fraudes" usadas inclusive em palestras. Em suas publicações, o psicólogo estadunidense desmontava sistematicamente teses racistas e mostrava o quanto os dados eram infundados. Boa parte de suas intervenções mostrava que ainda não temos uma palavra final acerca de caracterizações genéticas de inteligência, por insuficiência científica. Entrevistado pelo jornal *El País*, ele assim se manifestou: "Sabemos que pais com QI alto também têm filhos com QI alto, mas também sabemos que pais que gostam de paella têm filhos que podem ou não gostar de paella, e ainda não concluímos por tudo isso que os espanhóis têm certos genes determinados pelo qual gostam de paella" (Beaumont, 2001).

O FSMES foi criado em São Paulo, no dia 11 de novembro de 2010, durante o I Seminário Internacional, intitulado "A Educação Medicalizada: Dislexia, TDAH e outros supostos transtornos". O evento reuniu 450 profissionais e 27 entidades nacionais e regionais das áreas de psicologia, fonoaudiologia, assistência social, farmácia e nutrição, além de sindicatos e centrais sindicais, universidades, parlamentos e outros movimentos sociais. Os objetivos do movimento, lembrados no encontro, eram articular entidades, grupos e pessoas para tratar e apresentar formas de desmedicalizar, além de mobilizar a sociedade para o sentido crítico a aspectos medicalizantes da aprendizagem e do comportamento (CFP, 2013).

Com base no Conselho Federal de Psicologia (CFP, 2013), os vários fatores de influência na execução de ações do FSMES são os seguintes:

- aumento significativo de consumo de metilfenidato, droga tarja preta com efeitos colaterais graves, ministrado para tratar TDAH;
- críticas de outros movimentos à comercialização em massa de medicamentos pela indústria farmacêutica;
- projetos de leis federais, estaduais e municipais mais voltados ao diagnóstico e a avaliações do que à melhoria da qualidade nas escolas;

- mercantilização neoliberal da educação contra a autonomia do aluno e o papel do professor como facilitador da aprendizagem;
- precariedade dos modelos diagnósticos para transtorno de comportamento e aprendizagem;
- caráter excludente da educação básica brasileira;
- carência de referenciais teórico-metodológicos para compreensão da complexidade escolar nas dimensões histórica, social, política e cultural;
- verificação dos índices absurdos de pretensos transtornos biológicos destoantes de todas as doenças da mesma natureza;
- indução às escolas de relação direta, linear e absoluta entre genética e morbidade;
- desconsideração da realidade escolar em compreender a alfabetização e a escolarização;
- individualização e medicalização das dificuldades vividas pelos sujeitos.

Convém mencionar que todo o embasamento teórico do movimento responde especialmente ao avanço biologista de aspectos sociais, educacionais, políticos e culturais. No entanto, critica os efeitos provocados no crescimento desenfreado de diagnósticos do comportamento infantil com as respectivas práticas de consumo de medicamentos. Souza (2020) cita o aumento de diagnósticos de TDAH, TEA, dislexia e outros transtornos, além da depressão e ansiedade, tratados com neuropsicofármacos.

O FSMES levou em conta o contexto histórico, cultural e social no delineamento teórico de ações desmedicalizantes e a atenção dirigida à relação psicologia-educação. Souza (2020) aponta a necessidade de se formar uma geração de psicólogos que vejam as dificuldades de leitura, escrita e comportamentos escolares sob nova perspectiva conceitual, cabendo a eles:

- observar e entender as dificuldades escolares por meio de práticas alinhadas a estereótipos e preconceitos dirigidos ao pobre e à pobreza, dando ênfase à teoria da carência cultural;
- repensar o papel dos profissionais de saúde sem referendar dificuldades sociais, culturais e pedagógicas como questões meramente individuais;
- destacar o caráter ético-político da psicologia como ciência e profissão diante do fracasso escolar na reprovação e exclusão.

Para saber mais

A teoria da carência cultural explica que o fracasso escolar ocorre pela deficiência ou privação cultural do aluno que vive em condições precárias.

Para saber mais, leia o seguinte artigo:

PAULA, F. S.; TFOUNI, L. V. A persistência do fracasso escolar: desigualdade e ideologia. **Revista Brasileira de Orientação Profissional**, São Paulo, v. 10, n. 2, p. 117-127, dez. 2009. Disponível em: <http://pepsic.bvsalud.org/pdf/rbop/v10n2/v10n2a12.pdf>. Acesso em: 12 set. 2022.

Alternativas para a desmedicalização têm surgido de formas diferentes no Brasil. São exemplos desses esforços os trabalhos da Associação Brasileira de Cientistas para Desconstrução de Diagnósticos e Desmedicalização (AbCd). A entidade, aliás, promove um curso de pós-graduação com este foco: "Da palmatória à ritalina – especialização em desconstrução de diagnósticos para a desmedicalização da infância". Com carga horária de 380 horas e dois anos de duração, conta com professores de áreas da psicologia, psiquiatria, psicanálise, pedagogia, sociologia e filosofia.

Outras ações planejadas e organizadas no âmbito da saúde pública voltam-se a aplicações no atendimento aos usuários, como a Clínica Ampliada (CA), o Método Clínico Centrado na Pessoa (MCCP) e a Prevenção Quaternária (P4) no Programa de Saúde da Família (PSF) do Sistema Único de Saúde (SUS). Estas duas últimas têm caráter efetivo, por não anular o serviço médico, mas por transformá-lo em favor de uma consciência individual mais plena e saudável no sentido sistêmico.

Freitas e Amarante (2017) sugerem instituir nos Centros de Atenção Psicossocial (Caps) e na Estratégia Saúde da Família (ESF) iniciativas para produzir cartilhas e guias antidrogas psiquiátricas – trabalho otimizado por ex-pacientes. Os autores citam, ainda, o Projeto Icarus, da Freedom Center, organização não governamental (ONG) americana que produziu uma cartilha com 52 páginas sobre danos de drogas psiquiátricas – uma espécie de manual sobre como deixar de tomar medicamentos psiquiátricos. Com acesso disponível pela internet (em versões nos idiomas inglês e espanhol), foi escrito por Will Hall, um advogado, conselheiro e escritor que viveu a experiência de ser diagnosticado com esquizofrenia. Entre os principais temas que aborda, estão: dificuldade em deixar de usar drogas psiquiátricas; como elas funcionam; como afetam o cérebro; e quais alternativas podem ser aplicadas para sair da dependência (Hall, 2012).

4.6
Desafios da desmedicalização

Diferentemente de outros animais, o homem é menos dependente de instintos ou reflexos, menos previsível, mais adaptável a contingências ambientais e usa a linguagem, fator singular na comparação, pois não há como imaginar um chimpanzé falando para sua companheira: "Querida, estou tossindo muito, peguei um resfriado!".

No zoológico, entre amigos e familiares, vemos pessoas excitadas a observar macacos. No filme *O Planeta dos Macacos* (1968), George Taylor (Charlton Heston) vê seres humanos em jaulas. Se os macacos fossem "evoluídos como o homem", teriam comportamentos sociais e culturais similares? Nosso parente primata rotularia "pessoas diferentes" removendo-as do convívio com os outros? Chita, César, Jack ou o Kong "evoluídos" defenderiam até a morte uma única causa para o adoecimento do Sr. Zé e o isolariam para não atrapalhar a sociedade?

A distopia como apelo cinematográfico, sem pretensões científicas, mistura ficção e realidade, entretém e gera reflexões. Talvez a mais relevante seja a de que, tanto para homens quanto macacos, o ganho de evolução entre as espécies segue o fluxo de Heráclito e não está livre dos paradoxos. Membros de uma espécie no topo da cadeia evolutiva, utilizamos o verbo "integrar", mas não estamos livre de empregar o verbo "segregar". Proclamamos a igualdade social, mas cultuamos a desigualdade por cor, peso, altura, etnia, religião, orientação sexual e outros. Quão superior é o homem, então, aos demais animais?

Privilegiados com um córtex pré-frontal, onde neurônios comunicam-se uns com os outros, a sinaptogênese da forma como a conhecemos acontece apenas entre nós, humanos. Por meio dela, representações mentais e signos são assimilados, acomodados e equilibrados em um processo perene. Percebemos, nomeamos e interpretamos o mundo em um fluir infindável que dá lugar a ambiguidades e contradições codificadas na linguagem desde a infância.

Em uma dessas fases, armazenamos na memória que "Fifi", o animal de estimação da família, é chamado de "gatinho". Por intuição ou analogia, ao vermos o buldogue "Fera" do vizinho, com suas quatro patas, gritamos excitados: "Mãe, olha outro gatinho Fifi!". Já adultos, entre uma irritação, um susto e uma dor de cabeça aqui e ali, habituamo-nos a ouvir: "Você está com transtorno de ansiedade, tome diazepan". Como a criança que acredita ser um gatinho o cachorrão da casa vizinha ou a vaca que muge no campo, determinadas sensações e comportamentos são generalizados como "doenças". Se a criança está no início da fase pré-operatória de Piaget – aquela entre 2 e 7 anos, em que surge a linguagem oral e começa a se desenvolver o pensamento abstrato –, em que estágio estamos nós adultos ao acreditarmos que o Sr. Zé, que às vezes chora, isola-se e pouco dorme, está com transtorno depressivo maior e precisa ser medicalizado?

Pela natureza, somos objetivos, concretos, vertebrados, mamíferos e bípedes. Pela cultura, somos subjetivos, abstratos, criadores, produtores e transformadores. Racionais, usamos a linguagem, estabelecemos modos de compreensão, de moral e de verdade lógica.

A medicalização está ganhando cada vez mais espaço no "fator risco", com a obnubilação que impede que se enxerguem os impactos físicos e emocionais provocados por determinantes sociais, as forças invisíveis do mercado. Pessoas que viviam sem maiores preocupações, de repente, influenciadas pelos elos da medicalização, passaram a perceber que determinados aspectos de sua vida se tornaram sinais de doença. Como reporta Maturo (2012), os alimentos orgânicos passaram a ser necessários, é preciso parar de fumar, o envelhecimento deve ser retardado. O grande dilema humano de quem "era feliz e não sabia" é o risco do risco.

De modo gradativo e em um fluir dinâmico, estamos medicalizando doença, saúde, educação, engenharia genética, vida e, como já medicalizamos a natureza, o que nos resta é medicalizar a própria cultura. Chegamos a um ponto em que, para passar para o outro lado, é preciso subir alguns degraus. O desafio é que, para subir, botamos o pé em um degrau e, ao passar para o superior, nos esforçamos para vencer a força da gravidade que nos empurra para baixo. O que faz a diferença? Saber usar a mente, a consciência? Vale delimitar, aqui, alguns desses desafios.

A cultura que cria a medicalização é a mesma que pode enfrentá-la. Na razão e na linguagem, suportes da cultura, trabalham os processos cognitivos que nos fazem ser o que somos. A atenção nos protege do caos do mundo, provoca-nos sensações e nos permite privilegiar um estímulo diante de outros, agindo como espécie de projetor de luz que ilumina a consciência. Consciência é prestar atenção, é questionar se o buldogue Fera é mesmo um gatinho, se a depressão do Sr. Zé é mesmo uma depressão. Além disso, consciência na desmedicalização é replicar onde, como, quando e por que nos expomos a medicamentos sem eficácia comprovada, somos convencidos por propaganda de remédios, ficamos expostos a efeitos colaterais ou nos submetemos a tratamentos inadequados:

> A tomada de consciência de que as drogas psiquiátricas não apenas são perigosas quando tomadas em doses regulares, mas também que se tornam arriscadas quando a dosagem é alterada, tem levado a iniciativas que visam a reduzir os danos causados, o que tem muito a ver com as experiências com a redução de danos para drogas ilegais. (Freitas; Amarante, 2017, posições 1315-1316)

Para Freitas e Amarante (2017), entre os aspectos críticos à desmedicalização, estão: descrever sintomas em diagnósticos do DSM rotula públicos-alvo para medicalização; superestimar metodologias médicas estatísticas e quantitativas estimula o organicismo-biológico; controlar crianças na escola para ajustar comportamentos maximiza dificuldades de aprendizagem; generalizar o conceito de saúde para alimentação, lazer, relações interpessoais e estilos de vida diagnostica a doença para todo mundo; fixar a normalidade como referência estatística é aprisionar-se a dogmas (por exemplo, os homossexuais ainda seriam considerados doentes); aderir à realização excessiva de exames por critérios tecnológicos é depreciar a avaliação humana ante à pretensa exatidão das máquinas.

Alguns desafios baseados em movimentos como o FSMES são: democratizar e popularizar o debate; abrir interlocução com a sociedade civil; pluralizar meios de divulgação; informar melhor e diferenciar as variantes naturais de dor e sofrimento das patologias.

Indicações culturais

OPERAÇÃO enganosa. Direção: Kirby Dick. Austrália/EUA: Netflix, 2018. 99 min.

Esse documentário revela a lucrativa e multibilionária indústria de artefatos médicos e as possíveis consequências trágicas para os pacientes. O enredo põe em evidência a indústria de dispositivos médicos e, à medida que as cenas e a narração vão avançado, o espectador se depara com a destruição de vidas humanas. Depoimentos reais revelam alterações definitivas na vida de pessoas como efeito de um sistema que privilegia interesses pessoais e põe em risco os pacientes. De modo doloroso e impiedoso, o documentário mostra efeitos traumáticos dos produtos físicos de cobalto para articulações, malhas vaginais e dispositivos de esterilização feminina. Um contraceptivo de nome Essure, destaque no documentário, passou a ser restringido até não mais ser vendido pela Bayer, empresa farmacêutica alemã.

Síntese

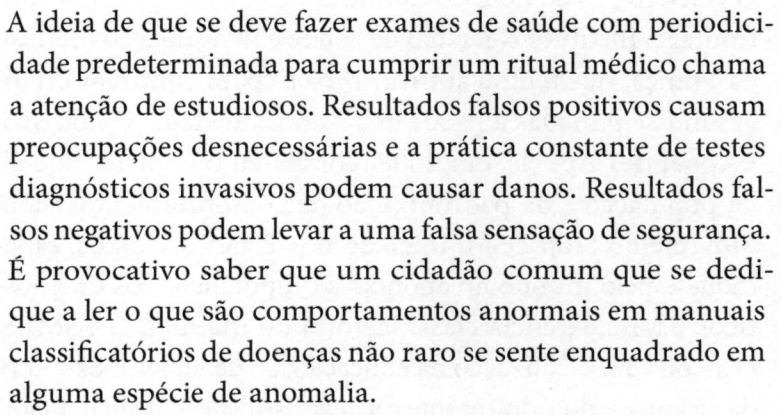

A ideia de que se deve fazer exames de saúde com periodicidade predeterminada para cumprir um ritual médico chama a atenção de estudiosos. Resultados falsos positivos causam preocupações desnecessárias e a prática constante de testes diagnósticos invasivos podem causar danos. Resultados falsos negativos podem levar a uma falsa sensação de segurança. É provocativo saber que um cidadão comum que se dedique a ler o que são comportamentos anormais em manuais classificatórios de doenças não raro se sente enquadrado em alguma espécie de anomalia.

A normalidade é uma escolha acordada socialmente. Para quem não vive entre vietnamitas e sul-coreanos, sentar-se à mesa e degustar um pedaço de cobra servida com capim-limão e pimenta ou saborear um prato de sopa de cachorro pode ser desagradável. Comportamentos só se desviam da normalidade quando não aceitos socialmente. Estar triste, chorar, sofrer, pode ser algo (socialmente) anormal e ter de ser contido com o uso de uma droga psiquiátrica. Até mesmo a velhice, uma das fases da vida, foi qualificada como doença na CID-10, o que estimulou acalorado debate.

Mudanças no DSM-V geraram muitas controvérsias, e esse documento foi considerado defeituoso, com alterações inseguras e cientificamente inadequadas. As críticas indicam exemplos de supermedicalização da saúde mental, especialmente em alterações diagnósticas sobre a síndrome de Asperger, transtorno de desregulação perturbadora do humor, desordem cognitiva leve, transtorno de ansiedade generalizada e transtorno depressivo maior.

Movimentos contra a medicalização chamaram a atenção. O coletivo Pas de Zéro de Counduite (PZC) surgiu para confrontar o Instituto Nacional de Saúde e Investigação Médica da França, que tentou aprovar projeto para controlar crianças indisciplinadas a partir dos 3 anos de idade. O coletivo L'Appel des Appels, em 2008, combateu o controle social da população e da padronização de comportamentos. Já o Movimento Stop DSM, iniciado nos Estados Unidos, espalhou-se pelo mundo ao apontar a onipotência dos diagnósticos e a incoerência classificatória do manual. O FSMES criticou a medicalização na educação, ao defender o Estatuto da Criança e do Adolescente e a desmistificação de benefícios da medicalização, além de se posicionar a favor da desmedicalização. O Rased, por seu turno, estimulou a socialização e o acolhimento das crianças e criticou a terminologia médica de caráter medicalizante.

Entre os desafios da medicalização estão fatores como: democratizar e popularizar o debate, sem perder de vista o rigor científico; abrir interlocução com a sociedade civil; pluralizar meios de divulgação e informar melhor sobre medicamentos; diferenciar as variantes naturais da dor e do sofrimento das patologias; e ampliar os recursos avaliativos.

Atividades de autoavaliação

1. Associe as afirmativas a seguir aos manuais de classificação de doenças abordados no capítulo:

    A) CID-II
    B) DSM-V

( ) Não tem nada a ver com sintomas e tudo a ver com rotulagem.
( ) É chamado de "a bíblia da psiquiatria".
( ) Uma das indicações para ficar menos obsoleto foi a atualização científica com a incorporação de mais definições e 41 mil códigos.
( ) Tentou substituir a palavra *senilidade* por *velhice*, em sua última edição.
( ) Gerou controvérsias com relação à inclusão da síndrome de Asperger no transtorno do espectro do autismo (TEA).

Agora, assinale a alternativa que apresenta a sequência correta de preenchimento dos parênteses, de cima para baixo:

a) A, B, B, A, B.
b) A, B, A, A, B.
c) B, B, A, A, B.
d) B, A, A, B, A.
e) A, A, B, B, B.

2. A qual movimento se refere a afirmativa de que uma criança não é um organismo programado e programável.
   a) Pas de Zéro de Conduite.
   b) L'Appel des Appels.
   c) Stop DSM-V.
   d) Fórum sobre Medicalização da Educação e da Sociedade (FSMES).
   e) Forum Des Rased.

3. Analise as assertivas a seguir:
   I) O anúncio de troca do termo *senilidade* por *velhice* na CID-11 foi bem-recebido por instituições como o Conselho Federal de Psicologia, pela presença de sintomas comuns como fadiga, febre, hemorragia e dor em pessoas que se situam nessa faixa etária.
   II) Quando em vigência, O DSM-IV era criticado pela multiplicação de diagnósticos psiquiátricos elaborados de forma ambígua.
   III) No DSM-V, o transtorno de desregulação disruptiva do humor (TDDH), descrito como crises de temperamento graves e recorrentes, foi criticado por ser intensivamente desproporcional em crianças e adolescentes até os 18 anos.

   Agora, assinale a alternativa correta:
   a) Todas as afirmativas são verdadeiras.
   b) Todas as afirmativas são falsas.
   c) Apenas a afirmativa II é falsa.
   d) Apenas a afirmativa I é falsa.
   e) Apenas a afirmativa II é verdadeira.

4. Assinale a alternativa **incorreta**:
   a) O movimento Pas de Zéro de Conduite (PZC) caracterizou-se por combater um projeto de lei francês que ameaçava a liberdade das crianças a partir dos 3 anos por estigmatização e rotulagem.
   b) Um dos pontos negativos apontados no DSM-V é a mudança de referência de diagnóstico do modelo categorial para o modelo longitudinal, facilitando a medicalização.

c) Discutir a terminologia médica que transforma dificuldades de aprendizagem em problemas médicos com efeitos na aprendizagem e na relação entre aluno e professor é um dos tópicos defendidos pelo Forum Des Rased.

d) Democratizar e popularizar o debate, sem perder de vista o rigor científico, abrir interlocução com a sociedade civil, pluralizar meios de divulgação e informar melhor sobre medicamentos são alguns dos desafios da desmedicalização.

e) O Fórum sobre Medicalização da Educação e da Sociedade (FSMES) apoia o consumo de metilfenidato, que apresentou resultados significativos no tratamento do TDAH.

5. Assinale a alternativa que cita os movimentos que se referem às seguintes informações: (1) aumento significativo de consumo de metilfenidato, droga tarja preta com efeitos colaterais graves ministrados em TDAH; (2) importância dos psicólogos em crises de saúde e crítica ao governo francês por dificultar o trabalho destes profissionais, criando obstáculos em atendimento a crianças com distúrbios de desenvolvimento.
   a) Fórum sobre Medicalização da Educação e da Sociedade (FSMES) e L'Appel des Appels.
   b) Stop DSM-V e L'Appel des Appels.
   c) Fórum sobre Medicalização da Educação e da Sociedade (FSMES) e Stop DSM-V.
   d) Pas de zéro de conduite (PZC) e Stop DSM-V.
   e) Stop DSM-V e Pas de zéro de conduite (PZC).

Atividades de aprendizagem

Questões para reflexão

1. Em sua avaliação, de que modo problemas viram doenças e como isso caracteriza a necessidade de tratamento medicamentoso?

2. Comente o texto a seguir com base nas ideias expostas no capítulo:

   "Eu achava que tinha uma saúde boa, mas depois que comecei a ler mais, participar das redes sociais, assistir à TV e me interessar por *check-ups* periódicos, me dei conta de que, no mínimo, eu sou um pré-doente. Preciso lidar com o cigarro, comer mais alimentos orgânicos, correr, monitorar minha pressão, estou ficando velho e acho que vou ter que marcar duas ou três consultas com especialistas".

3. Desenvolva seu ponto de vista para argumentar sobre o significado da frase: "A cultura que cria a medicalização é a mesma que tem o poder de enfrentá-la".

Atividade aplicada: prática

1. Componha uma narrativa contendo os seguintes tópicos:

- Medicalização na escola.
- Relato aos pais.
- Apoio profissional para detectar a situação.
- Reuniões na escola.
- Argumento baseado em um dos movimentos contra a medicalização.

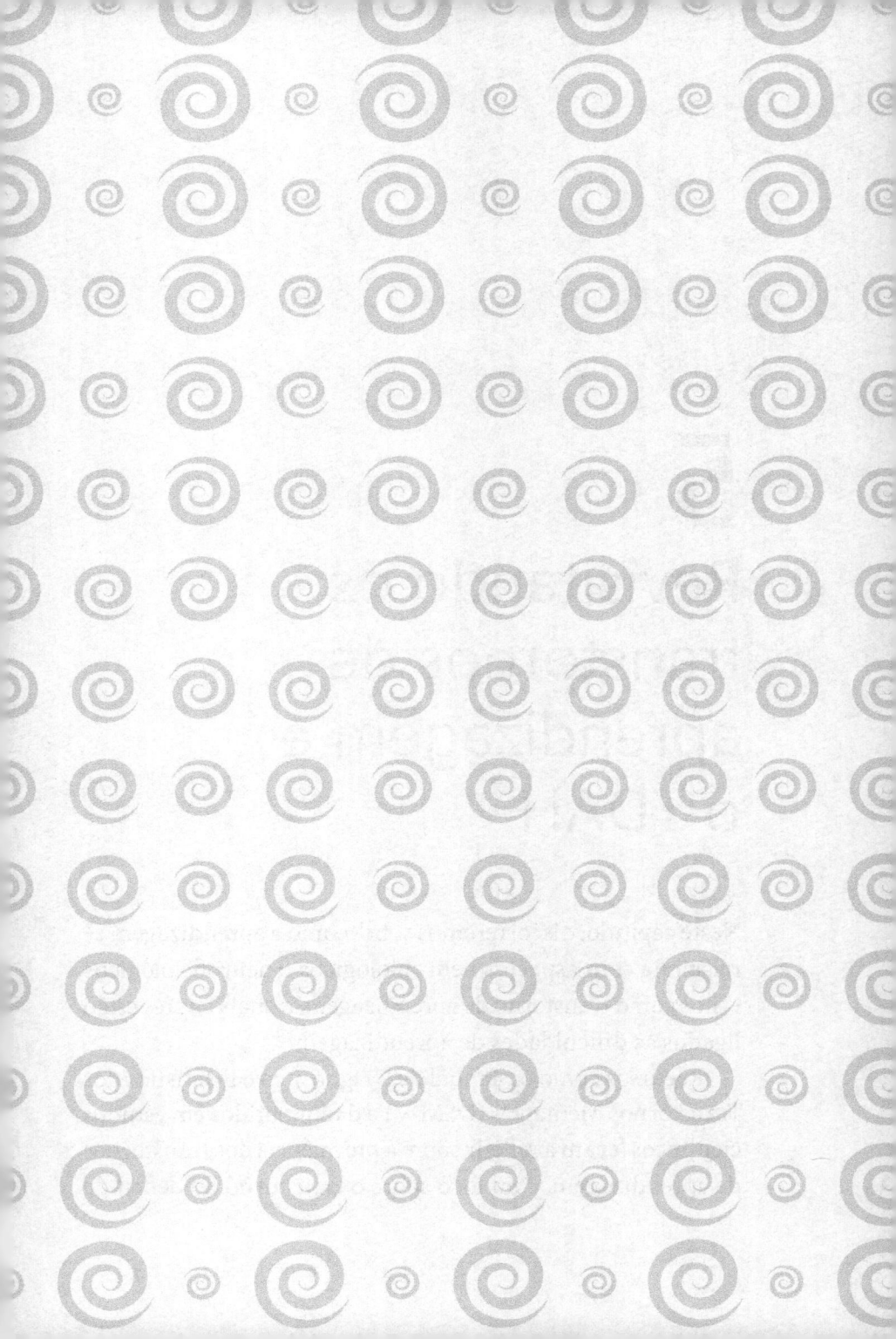

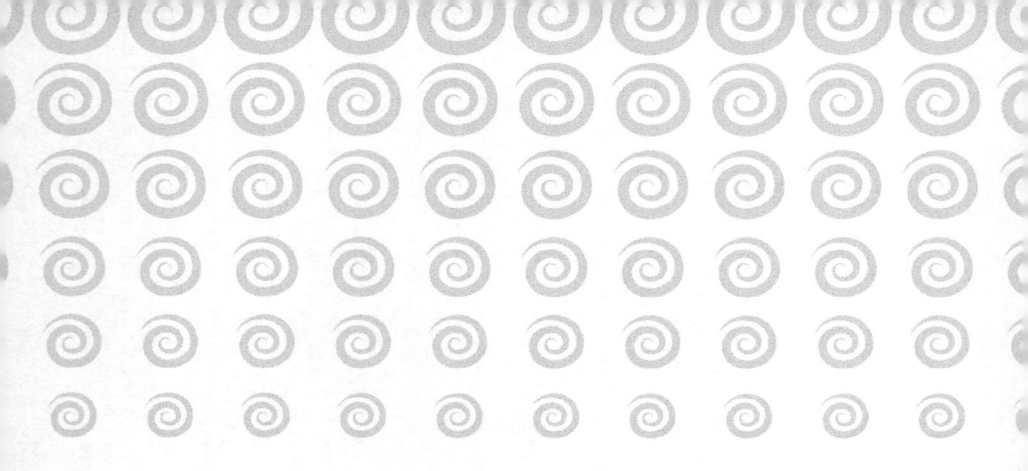

5
Revisitando os transtornos de aprendizagem e o TDAH

Neste capítulo, discorreremos sobre como a aprendizagem se relaciona com aspectos neurobiológicos e neurofisiológicos, vistos como transtorno de aprendizagem, e quais fatores estão ligados às dificuldades de aprendizagem.

Recursos como o Manual de Diagnóstico e Estatística dos Transtornos Mentais V (DSM-V) e dados obtidos em estudos científicos levam a refletir sobre a prevalência dos transtornos de aprendizagem, com foco sobre o transtorno do déficit de atenção com hiperatividade (TDAH). Entender as principais características desse transtorno e avaliar o quanto ele pode ser objeto de rotulação e segregação em ações medicalizantes ajuda a determinar quais sintomas observáveis no comportamento infantil podem definir este ou aquele tipo de TDAH.

Abordaremos a medicalização do TDAH visando perceber que o diagnóstico se mantém comprometido com a influência dos já comentados elos da medicalização. Ao final, reservamos espaço para as intervenções terapêuticas indicadas no tratamento do TDAH, como a farmacológica, a terapia cognitivo-comportamental e a terapêutica modal. Explicaremos por que medicamentos como o metilfenidato e outros precisam ser observados quanto a seus efeitos colaterais. Na terapia cognitivo-comportamental, avalia-se a importância psicoterápica em casos de autismo e o uso de técnicas específicas com a criança, pais ou professores.

5.1
Dificuldade na aprendizagem: um problema da criança ou do ambiente?

— Manhê, ele é menos inteligente do que eu e os outros alunos?

Carmem, que conhece o caso do Nico, fala:

— Filha, fique calma, pelo que eu vi, ele não é menos inteligente que você ou os outros, talvez até seja mais inteligente.

> Todos nós temos dificuldades em aprender certas coisas. O Nico aprende de um jeito diferente, a metodologia de ensino é outra.
> — O que é "metodologia", manhê?

Mais ou menos inteligentes, cada um de nós tem o seu próprio jeito de compreender o mundo. O conhecimento começa a ser constituído na vida intrauterina e é influenciado pelo ambiente em que vivemos (Chiarello, 2019). Se um indivíduo apresentar as mesmas características de comportamento do Nico, suas dificuldades serão denominadas *transtorno de déficit de atenção/hiperatividade* (TDAH). Diagnosticado com esse transtorno, parte das pessoas o verá como aquele que tem "deficiência para aprender", o que não representa a verdade absoluta, pois é possível apresentar o transtorno e não ter dificuldade de aprendizagem, e vice-versa. Brian tem um comportamento similar ao de Nico:

> Ele sai de sua cadeira a cada instante para apontar o lápis, pegar mais papel, olhar os porquinhos-da-índia da classe. Tem-se a impressão de que ele não resiste à tentação de comentar sobre tudo o que vê. Os colegas dele sentem-se perturbados por sua inquietação e interrupções, mas nem punições nem recompensas produziram qualquer mudança duradoura em seu comportamento. Em sua avaliação semestral, a professora de Brian escreve: "Brian é inteligente e entusiástico, mas precisa acalmar-se. Suas notas estão caindo, porque não presta atenção". (Smith; Strick, 2001, p. 13)

Ao perguntarmos se o problema é a criança ou o ambiente de aprendizagem, teremos dificuldade em encontrar a resposta definitiva. Há algo, contudo, que nos fornece maior convicção: quanto mais soubermos sobre essa criança, mais opções didáticas passarão pela nossa cabeça e, mesmo que não conheçamos a razão das dificuldades, a variabilidade de recursos metodológicos pode ser "um importante remédio".

A seguir, esclareceremos o que são os transtornos de aprendizagem, sua relação com possíveis causas e quais modelos são mais citados na literatura.

5.2
O que são transtornos de aprendizagem

Transtornos de aprendizagem (TA) englobam as dificuldades de aprendizagem (DA) e representam os transtornos que se relacionam à incompatibilidade entre o potencial do indivíduo e os níveis reais de rendimento acadêmico. Nessa acepção, é essencial definir aprendizagem, bem como transtornos e dificuldades a ela ligados.

Rotta (2016b) entende a aprendizagem como um processo que ocorre no sistema nervoso central (SNC) que atua, modifica e influencia o modo como a pessoa se adapta ao meio. No sentido neurobiológico, estímulos produzem conexões por meio de neurônios que enviam e recebem mensagens uns dos outros, comunicando informações armazenadas na memória, acessada quando vemos, ouvimos, saboreamos, tocamos ou cheiramos. Quando isso acontece, entramos em prontidão: se na memória o indivíduo tem A, B, C e o que vem através dos estímulos é um D, ele faz a conexão e adquire novo conhecimento. Nem sempre isso acontece, pois se, por exemplo, o novo estímulo for S, X ou Z, ele pode não aprender ou gastar mais tempo para fazê-lo. No nível fisiológico, aprender algo novo faz bem ao cérebro. Entretanto, no cérebro, como na vida, turbulências podem ocorrer, independentemente de sermos crianças, adolescentes ou adultos. Nesse sentido, não é raro ouvir depoimentos como: "Não sou desses motoristas nervosos que vivem apressados se expondo a acidentes, mas, se eu pegar uma rodovia com vento, chuva, tráfego intenso e buracos que atrapalham a chegada a meu destino, é claro que vou ficar nervoso."; ou "O cérebro da gente é uma coisa complexa. Por exemplo, se meus neurônios se apressarem, acelerarem meus sentidos, imagens e sons vão surgir tão rapidamente na minha cabeça que eu não saberei no que focar ou no que é mais importante.".

Transtorno é o termo usado na psicologia e psiquiatria para designar alterações incômodas no estado de saúde da pessoa, e palavras como *transtornar, perturbar* e *alterar* são usualmente vinculadas a ele. Transtornos referidos à saúde mental comprometem as atividades do paciente, com sofrimento e incapacitação (Santos et al., 2022).

Transtornos ligados a aprendizagem compreendem uma ou mais deficiências específicas, sem prejuízos ao aspecto geral, caracterizando-se por uma condição cognitiva. De acordo com o DSM-V, essa caracterização recebe o nome de "transtorno de aprendizagem específica (TAE)". Rotta (2016b, p. 33-34), contudo, chama a atenção para a não obrigatoriedade de déficits isolados, o que enseja serem "necessários o diagnóstico e o tratamento de comorbidades capazes de piorar o desempenho escolar".

Ambientes desfavoráveis no ensino e nas relações familiares podem gerar dificuldades de aprendizagem que evoluem ou não para transtornos. No primeiro caso, emoções negativas provocam alterações sensoriais que afetam o funcionamento cerebral e revelam-se transtornos de aprendizagem.

> Muitas crianças em fase escolar apresentam certas dificuldades em realizar uma tarefa, que podem surgir por diversos motivos, como problemas na proposta pedagógica, na capacitação do professor, problemas familiares ou déficits cognitivos, entre outros. A presença de uma dificuldade de aprendizagem não implica necessariamente um transtorno, que se traduz por um conjunto de sinais sintomatológicos que provocam uma série de perturbações no processo de aprendizado da criança, interferindo no processo de aquisição e manutenção de informações de uma forma acentuada. (Ohlweiler, 2016, p. 231)

Os transtornos de aprendizagem estão vinculados a deficiências ou dificuldades de concentração, atenção, linguagem ou processamento visual de informações (Sulkes, 2020). O diagnóstico refere-se a avaliações médicas, psicológicas, intelectuais, educacionais e envolvem, entre outros aspectos, a fala e a linguagem. O tratamento considera, inicialmente, a abordagem educacional e, às vezes, terapêuticas médicas e psicológicas com recursos cognitivo-comportamentais e outros. Uma criança com TA não levanta uma plaquinha pedindo socorro; é preciso estar atento para ajudá-la a aprender, respeitando as diferenças. Para Ohlweiler (2016), os TAs dizem respeito a uma inabilidade específica que pode ser de leitura, escrita ou matemática. Compreendem resultados abaixo do esperado para o nível de desenvolvimento, escolaridade e capacidade intelectual.

Com a nova classificação do DSM-V, as deficiências – linguagem falada ou escrita, números, raciocínio, movimento e atenção – passaram a ser descritas pela expressão *transtorno específico de aprendizagem*. Neste livro, empregamos esse termo para indicar transtorno do neurodesenvolvimento específico, como leitura, escrita ou matemática.

A definição de Gazzaniga e Heatherton (2005, p. 525) indica que os TAs "são marcados substancialmente por fraco desempenho na leitura, matemática ou expressão escrita em comparação com o que é esperado para a idade, nível de instrução e inteligência". Em determinadas circunstâncias, o desempenho acadêmico é afetado pelo comportamento hiperativo, condição que incide entre 15% e 20% das pessoas com DA (Smith; Strick, 2001). Outros comportamentos observáveis em pessoas jovens, citados pelas autoras, são:

- **Fraco alcance da atenção:** desconcentração, desinteresse rápido por novas atividades, mudança apressada entre tarefas, abandono de ações inacabadas.
- **Dificuldade para seguir instruções:** pedidos frequentes de ajuda em tarefas simples por não compreensão das instruções.
- **Imaturidade social:** a criança age como se fosse mais jovem do que realmente é e demonstra preferência em brincar com crianças menores.

- **Dificuldade com a conversação:** a criança vagueia com frequência em busca das palavras certas para se expressar.
- **Inflexibilidade:** teimosia em fazer coisas que não funcionam.
- **Fraco planejamento em habilidades organizacionais:** a criança desconsidera o tempo e repetidas vezes se atrasa em tarefas; quando estas têm alguma complexidade, ela não sabe por onde começar ou como se organizar.
- **Distração:** perda frequente de lições, roupas e outros objetos, esquecimento de cumprir tarefas ou dificuldade para lembrar compromisso.
- **Falta de destreza:** a criança se mostra desajeitada, derruba coisas, pode ter uma caligrafia ruim e inabilidade em esportes e jogos.
- **Falta de controle dos impulsos:** tocar em tudo o que lhe interessar, verbalizar sem pensar, interromper ou mudar abruptamente de assunto e demonstrar dificuldade para esperar.

A primeira edição do DMS qualificava a criança como uma versão mirim do adulto, sem separar transtornos infantis de transtornos adultos. Gazzaniga e Heatherton (2005) reportam que, a partir de mudanças com o Eixo 1 sobre transtornos diagnosticados pela primeira vez na infância ou adolescência, apareceram transtornos em leitura ou gagueira, autismo e déficit de atenção e hiperatividade. Esses transtornos são explicados por múltiplos fatores. Apresentaremos esses fatores a seguir.

5.2.1
Fatores de influência para dificuldades na aprendizagem

Estudos confirmam os efeitos da relação cérebro-ambiente na aprendizagem. Conhecimentos em áreas como português e matemática dependem de capacidades executadas pelo cérebro, mas isso não significa que decorram exclusivamente do desenvolvimento biológico. Reconhecer letras, articular frases e usar as quatro operações básicas são habilidades que se desenvolvem na clareza, na sequencialidade e na coerência dos estímulos ambientais. Todavia, sinais de alterações que caracterizem funcionamento dissonante do cérebro podem explicar determinados transtornos.

Novas tecnologias, como a tomografia por emissão de pósitrons (PET) e imagens por ressonância magnética (MRI), representam avanços para estudos sobre lesões cerebrais, desenvolvimento cerebral, desequilíbrios neuroquímicos e hereditariedade (ver Seção 5.2). A relevância é estudar a criança, não em uma de suas partes, mas no todo, com o fito de se compreender o funcionamento orgânico, a história de vida, relações com os pais e ambiente escolar.

Fatores orgânicos
- **Lesão cerebral:** para Smith e Strick (2001), informações de que a maioria das crianças com DA não apresenta história de lesão cerebral sugere incerteza de que seja ela a fonte geral das dificuldades de aprendizagem. Três pontos são destacados pelas autoras:

1. Quando existe a lesão cerebral, pode ser por hemorragias cerebrais e tumores, doenças como encefalite e meningite, transtornos glandulares não tratados e hipoglicemia.
2. Desnutrição e exposição a substâncias químicas como chumbo e pesticidas podem causar danos cerebrais.
3. Lesões cerebrais podem ocorrer antes do parto (diabete, doença renal e sarampo, entre outros). A exposição pré-natal a drogas (álcool, nicotina e outros) associa-se a dificuldades de aprendizagem.

- **Alterações no desenvolvimento cerebral**: o ato de aprender envolve funções cognitivas – atenção, percepção, memória, linguagem e habilidades motoras. Essenciais para isso, os circuitos neurais provocam sinapses produzidas na relação indivíduo-ambiente, influenciando o armazenamento de novos aprendizados (Fuentes et al., 2014). É o que acontece com a criança que aprende a falar e a andar entre 1 e 2 anos. Alguns dos fatores de não aprendizagem podem ser estudados em tecnologias da imagem, como mostram os três padrões a seguir (Smith; Strick, 2001):
  1. Hemisfério esquerdo hipoativo e hemisfério direito hiperativo. O esquerdo refere-se, em geral, à linguagem, e por ele podem ser detectados problemas na leitura, na escrita e, eventualmente, na fala. As dificuldades também são observadas no entendimento de sequências de atividades. A hiperatividade no hemisfério direito produz atrasos na leitura.

2. **Hemisfério direito hipoativo e hemisfério esquerdo hiperativo.** Deficiências no córtex cerebral direito dificultam senso de tempo, consciência corporal, orientação espacial e memória visual. O hemisfério esquerdo hiperativo acarreta abordagem excessivamente analítica na solução de problemas.
3. **Hipoatividade nos lobos frontais.** O funcionamento irregular das áreas frontais do cérebro acarreta problemas de coordenação muscular, articulação, controle dos impulsos, planejamento, organização e manutenção da atenção.

- **Desequilíbrios neuroquímicos:** pontos de contato entre células nervosas caracterizam as sinapses e, quando acontece a conexão entre neurônios, efeitos químicos e elétricos estabelecem o processo comunicativo. As sinapses químicas, mais numerosas, são transmitidas por substâncias conhecidas como *neurotransmissores*; já nas sinapses elétricas, o contato é direto entre neurônios pré e pós-sinápticos, provocando a informação instantânea.

Poderíamos questionar: O movimento intenso das conexões nas sinapses esta'ria relacionado à impulsividade, por exemplo? Habib (2011), em referência ao TDAH, comenta sobre uma hiperatividade cerebral intensa, em que o indivíduo foge do pensamento e não consegue manter um fluxo mental constante e espontâneo nem captar uma ideia, porque outra surge, tornando impossível formular objetivos e tomar decisões.

Isso nos faz lembrar uma situação em sala de aula, na universidade, quando um extrovertido aluno de psicologia levantou a mão e falou:

— Professor, tô pensando aqui com meus botões no que o senhor falou. Tem duas coisas: primeiro, essas sinapses podem estar meio avoadas e aí diminuem as conexões e interferem nos neurotransmissores; segundo, se houver um reboliço entre os neurônios, eles deixam o sujeito perturbado. No primeiro caso, o aluno não presta atenção; no segundo, vai parar na sala da direção.

Nossa devolutiva ao aluno foi de que ele estava produzindo sinapses interessantes em seu cérebro e, se continuasse, encontraria as respostas certas por tentativa e erro.

Sem ingressar no campo lexical de "avoar" e "reboliço", no primeiro caso, tomando-se como referência o TDAH, em determinado momento sináptico ocorre uma diminuição da atividade na região frontal do cérebro, causada pela falta de neurotransmissores, como dopamina e noradrenalina, que transmitem mensagens entre as células cerebrais (Nogueira et al., 2019). O descontrole biológico, nesse exemplo, causa desatenção, hiperatividade e impulsividade.

No segundo caso, o intenso movimento neural ativa as estruturas amígdala e tálamo em sensações de agressividade, evocadas pela emoção da raiva. Nas palavras de Relvas (2012, p. 51), "as emoções são conjuntos de reações químicas e neurais que ocorrem no cérebro emocional e que usam o corpo como 'teatro', ocasionando até as emoções viscerais, que afetam os órgãos internos, de acordo com a sua intensidade".

Em que pese o esforço crítico à tentativa geral de explicar os transtornos mentais como resultado de desequilíbrios neuroquímicos, não se pode desconsiderar que eles aparecem quando o indivíduo apresenta dificuldade de atenção, distração, impulsividade, comportamento agressivo, ansiedade e outros. Medicamentos sedativos são usados para regular o sistema neurotransmissor hiperativo e inibir a atividade cerebral, mas é preciso atenção aos efeitos colaterais desagradáveis, o que torna controverso o uso de drogas para problemas de atenção (Smith; Strick, 2001). Medicamentos combinados com programas comportamentais funcionam melhor do que remédios administrados isoladamente, e frisam a importância do ensino de habilidades sociais, já que nos TAs podem ocorrer problemas nos relacionamentos interpessoais (Smith; Strick, 2001).

- **Hereditariedade**: professores, pedagogos e psicólogos, em reuniões com os pais de alunos com DA, podem se perguntar: "Será que um dos pais ou irmãos desta criança tem uma história parecida?". Estudos mostram que pais e filhos podem caracterizar a hereditariedade em DA. Embaraços com a leitura não são atribuídos necessariamente à deficiência de desenvolvimento. Problemas na aquisição da linguagem escrita, com déficits no reconhecimento, na decodificação e na precisão ortográfica encaixam-se na definição da dislexia. Evidências apontam nesse TA influências genéticas em gêmeos jovens (idade inferior a 11 anos e 6 meses) em 61% e em crianças mais velhas (idades acima de 11 anos e 6 meses) em 49%, fator atribuído a condições pessoais e ambientais como inteligência, motivação, condições socioeconômicas e apoio profissional (Seabra; Capovilla, 2013).

Para Gazzaniga e Heatherton (2005), um dos entraves nas pesquisas genéticas sobre o autismo é o fato de que autistas raras vezes se casam e quase nunca têm filhos. Do que se sabe acerca de gêmeos é a possibilidade de ocorrência de 70% a 90% entre monozigóticos e de 0% a 10% entre dizigóticos. Já em famílias com histórico de autismo, o índice de sujeição de novos casos é 25 vezes maior do que em famílias sem o histórico (Causas..., 2015).

Alguns estudiosos apontam pesquisas recentes com gêmeos, irmãos biológicos e irmãos adotivos para defender a hereditariedade no TDAH:

> Os estudos genéticos em crianças com TDA-H e seus familiares mostram alterações em diferentes genes, principalmente naqueles relacionados com o transporte e a recepção de catecolaminas, havendo concordância de que deve existir um mecanismo multigênico e de que cada gene alterado acrescentaria um tanto de suscetibilidade ou de risco para desenvolver TDA-H. (Reed, 2012, p. 257)

Para Reed (2012), a gênese do TDAH pode estar associada a fatores pré e perinatais adversos e a fatores ambientais. Em situações familiares, Smith e Strick (2001, p. 28) defendem que crianças com TDAH "estão entre aquelas mais propensas a compartilhar o problema com um ou mais parentes, sugerindo que os desequilíbrios neuroquímicos que contribuem para esse transtorno podem ter uma origem genética".

Enquanto as evidências atuais atestam o componente genético na etiologia em TAs relacionados à TDAH, dislexia e autismo, pouco se sabe sobre o papel da genética no TAE, conhecido como *discalculia do desenvolvimento* (DC). Sobre a questão, não há um entendimento único, e o argumento é de que, pelo menos parcialmente, distúrbios de desenvolvimento podem ser atribuídos a diferenças genéticas herdadas. Estudos dessa ordem ainda carecem de aprofundamento e validação. De qualquer modo, parece não haver dúvida de que métodos didáticos inapropriados e rigidez no ambiente escolar interferem negativamente na aprendizagem.

Fatores ambientais

Problemas fisiológicos ligados a dificuldades de aprendizagem variam em proporção de acordo com a especificidade do TA, mas a dimensão com que isso acontece é frequentemente definida pelo ambiente. Fatores ambientais como toxinas, medicamentos, infecção na gravidez, idade dos pais, complicações no parto e período neonatal são hoje aceitos como fatores que influenciam no autismo. O psiquiatra Leo Kanner (1894-1981), autor da expressão *autismo infantil*, chegou a atribuir o transtorno a "mães geladeiras", aquelas não responsivas e frias, argumento hoje controverso (Gazzaniga; Heatherton, 2005).

Collares e Moysés (2016) argumentam que, se fosse possível mensurar a maturidade neurológica de uma pessoa, não haveria como ignorar a complexidade de interações entre o indivíduo e o ambiente, as condições de vida, as experiências, os bens culturais e outros passíveis de interferir no caráter biológico de desenvolvimento. Esses fatores, no âmbito da família, da escola e da sociedade, podem estimular dificuldades que, potencializadas, transformam-se em diagnósticos de TA. Expomos cada um deles mais detalhadamente a seguir.

- **Família**: crianças que recebem incentivos afetivos durante a vida tendem a ser positivas sobre aspectos de aprendizagem e sobre suas vidas. Ao contrário, crianças privadas de um ambiente estimulador em seus primeiros anos de vida podem apresentar deficiências. Observa-se nestas a lentificação em habilidades cognitivas básicas e problemas de comunicação na esfera das habilidades sociais. Encaixam-se nas influências ambientais a nutrição, o sono, a higiene e os hábitos saudáveis de vida. Outros aspectos como ansiedade em relação a dinheiro, mudanças de residência, discórdias conjugais ou doenças interferem no rendimento escolar da criança (Smith; Strick, 2001).
- **Escola**: salas de aulas superlotadas, professores sobrecarregados ou pouco treinados e suprimentos inadequados prejudicam a aprendizagem dos alunos. Fala-se em professores "que palestram", "abordagens reflexivas" sem o tempo para raciocínio e tarefas apressadas por um currículo rígido. Cita-se o dano inevitável na aprendizagem por posturas rígidas dos educadores. Crianças envergonhadas ou penalizadas por fracassos permanecerão desmotivadas e afastadas (Smith; Strick, 2001).

- **Sociedade**: ir bem ou mal na escola, ser ou não inteligente, coloca a criança como mercadoria socializável com valor de uso. A "menos-valia" resulta da valorização dos outros, os melhores, em uma globalização consumista que encoraja o "eu sozinho". Na sociedade virtual, o uso excessivo de dispositivos cibernéticos por crianças e adolescentes pode favorecer o surgimento de TDAH, especialmente se houver predisposição genética. Encontros *on-line* são mais frequentes, aumentando-se a sensação de isolamento, em que imagens enganosas dos "melhores" pautam a subjetividade pelo individualismo. Levada a prestar atenção apenas "naquilo que interessa", a criança amplia a visão externa de si mesma como "hiperativa", a que tem problemas de aprendizagem. Uma pesquisa com 2.587 estudantes, em Los Angeles, nos Estados Unidos, em 2018, mostra associação estatisticamente significativa entre o maior uso da mídia digital e sintomas subsequentes de TDAH (Ra et al., 2018; Aguiar, 2004; Luengo, 2010).

5.2.2
Principais transtornos de aprendizagem

Entre os estudiosos dos TAs, uma grande parcela segue a CID-10 e o DSM-V, já outros buscam um referencial mais amplo. Alguns dos TA estudados são (Smith; Strick, 2001; Ohlweiler, 2016; Walden University, 2021):

- **Dislexia**: é um TAE da leitura e da escrita. Disléxicos demonstram dificuldade na decodificação de palavras e na consciência fonêmica. As dificuldades podem abranger leitura, gramática, compreensão de textos e linguagem.

- **Disgrafia:** a disgrafia, às vezes, é confundida com a dislexia, podendo compartilhar sintomas; na primeira, a dificuldade é escrever, na segunda, é ler. Dificuldades na disgrafia compreendem: caligrafia, planejamento motor, consciência espacial e pensar e escrever simultaneamente.
- **Discalculia:** não decorre de causas orgânicas e não se refere necessariamente à inabilidade matemática básica, mas à forma como essa habilidade é associada ao mundo. Evidencia-se pela baixa capacidade de manejar números e conceitos matemáticos.
- **Transtorno de processamento auditivo:** crianças com esse transtorno não conseguem entender o que ouvem, pela falta de coordenação entre o cérebro e os ouvidos.
- **Transtorno de processamento da linguagem:** as dificuldades podem ocorrer no entendimento de significados, na lembrança de materiais verbais e na comunicação e aparecem na linguagem receptiva e expressiva.
- **Dificuldades de aprendizagem não verbal:** refere-se à dificuldade em compreender a linguagem corporal, as expressões faciais e o tom de voz ou estímulos comunicacionais não verbais.
- **Déficit de percepção visual/motor visual:** dificuldade em entender o que se vê. Esse déficit está vinculado ao modo como o cérebro processa as informações. Ocorre descoordenação entre a mão e o olho, confusão com letras de aparência semelhante.

Outros transtornos, como o espectro do autismo (TEA) e o déficit de atenção e hiperatividade (TDAH), afetam a aprendizagem, mas não se encaixam nos transtornos de aprendizagem específica.

- **Espectro do autismo (TEA):** abrange dificuldades na comunicação social recíproca e na interação social, além de padrões restritos e repetitivos de comportamento, interesses ou atividades.
- **Déficit de atenção e hiperatividade (TDAH):** compreende a incapacidade de manter foco e manifesta hiperatividade e impulsividade.

A seguir, vamos apresentar dados sobre a frequência e números de ocorrência de casos.

5.3
Transtornos de aprendizagem e suas prevalências

À luz do DSM-V, sinais de deficiências em áreas como leitura, escrita, matemática e outras requerem avaliação clínica de um TAE, ligado ao neurodesenvolvimento. Görker (2019) explica que a comorbidade com outros transtornos mentais revela sintomas graves e, se não forem feitas intervenções, sintomas comportamentais e emocionais podem acompanhar o diagnóstico. Alguns dos critérios do DSM-V, largamente usados nos dias de hoje, são (Araújo; Lotufo Neto, 2014):

- transtornos geralmente diagnosticados na infância ou adolescência;
- avaliação cognitiva para o exame da capacidade funcional adaptativa;

- diagnóstico único dos transtornos globais do desenvolvimento (autismo, transtorno desintegrativo da infância e as síndromes de Asperger e Rett);
- entre os sintomas listados, indivíduos até os 17 anos precisam apresentar seis deles, e indivíduos mais velhos precisam de apenas cinco;
- a exigência de que os sintomas estivessem presentes até os 7 anos foi alterada, sendo o limite expandido para os 12 anos de idade;
- o diagnóstico de TDAH e TEA como transtornos comórbidos causou polêmica e gerou superestimativa de incidência de TDAH na população geral;
- os TAEs deixaram de ser subdivididos em transtornos de leitura, cálculo, escrita e outros por déficits em mais de uma esfera de aprendizagem;
- tiques, movimentos estereotipados e síndrome de Tourette foram organizados como transtornos motores.

Sobre críticas de não existir diferenças significativas entre os transtornos autismo, transtorno desintegrativo da infância e as síndromes de Asperger e Rett, a Associação Americana de Psiquiatria (APA) declarou não haver vantagens diagnósticas ou terapêuticas na divisão. Anda, a APA argumentou que a dificuldade em subclassificar o transtorno poderia confundir o clínico no diagnóstico apropriado. Já quanto à polêmica de diagnosticar TDAH e TEA como transtornos comórbidos, a instituição defende que a mudança é favorável.

Observar crianças na sala de aula, brincando, caminhando, e pensar a prevalência de transtornos de aprendizagem é um estudo que vem sendo feito em todo o mundo.

Nesse sentido, destacam-se o TAE e o TDAH, e em menor número o TEA, especialmente no contexto brasileiro. Sobre esse transtorno, uma pesquisa realizada nos Estados Unidos, em 2016, e divulgada em 2020, mostrou prevalência de um caso para cada 54 crianças de 8 anos. Os dados apontaram aumento de 10% em relação a 2014 (um caso para cada 59 crianças). A prevalência de TEA entre meninos foi maior do que entre meninas, em uma proporção de 4 meninos para cada menina (Maenner et al., 2020).

O DSM-V informa que a prevalência de TA nas áreas de leitura, escrita e matemática é de 5% a 15% entre crianças em idade escolar em diferentes idiomas e culturas. No manual, estima-se 5% de prevalência em adultos, alertando-se que os números nessa faixa etária ainda não são plenamente conhecidos (Patricelli, 2022). Rotta (2016a) cita incidência de 15% a 20% de DA no primeiro ano escolar, verificando-se em estatísticas de vários países a possibilidade de chegar a 50% nos seis primeiros anos.

Na Europa, a dislexia é o TA mais preocupante. Dados divulgados por uma organização grega voltada a investigação e inovação (IED, 2019), revelam que 15% da população sofre de dislexia ou algum tipo de distúrbio de aprendizagem; entre os que apresentam dislexia, entre 20% e 40% apresentam discalculia, de 10% a 20% apresentam transtorno de ansiedade, de 2% a 14% têm depressão, e entre 8% e 18% têm TDAH (IED, 2019). Já entre aqueles que têm transtorno de desenvolvimento da linguagem, entre 20% e 55% são disléxicos.

Estudos apontam a prevalência de dificuldades de aprendizagem entre 3% e 10%, na Índia, sendo que 1,58% dos alunos de 12 a 18 anos apresenta deficiência de aprendizagem específica (Arun et al., 2013). Já nos Estados Unidos, a prevalência de dificuldades de aprendizagem ao longo da vida em crianças é de 9,7%. Dados informam que, embora a prevalência de DA seja menor em crianças com desenvolvimento médio (5,4%), ela ainda afeta 2,7 milhões de crianças em comparação com 3,3 milhões (27,8%) com necessidades especiais de saúde (Altarac; Saroha, 2007).

Pesquisas que envolvem as regiões brasileiras ajudam a compreender a prevalência dos TA no país. Na Região Sul, foram considerados aspectos comportamentais em avaliação psicométrica e neurológica para comparar DSM-IV e critérios neuropsicológicos para TDAH. No estudo – com 484 estudantes do ensino fundamental, em Porto Alegre – Guardiola, Fuchs e Rotta (2000) encontraram prevalência de 18% no DSM-IV e 3,5% nos critérios neuropsicológicos. Esses autores concluíram que o uso do DSM-IV em triagem apresentaria valor preditivo baixo e muitas crianças seriam excluídas por testes neuropsicológicos.

Um acompanhamento longitudinal de casos-problema de alfabetização em 69 crianças de uma escola pública de Curitiba (1ª e 2ª série do ensino fundamental) revelou, na amostra, 84,1% de incidência (a maior) em meninos, 42% com história familiar de DA e 56% com alterações na escrita. Nesse estudo, feito por Meister et al. (2001), o diagnóstico mais frequente foi TDAH, com 39,1%.

Outro estudo, com 270 crianças, realizado por Dorneles et al. (2014), no Hospital de Clínicas de Porto Alegre, mostrou alta taxa de comorbidade (46,7%) entre o diagnóstico de TDAH e demais transtornos de aprendizagem, sendo o transtorno da expressão escrita (TEE) o mais prevalente (32,6%).

A preponderância do TAE foi avaliada em crianças e adolescentes do Programa de Crianças e Adolescentes Bipolares (ProCAB), também no Hospital de Clínicas de Porto Alegre (Cruz, 2017). Os resultados mostraram índices de 45% de TA com transtorno bipolar (TB) e 10% no grupo de controle; o índice entre TAE e TB foi de 58%, contra 13% no grupo de controle. Os resultados indicaram aumento de 28,8% na prevalência estimada de TEA com TB, comparando-se os critérios diagnósticos do DSM-IV com os do DSM-V.

Em uma revisão sistemática de estudos de base populacional sobre prevalência de transtornos mentais na infância e adolescência, Thiengo, Cavalcante e Lovisi (2014) relataram que os transtornos mais frequentes encontrados foram: depressão, ansiedade, TDAH e transtornos relacionados ao uso de substâncias e a conduta. Os valores de prevalências variaram entre: depressão (0,6% e 30%), transtornos de ansiedade (3,3% e 32,3%), TDAH (0,9% e 19%), transtorno por uso de substâncias (1,7% e 32,1%) e transtorno de conduta (1,8% e 29,2%).

Por fim, com critérios do DSM-V, um estudo com 1.618 alunos do 2º ao 6º ano, nas regiões Norte, Nordeste, Centro-Oeste e Sudeste (Fortes, 2014), mostrou prevalência para comprometimentos de 7,6% na área global; 5,4% na escrita; 6,0% na aritmética; e 7,5% na leitura. Alguns achados nesse estudo foram: prevalência de 10% de DA ao longo da vida; maior incidência em meninos; fatores de risco como baixo peso ao nascer, parto prematuro, complicações neonatais, atraso de linguagem e epilepsia; e DA incorre em baixo desempenho escolar, ansiedade e estresse.

Os índices de prevalência dos TAs apresentam dissonâncias, não só no Brasil, mas também no mundo. Em nosso país, além das dificuldades comuns às demais nações, não há um instrumento de triagem de TAE padronizado e adequado à realidade brasileira (Fortes, 2014). Segundo Fortes (2014), a validação e a normatização de instrumentos com relação ao desempenho acadêmico apresentam limitações. As pesquisas mostram carência de uniformidade, a qual pode estar associada à dificuldade de identificar o TA em meio a uma nomenclatura que inclui DA, TAE, dislexia, disfunção cerebral mínima, distúrbio, transtorno e outros termos. Ainda assim, há de se valorizar os estudos realizados e divulgados, pois fornecem mais subsídios de análise para a comunidade científica estudiosa do tema.

A alfabetização aumenta os desafios para a criança, e dificuldades podem desmotivar a ida à escola, com faltas consecutivas até o abandono por completo, o que ocorre em 40% dos casos (Fortes, 2014). A alta taxa de evasão escolar pode abranger crianças e adolescentes com transtornos como TEA, reflexo do abandono à sala de aula, o que impede o tratamento adequado.

Condições passageiras ou permanentes na análise de possíveis transtornos engrossam os índices gerais de fracasso escolar e reforçam dúvidas sobre possíveis causas. Rotta (2016a) promove reflexões nessa lógica, ao mencionar que nem sempre o SNC está associado ao insucesso na aprendizagem. Nos índices de até 50% do total de crianças com DA, existem causas que incluem problemas físicos, socioeconômicos e pedagógicos, não sendo recomendável fixar-se em uma única razão sem dados adequados. Nessa dimensão, transformar situações aflitivas em problemas orgânicos, pura e simplesmente, é uma redução a condições biológicas (cerebrais), como se tudo o que está fora da ordem no campo psicológico ou social seja "menos real" (Caliman, 2013). Diagnosticar sensações emocionais desfavoráveis, frise-se, não é o mesmo que diagnosticar um problema cardíaco em um eletrocardiograma.

Mesmo diante de avanços na biotecnologia, com recursos de neuroimagem, ainda estamos longe de resultados mais definitivos. Para Weir (2012), diagnósticos de doenças mentais situam-se em categorias disfuncionais subjacentes e diferentes, e sua descrição baseada em sintomas externos atende a interesses e conveniências. Vale mencionar os estudos epigenéticos, área emergente que investiga como influências ambientais vividas pelo indivíduo afetam seus genes. Rotta e Pedroso (2016, p. 287) defendem que fatores genéticos, epigenéticos e ambientais "influenciam a capacidade do cérebro de perceber ou processar informações verbais e não verbais com eficiência e exatidão".

O psicólogo clínico Richard J. McNally, autor do livro *What is Mental Illness?*, citado por Weir (2012), afirma que a epigenética auxilia no entendimento de como certos genes podem ser ativados ou desativados, expressos ou não pelo ambiente. Nominar de modo peremptório a aflição de uma criança como patologia exclusivamente biológica não traduz a realidade e incide na estatística da prevalência diagnóstica. Trata-se, para Caliman (2013), de modelar, segregar, separar, estigmatizar e excluir.

5.4
TDA ou TDAH

A expressão *transtorno de déficit de atenção e hiperatividade* (TDAH) é usada de forma ampla, ainda que varie de indivíduo para indivíduo. Alguns estudos utilizam a expressão *transtorno de déficit de atenção* (TDA) para tratar do transtorno sem a hiperatividade, condição que ocorre em crianças, adolescentes e adultos, tanto homens quanto mulheres, em diferentes etnias, classes sociais, níveis de escolaridade ou graus de inteligência.

De modo geral, os estudos sobre TDAH distribuem-se na avaliação da desatenção, da hiperatividade e da impulsividade. Independentemente de apresentar ou não essas condições, o transtorno afeta várias áreas e pode estar vinculado a alguma comorbidade. Habib (2011) salienta que entre 20% e 35% das crianças com distúrbios de linguagem também sofrem de TDAH, e pode-se associar a condições psiquiátricas como distúrbio de conduta, desafiador de oposição, ansiedade e depressão. Ilustramos, a seguir, dois casos, mediante diálogos fictícios.

Caso 1

— Oi, Dona Eugênia, a senhora poderia dar uma passadinha na escola?

— Oi, Professora Natália! Algum problema com a Ritinha?

— Ela é uma criança comportada e inteligente, mas tem algumas coisinhas em que a senhora talvez possa ajudar. Ela se mostra desatenta nas aulas, esquece de fazer os deveres, esquece canetas, cadernos, parece que está sempre longe do ambiente da sala. A senhora pode vir aqui para conversar?

Caso 2

— Bom dia! Sou o pai do Marcos. Recebi uma mensagem para ir à escola. Queria saber o que está acontecendo.

— Ah, é o seu Lauro! Bom dia! É sobre o seu filho. Queríamos ver como podemos ajudá-lo a se sair melhor nas aulas.

— Será que ele não é inteligente, professora?

— Não, não é isso, ele anda meio agitado, se mexe muito na cadeira, fala sem parar e nos trabalhos em grupo não consegue se alinhar com os colegas, parece que está sempre a mil.

Os dois casos apresentados retratam o comportamento de crianças no ambiente escolar. Ritinha pode ser vista, inicialmente, como uma menina que parece estar sempre pensando, valorizando a expressão "viver no mundo da lua", uma criança que não presta atenção e está sempre distraída. A depender do volume de manifestações distrativas, pode-se considerá-la portadora de TDA, e nesse alinhamento, ela dá relevo ao sintoma primário e a distúrbios associativos ou comorbidades.

Reed (2012, p. 256) explica que "o sintoma primário fundamental é a incapacidade para manter a atenção numa única tarefa ou atividade pelo tempo necessário para realizá-la". A autora destaca o impacto na sala de aula ante a limitação de informações retidas, o que põe em evidência uma interação negativa com os professores. Percebe-se, na criança, a inabilidade para inibir respostas a estímulos ambientais irrelevantes para as tarefas acadêmicas.

Já o menino Marcos, citado no exemplo, apresenta impulsividade, em comportamento falho no autocontrole e na capacidade de prever as consequências das próprias ações. Nessa explicação, Reed (2012) ressalta, como exemplo, conflitos com colegas e "incapacidade de esperar a própria vez, falando em ocasiões não apropriadas, respondendo a questões sem refletir ou terminando rapidamente e sem cuidado a atividade proposta".

Quando a criança apresenta a desatenção com impulsividade e hiperatividade, a tendência é o diagnóstico de TDAH. A importância de diferenciar comportamentos frequentes na criança, no adolescente ou no adulto é justificada pela variabilidade apresentada no TDAH, sendo importante detectar os de atenção, impulsividade e hiperatividade. A heterogeneidade está vinculada à responsividade ao ambiente e a aspectos neurobiológicos e genéticos. Há três tipos de sintomatologia usuais no TDAH, subdivididos em domínios de sintomas: (1) tipo desatento; (2) tipo hiperativo/impulsivo; e (3) tipo combinado (Rohde et al., 2019). A literatura geral indica que em adultos ocorre a diminuição dos sintomas de agitação, fator observável a partir da adolescência, e Rohde et al. (2019) salientam a necessidade de que ocorram seis sintomas em quaisquer dos domínios para o diagnóstico durante a infância ou a adolescência.

O TDA se manifesta no indivíduo desatento sem o domínio de sintomas do tipo hiperativo/compulsivo. Essa desatenção e dificuldade de concentração são os pontos de referência para a análise de outros sintomas possíveis que venham a justificar o diagnóstico.

Arrolamos, a seguir, os sintomas do tipo desatento que explicam o TDA, considerando crianças, adolescentes e adultos (Colaço, 2019; Rohde et al., 2019):

- Com frequência não presta atenção em detalhes ou comete erros por descuido em tarefas escolares, no trabalho ou durante outras atividades. Situações: negligência e imprecisão.
- Com frequência tem dificuldade de manter a atenção em tarefas ou atividades lúdicas. Situações: ausência de foco, conversas.
- Com frequência parece não ouvir quando lhe dirigem a palavra diretamente. Situação: mostra-se distante, mesmo na ausência de qualquer distração.
- Com frequência não segue instruções até o fim e não consegue terminar trabalhos escolares, tarefas ou deveres no local de trabalho. Situação: inicia tarefas e perde o rumo.
- Com frequência tem dificuldade para organizar tarefas e atividades. Situações: não gerencia tempo, materiais e objetos pessoais, desorganização e desleixo.
- Com frequência não gosta ou evita tarefas que exijam esforço mental prolongado. Situações: deveres escolares, relatórios, formulários.
- Com frequência perde coisas necessárias. Situações: material escolar, instrumentos, carteiras, chaves, documentos, celular e outros.
- Com frequência é facilmente distraído por estímulos externos. Situação: desvio de foco, pensamentos dispersos.
- Com frequência esquece das atividades cotidianas. Situações: cumprir com tarefas, dar retorno quando solicitado, pagar contas, manter horários.

O TDAH se apresenta em crianças primariamente hiperativas e impulsivas com menos problemas de atenção. Como no tipo 1, tal fator nem sempre é percebido até a idade escolar, ao manifestarem inquietude e impulsividade, essas crianças veem a si mesmas como perdedoras (Smith; Strick, 2001).

Listamos, então, os sintomas observados no tipo 2, hiperativo/impulsivo (Colaço, 2019; Rohde et al., 2019):

- Com frequência remexe, batuca mãos e pés ou se contorce na cadeira.
- Com frequência levanta-se da cadeira na sala de aula ou em outras situações nas quais espera-se que permaneça sentado. Situações: na sala de aula, no escritório ou à mesa de jantar.
- Com frequência corre ou sobe nas coisas em situações impróprias.
- Com frequência é incapaz de brincar ou de se envolver em atividades de lazer calmamente.
- Com frequência "está a mil", agindo como se estivesse "com o motor ligado". Situação: desconforto em ficar parado por muito tempo na sala de aula, em reuniões, restaurantes e outros.
- Com frequência fala demais.
- Com frequência deixa escapar uma resposta antes que a pergunta tenha sido concluída. Situação: termina frases dos outros, não aguarda a vez de falar.
- Com frequência tem dificuldade para esperar a sua vez. Situação: aguardar em uma fila.
- Com frequência interrompe ou se intromete nos assuntos dos outros. Situação: interromper a fala do outro, usar coisas dos outros sem permissão.

A padronização de manuais para diagnóstico e a experiência de profissionais, pesquisas e estudos em diversos ambientes, em especial nas escolas, indicam que os déficits de atenção acontecem com ou sem hiperatividade. O TDA é tratado no DSM-V pela denominação oficial de "transtorno de déficit de atenção/hiperatividade, TDAH, apresentação predominantemente desatenta" (Logsdon, 2021).

Por essa razão, convém confirmar sobre qual TDAH refere-se alguém que usa essa sigla para explicar o comportamento de uma criança, adolescente ou adulto. Para Logsdon (2021), alguns pontos são relevantes: TDA é um termo mais antigo para o que agora é conhecido como o tipo desatento de TDAH; este tem sido usado para descrever os tipos desatentos e hiperativos desde meados da década de 1990; TDA ainda é usado por muitos como forma de indicar que a condição não inclui hiperatividade como sintoma; o DSM-V, conforme já informamos, reconhece atualmente três subtipos de TDAH: (1) tipo desatento, (2) tipo hiperativo/impulsivo e (3) tipo combinado.

5.5
Medicalização no TDAH

O diagnóstico inicial do TDAH, a partir dos anos 1950, recebeu nomes como *disfunção cerebral mínima* (DCM), *síndrome da hiperatividade, hipercinesis* (hiperação), *distúrbio de hiperatividade infantil* e outros, até ser conhecido, no DSM-IV, como *transtorno de déficit de atenção/hiperatividade* (Moraes,

2012). Nos últimos anos, a sigla TDAH incorporou-se rapidamente ao modelo médico, com destaque para o tratamento farmacológico. Ademais, sua classificação apresenta-se empiricamente alinhada à medicalização, controlada socialmente pela psiquiatria e saúde pública.

Na literatura, são citadas políticas escolares cada vez mais encorajadoras à medicação e a acomodações especiais para alunos com incapacidades de aprendizagem. Diante da dificuldade de estarem atentas ou manifestarem bom comportamento, essas crianças são definidas como portadoras de TDAH sem indicação de causas sociais não médicas.

Em um cenário no qual a medicalização classifica a hiperatividade como crime e abuso infantil, Bianchi et al. (2016) explicam que o TDAH é um dos diagnósticos pioneiros no uso de drogas psicotrópicas para "problemas de comportamento infantil", justificado, entre outros fatores, pelos lucros extremos na indústria farmacêutica. Os diagnósticos e o uso de substâncias psicoativas em crianças vão além do TDAH e abrangem, entre outros distúrbios, dislexia, TEA, transtorno obsessivo compulsivo (TOC) e transtorno de oposição desafiadora (TOD).

Nesse cenário, a rotulação e a etiquetagem resultam em uma ampla divulgação dos setores médicos que avaliam a necessidade de utilização de substâncias psicotrópicas para minimizar supostos sintomas. Movimentos no Brasil, a exemplo do Fórum sobre Medicalização da Educação e da Sociedade (FSMES), ajudam a estimular campanhas como "Não à medicalização da vida", ou eventos como o I Seminário Internacional, realizado em 2010, "A educação medicalizada: dislexia, TDAH e outros supostos transtornos" (CFP, 2013).

Esse tipo de enfrentamento contribui para melhores condições de tratamento e cidadania.

No que respeita ao TDAH, as reflexões não significam que ele inexista ou que não tenha explicação sobre possíveis causas, como ocorreria com a esquizofrenia, o autismo, a depressão ou o transtorno bipolar. Quando termos médicos são justificáveis, o tratamento ocorre pela administração de metilfenidato, considerado essencial para a teoria da hipofunção dopaminérgica – aumento de dopamina em fendas sinápticas – como o *striatum* (Moraes, 2012).

No Brasil, portarias e normas regulamentam o tratamento com metilfenidato (Esher; Coutinho, 2017; São Paulo, 2014). Para Rohde e Halpern (2004), o tratamento adequado envolve abordagem múltipla, com intervenções psicossociais e psicofarmacológicas; a eficácia da medicação, quando comparada com outras abordagens, é direcionada aos sintomas centrais. Moraes (2012) aponta reações adversas frequentes causadas pelos medicamentos, como perda de apetite, insônia, irritabilidade, cefaleia e sintomas gastrointestinais, ao lado de outros adventos controversos, como interferência no crescimento, abuso do metilfenidato e tempo de manutenção do tratamento.

Tatlow-Golden et al. (2016) revelam que: o superdiagnóstico de TDAH e o excesso de medicamentos em questões comportamentais são criticados na Austrália e no Reino Unido; a medicalização, também usada como "prevenção de riscos", é considerada controversa, estigmatizante e desvantajosa por clínicos londrinos; críticas à rotulagem, ceticismo, resistência para medicar e diagnosticar com base em desempenho escolar são observadas no contexto britânico;

e a mídia é apontada como influenciadora na medicalização em países como Irã, Austrália e Reino Unido.

O tema central não é se opor ao uso ou negar a eficácia de medicamentos no tratamento do TDAH, mas considerar a medicalização produtora de infantilização, segregação e culpabilização (Rodrigues, 2003). Esses fatores, por sua vez, devem ser estudados em suas relações e condicionamentos recíprocos, porém, mais do que isso, devem ser compreendidos em suas *nuances*.

Avançando em nossa reflexão, considere o diálogo a seguir:

— Turma, hoje vamos falar de Pavlov, o fisiologista soviético que ensinou um cachorro a salivar tocando uma campainha. Ele deu carne em pó para um cão e o animal salivou, depois, tocou uma campainha e o animal não salivou. Ele repetiu alguma vezes o procedimento e, posteriormente, era só tocar a campainha que o cão salivava. Entenderam?

— Sim – disse um aluno – foi condicionamento, o cão só esperava Pavlov tocar a campainha para salivar, porque sabia que viria a comida.

— Pois não! – exclamou ao ver um aluno levantar a mão. — Qual é o seu nome?

— Epa!

— Epa?

— Sim! Epaminondas, Professor. O Pavlov também foi condicionado.

— Como? – perguntou o professor perplexo.

— Pavlov só dava carne em pó depois da campainha porque sabia que o cachorro iria salivar.

Sem qualquer aliciamento ao comentário do aluno Epa no condicionamento clássico de Pavlov, é desafiador investigar quem condiciona mais no processo de medicalização. Seria como querer agarrar-se à expressão latina: *presunção iuris et de iuris* – presunção absoluta, que não permite prova em contrário. O TDAH não escapa aos elos da medicalização em dificuldades de aprendizagem vistas no Capítulo 2 (Figura 2.1), pois os mesmos mecanismos – indústria farmacêutica, tecnologias, pesquisas, cobertura de saúde, mídia, profissionais e usuários – estabelecem um sentido ideológico.

Em favor da medicalização, pesquisas patrocinadas pela indústria farmacêutica e investimentos em marketing põem em destaque medicamentos e produtos biomédicos impulsionados por interesses comerciais cada vez mais evidentes na sociedade em que vivemos. O fluxo se estende a fatores como o envolvimento de médicos com representantes farmacêuticos, a venda do autocuidado como bem de consumo, a prescrição médica como obrigatoriedade nas consultas e o superdimensionamento dos diagnósticos como obstinação. O que trata e o que é tratado, ambos, influenciador e influenciado, seguem a corrente manipuladora dos elos medicalizantes, com a marca digital da indústria farmacêutica, da tecnologia, da pesquisa, da cobertura da saúde, da mídia e dos profissionais da saúde.

A farmacologização no TDAH não nasce do zero, ela está vinculada à "campainha pavloviana" do diagnóstico. Se a criança tem um comportamento agitado ou disruptivo, é encaminhada para uma avaliação e, então, o TDAH ganha o *status* desfavorável de transtorno. O diagnóstico é a campainha que chama para tomar ritalina, tofranil e outros medicamentos. Professores, acompanhantes e procuradores são os coadjuvantes do diagnóstico com ações, por exemplo, de garantir a matrícula escolar se o aluno diagnosticado fizer o tratamento farmacológico com estimulantes, administrados até por funcionários da escola (Reyes et al., 2019). O estudo de Reyes et al. (2019) apresenta dois fatores farmacologizantes: (1) ambivalência, o remédio tem efeitos negativos, mas é uma forma de a criança não ser um problema; e (2) subversão em medicalização, tomar o remédio para ser aceito com suas capacidades diferentes.

Investigações sobre a administração de drogas psicotrópicas em crianças, em especial o uso de metilfenidato para TDAH, mostram a forte presença da indústria farmacêutica e das tecnologias, além do papel desempenhado pelo DSM. Na perspectiva biologizante, esses elementos, no entender de Bianchi e Faraone (2015), são centrais: em revisão de banco de dados – literatura, artigos em jornais, organizações – e análise de 65 entrevistas com profissionais de saúde, essas autoras confirmam o crescimento do diagnóstico de TDAH. A condição ganhou corpo nas duas últimas décadas, ao mesmo tempo que houve a expansão da mídia farmacêutica para atores não médicos. A droga é vinculada à nosologia?

> Embora novos medicamentos tenham sido incorporados (como a atomoxetina, em 2004), as pesquisas farmacológicas não têm a escala demonstrada pelos estudos sobre novos antidepressivos e as mudanças nos critérios nosológicos não são motivadas pela introdução de novos medicamentos. Pelo contrário, é a droga que vem sofrendo transformações em virtude de seu vínculo com a nosologia, destacando-se que

> o modelo da depressão, embora emblemático, não esgota as possibilidades explicativas. A associação nosológica corre de forma sustentada e predominante com o mesmo fármaco, o metilfenidato, e o que muda com o tempo é a forma como é administrado [...]. (Bianchi; Faraone, 2015, p. 83, tradução nossa)

Exames clínicos, observação, relato de terceiros e critérios de manuais classificatórios constituem os recursos para tratamento do TDAH. A aposta em visualizar a doença por meio de tecnologias de imagens cerebrais para descobrir etiologias está em jogo, mas a invisibilidade desses sinais se mantém. Enquanto isso, ainda se direciona a culpa para desequilíbrios químicos e estimula-se a cerebralização da identidade, desconsiderando fatores socioculturais.

Elemento de destaque no elo da medicalização, a mídia reproduz discursos biomédicos e, nesse cenário, crianças com problemas educacionais de limites são patologizadas, medicalizadas e estigmatizadas. Signor e Santana (2016, p. 94) afirmam: "muitos alunos encaminhados aos consultórios recebem a etiqueta de transtornos, sendo aos pais e professores sugerida uma 'lista de indicações' de como lidar com essas crianças".

Algumas pesquisas reforçam interesses da indústria farmacêutica, que financia trabalhos acadêmicos em âmbitos internacional e nacional para estimular o consumo de psicotrópicos. Na Argentina, uma medida para conter essas ações é o estabelecimento de normas regimentais que contemplem proibições, restrições e direitos a pessoas diagnosticadas com algum problema; no entanto, como ressaltam Bianchi et al. (2016), as estratégias de *marketing* farmacêutico se impõem.

No Brasil, entendem os autores, a influência direta de laboratórios farmacêuticos em apoio a pesquisadores exige controle e avaliação das implicações éticas envolvidas nos patrocínios. No que se refere à cobertura de saúde, além de reembolsar pacientes que apresentem diagnósticos médicos bem-definidos, as campanhas de *marketing* prometem cobrir doenças na família e, embora haja compromisso com o bem-estar do segurado/beneficiário, o interesse pelo lucro se destaca. É comum que uma família tenha dificuldades ao procurar atendimento a um filho ou filha com TDAH, que exige atendimento multidisciplinar diferenciado. Além disso, seguradoras e planos de saúde vêm sendo alvo de reclamações da opinião pública e da própria Agência Nacional de Vigilância Sanitária (Anvisa) sobre irregularidades envolvendo medicalização em outros campos da saúde. Um exemplo é o caso, no Brasil, da operadora de saúde Prevent Senior, que assinou um termo de ajustamento de conduta (TAC) junto ao Ministério Público do Estado de São Paulo (MPSP) comprometendo-se a não distribuir o que ficou conhecido como *kit Covid* com medicamentos sem eficácia comprovada contra o vírus (Boehm, 2021).

Profissionais de saúde e usuários protagonizam a medicalização há meio século, desde que começaram as discussões em torno de seus efeitos na população. Tomar o remédio quando necessário ou fazer a cirurgia quando indicado não são as únicas razões pelas quais o tema ganha inflexão. A polêmica amplia-se pelo uso puro e simples do medicamento ou pela decisão apressada da cirurgia, sem aprofundamento de outras formas adequadas, eficazes e seguras de se abordar os problemas. Vale ressaltar os fatores de controle social e convencimento que surgem de forma terceirizada em fontes incongruentes e com interesses inconsistentes ao bem-estar pessoal.

Em crianças e adolescentes, o TDAH situa-se no meio do caminho entre a escola e a saúde, sujeito ao controle social e ao convencimento que incide sobre famílias, professores, pedagogos e outros profissionais. Quando o aluno não aprende, ganha o cognome de paciente. Protagonistas e coadjuvantes misturam-se sem saber quem é quem, com a ciência de que alguém da direção determina a medicalização como única ordem para fazer parte das normas. Entre os diretores, os produtores e a equipe técnica, estão a indústria farmacêutica, a mídia, a tecnologia, os profissionais e outras forças que completam o grande elo de medicalização.

A reflexão não se assenta, necessariamente, no tratamento médico ou no consumo de remédios, mas nas *nuances* de proximidade com o significado de controle. De um lado, está aquele que se submete ao tratamento, do outro, está o "anormal" por ser impulsivo, hiperativo ou desatento. Os elos potencializam o diagnóstico médico como "desvio"; nesse sentido, não se distanciam muito de uma expressão empregada por Foucault (1977), o "princípio da coerção".

Na varanda da casa, Manoel espiou pela janela o vizinho Lúcio tomando o remédio que a mãe lhe dava. Assim que este chegou, Manoel perguntou enigmático:
— Tomando remédio! Você é deficiente, né?
— Sim, sou deficiente – respondeu Lúcio, com desconforto.

— Tudo bem! Você não gosta de brincar na escola, mas eu estou aqui, vamos?
Lúcio sorriu sem graça, pensando: "Ele só brinca comigo porque é vizinho".

Avançando em nossas observações, imaginemos que Lúcio, garoto de 10 anos, tenha sido corretamente diagnosticado com TDAH. A descrição objetiva de seu tratamento medicamentoso diz que ele deve tomar metilfenidato em doses de 0,3 a 1, mg/kg, com ajustes progressivos. Em seu atendimento, foram considerados antecedentes pessoais ou familiares de doença cardíaca, hipertensão arterial, epilepsia, tiques ou doenças psiquiátricas. Lúcio apresenta melhoras, mas é indicado que continue tomando o medicamento; por vezes, ao longo do tempo, ele precisa de acompanhamento clínico em razão dos efeitos colaterais.

Ainda que a medicação seja corretamente indicada, Lúcio precisa mais do que limitar-se a tomar remédios por grande parte de sua vida. O menino não é levado à terapia psicológica para aumentar a autoestima, diminuir a impulsividade e a desorganização nas tarefas; em sua escola, não se fez um planejamento escolar que pudesse cobrir suas dificuldades nem se pensou em uma forma multidisciplinar de tratamento. Propor a desmedicalização em situações como essa não é eliminar remédios; a ideia é não os decretar como única opção para lidar com problemas, não os elevar à condição de "pílulas milagrosas", não exagerar no consumo, não os usar apenas como resultado de sobrediagnosticação, não os prescrever sem convicção de seus efeitos colaterais etc.

5.6
Estratégias de intervenção terapêutica no TDAH

— Boa tarde, Dr. William. Vou levar o Antenor ao médico. A professora acha que a desatenção e a agitação dele precisam ser tratadas, mas meu marido quer que o senhor converse com ele antes.
— Fez bem, dona Cristiane – respondeu o psicólogo. – Todas as formas de ajuda são válidas. Seu marido já me adiantou alguma coisa e, neste momento, o melhor é vocês terem um bom entendimento do que possa estar acontecendo com o Antenor.
— O que o senhor quer saber?
— Quero que me conte a história dele, desde o nascimento até agora, quero que me fale coisas da escola, dos momentos de alegria e de tristeza dele.
— Mas ele não vai ter que tomar remédios, doutor?
— É possível que sim. Além disso, a senhora e seu marido terão que conversar com a escola e com outros profissionais, não só com o médico.

O primeiro passo a ser dado pelos pais de uma criança com suspeita de TDAH é ter compreensão sobre o quadro geral dela. Para isso, devem ser orientados a avaliar exposições ambientais, estresse na gravidez ou na infância, falta de cuidados maternos, ausência de relações parentais estáveis, problemas econômicos, sociais ou pessoais, enfim, conhecer a história da criança e da família. A ajuda pode ser obtida por meio de uma boa conversa com um profissional. A este cumpre orientar sobre a possibilidade de os sintomas se encaixarem no diagnóstico que alguém já adiantou. A confirmação do diagnóstico pode ser feita por um profissional de saúde mental, como psicólogo ou psiquiatra, ou prestador de cuidados primários, como um pediatra.

A busca por um atendimento multidisciplinar é recomendável para tirar dúvidas, compreender os posicionamentos diferentes e, sobretudo, para desenvolver confiança. As diferenças entre os profissionais podem ser acentuadas, e a busca por diversas perspectivas não é para exaltar esses pontos, mas para diminui-los e dirimir as próprias dúvidas. Coghill, Chen e Silva (2019, p. 88) explicam que há diferenças no treinamento dos clínicos: "em alguns países, os serviços de saúde mental da infância e adolescência atendem a maioria das crianças com TDAH; em outros, esses pacientes são assistidos principalmente pela pediatria". Em países com pouco conhecimento do TDAH, é esperado que o encaminhamento se situe no limite mais grave do espectro do transtorno.

Assim como a criança, o pai, a mãe ou o cuidador que entra em uma clínica leva suas crenças, suas expectativas, sua história psicossocial, os fatores que influenciam seu comportamento. Experiências negativas dos cuidadores ou temores de que resolver a situação do filho esteja além do controle pessoal paterno ou materno podem torná-los indiretamente dependentes da questão de saúde do filho; e esse quadro pode desfavorecer ainda mais a criança. Tudo o que os pais precisam saber é que a condição que diagnostica o filho como doente não é a única realidade de suas vidas.

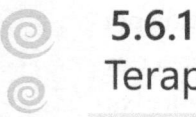

5.6.1
Terapêutica farmacológica do TDAH

— O Dr. Jarbas pegou a caneta e preencheu a receita, assim que a entregou ao pai da menina, este perguntou:
— Nossa! Que bonita esta caneta, doutor! Hum, como é o nome do laboratório?
O médico desconversou e apressou o final da consulta; afinal, já estava pronto para ir ao aeroporto. A caneta não fora o único presente; no bolso do jaleco estava a passagem aérea para ir ao congresso.

Entre os profissionais, é preciso diferenciar aqueles que atuam com acuidade, segurança técnica e ética daqueles que atuam de forma apressada, incerta ou influenciados por propagandistas contratados pela indústria farmacêutica para promover remédios de determinados laboratórios em diagnósticos imprecisos. Em um sentido amplo, definir, por exemplo, o TDAH pela presença de um ou dois sintomas (escola ou em casa), como lembram Signor e Santana (2016), gera inconsistência, ao destacar que eles ora estão presentes, ora estão ausentes, o que pode ser graças a eventos situacionais em determinados contextos sociais.

Diante de um diagnóstico correto, o uso de fármacos no TDAH tem relevância para o tratamento da criança e serve como base inicial para um tratamento multidisciplinar, embora existam casos em que isso não é necessário. A literatura em geral mostra que formas leves de TDAH podem ser controladas com tratamento não medicamentoso, mas o consenso é de que a intervenção mais eficaz é a multimodal, que envolve terapia medicamentosa aliada a outras. É inquestionável que, conforme o quadro clínico da criança, a terapêutica farmacológica pode ser altamente significativa.

Na Figura 5.1, elaboramos um modelo estrutural sobre as preocupações iniciais da terapêutica farmacológica no TDAH, conforme contribuições de Coghill, Chen e Silva (2019).

Figura 5.1 – Estruturação da terapêutica farmacológica no TDAH

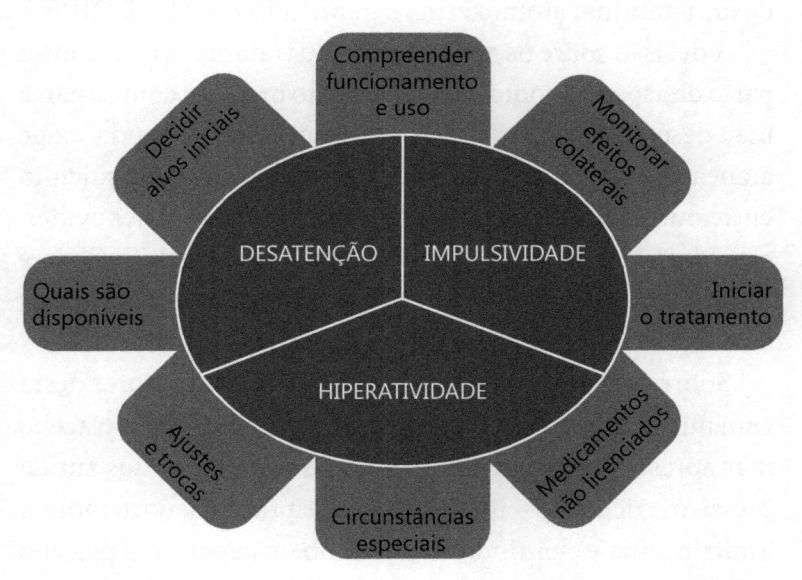

A compreensão do funcionamento e do uso adequado dos medicamentos leva em consideração a neurociência do cérebro, os circuitos neurais, as redes de atenção, os receptores e os neurotransmissores. Alguns medicamentos não significam a cura definitiva, mas podem ajudar o portador de TDAH a se concentrar, ser menos impulsivo, ter mais calma e aprender a praticar novas habilidades (NHS, 2021).

Ao avaliar os medicamentos, o profissional verifica quais estão disponíveis, o que inclui estimulantes e não estimulantes apropriados para o tratamento do TDAH. Coghill, Chen e Silva (2019) informam que a gama mais ampla de substâncias está disponível na América do Norte, enquanto em países de baixa e média renda não há medicamentos licenciados. Os seguintes tipos de medicamentos são licenciados para o tratamento de TDAH: metilfenidato, lisdexanfetamina, dexanfetamina, atomoxetina e guanfacina (NHS, 2021).

A decisão sobre os alvos iniciais do tratamento da criança parte de aspectos como relacionamento precário com os pares, mau desempenho acadêmico, baixa autoestima. Ainda, exige atenção e preocupação com a proteção e o alerta de suicídio, entre outras situações. Nessas circunstâncias, requer evidências, decisão clínica racional e pragmática. Coghill, Chen e Silva (2019) ressaltam que se deve primeiramente tratar os sintomas e observar o impacto nas demais dificuldades.

Sobre os medicamentos não licenciados, os autores destacam que o antidepressivo bupropiona é melhor que o placebo, mas apresenta efeitos colaterais como convulsões. Os antidepressivos tricíclicos – imipramina, desipramina, nortriptilina, amitriptilina e clomipramina – também superam o placebo, mas são menos eficazes que os estimulantes e podem ocasionar cardiotoxidade; há, inclusive, casos de morte. Sobre os antipsicóticos ativos, não há indícios de que sejam indicados para TDAH (Coghill; Chen; Silva, 2019).

Circunstâncias especiais devem ser pensadas diante de TDAH e depressão, sendo, nesses casos, tratados primeiramente os sintomas depressivos e depois os sintomas de transtorno de déficit de atenção e hiperatividade. Para TDAH com ansiedade, os autores ressaltam a necessidade de aliviar o estresse pelo tratamento psicológico. Na associação desse transtorno a tiques, deve-se considerar como decisão inicial a terapia comportamental para diminuir sintomas obsessivos. Quando o TDAH é comórbido com TEA, os medicamentos devem iniciar com a dose mínima e, ao mesmo tempo, a criança deve ser atendida em terapia comportamental. Para TDAH e abuso de substâncias, os autores sugerem adotar a intervenção psicossocial simultânea à terapêutica farmacológica (Coghill; Chen; Silva, 2019).

Para iniciar o tratamento, os autores defendem que, quando disponível, o psicoestimulante é um medicamento de primeira escolha, mas ressaltam que há circunstâncias que podem ser indicadas para início com um não estimulante. Nesse caso, um exemplo é o histórico atual ou passado de abuso de substâncias, tiques, ansiedade e preferência familiar para evitar estimulantes. Tais circunstâncias são apresentadas como predileções, e não contraindicações.

Após a definição farmacológica, torna-se necessário o monitoramento do tratamento e dos efeitos colaterais. Alguns pacientes exigem um mínimo de atenção; outros requerem o monitoramento contínuo para garantir respostas clínicas e minimizar efeitos adversos.

O ajuste e a troca de medicamentos acontece quando há falha na resposta a um remédio em particular ou quando a intolerância se deve a efeitos adversos. Nesses casos, deve-se considerar mudanças ou revisão de dosagem de medicamentos.

Algumas considerações sobre os medicamentos são oportunas:

- Entre os cinco medicamentos licenciados para tratamento do TDAH, mencionados há pouco, alguns são ministrados diariamente e outros apenas em dias de aula. Pausas do tratamento são ocasionalmente recomendadas para avaliar se o medicamento ainda é necessário.
- Os estimulantes são os medicamentos mais conhecidos e mais amplamente utilizados para tratar o TDAH. Entre 70% e 80% das crianças com o transtorno, os sintomas diminuem com esses remédios de ação rápida. Quanto aos não estimulantes, eles foram aprovados para o tratamento do TDAH em 2003, notando-se que não funcionam tão rapidamente quanto os estimulantes, mas seu efeito pode durar até 24 horas (CDC, 2017).
- O metilfenidato corresponde a 93% das prescrições de estimulantes, sendo administrado em doses de 0,2 a 1,0 mg, com ajustes (Reed, 2012). É um estimulante que aumenta a atividade cerebral no controle da atenção e do comportamento e pode ser oferecido tanto a crianças com mais de 5 anos quanto a adolescentes e adultos. Seus efeitos colaterais incluem aumento na pressão arterial e na frequência cardíaca, perda de apetite, baixo ganho de peso, dificuldade para dormir, dores de cabeça e de estômago, e mudanças de humor (NHS, 2021).
- Outros medicamentos usados no TDAH são: dimesilato de lisdexanfetamina, lançado no Brasil em 2011, usado para fins de equilíbrio e humor (Rotta, 2016c); dexanfetamina, semelhante à lisdexanfetamina; atomoxetina, age

de forma diferente de outros medicamentos para TDAH, atuando na recaptação da noradrenalina (SNRI), o que significa o aumento dessa substância química no cérebro; e o guanfacina, que atua em uma parte do cérebro para melhorar a atenção e reduzir a pressão arterial (NHS, 2021).

5.6.2
Terapêutica cognitivo-comportamental

A estratégia farmacológica tem efeitos na melhoria de sintomas primários do TDAH (distração, hiperatividade e impulsividade). Todavia, sintomas como baixa autoestima, problemas interpessoais, receio ou relutância de aprender e envolver-se com novas atividades, desorganização e falta de planejamento exigem outras estratégias de tratamento (Pereira; Matos, 2011).

A terapia cognitivo-comportamental (TCC) pode ser útil para crianças, adolescentes e adultos que manifestem sintomas de autismo e TDAH. Crianças menores de 6 anos dificilmente sabem o objetivo de um tratamento com o psicólogo; por isso, é indicado que esse atendimento comece com os pais ou os responsáveis – por meio deles surgem as informações mais minuciosas (Fava; Melo, 2014).

Estudos de caso, psicoeducação e uso de técnicas compõem os recursos para o atendimento cognitivo-comportamental em portadores do TDAH. O trabalho tem início com o levantamento de informações pelo psicólogo ou psiquiatra junto a pais e escolas, a fim de formar o padrão interpretativo do que pode vir a ser o quadro clínico do portador. Sessões psicoterápicas são desenvolvidas diretamente com a criança, após trabalho prévio com os pais. Depois de alguns encontros, o profissional faz o *feedback* a familiares, professores e ao individuo com TDAH. Mudanças ou não em comportamentos de distração, impulsividade e hiperatividade são exploradas em situações cotidianas do indivíduo, envolvendo emoções, hábitos gerais, relações sociais e responsividade no desempenho acadêmico.

Uma estratégia cognitivo-comportamental essencial nas terapêuticas do TDAH e útil como terapêutica única ou multidisciplinar é a psicoeducação. Aliada à farmacoterapia, ela mostra resultados significativos, conforme registrado na literatura. Nessas circunstâncias, a psicoeducação refere-se a "instruções precisas sobre os medicamentos, seus efeitos potenciais, positivos e negativos, a probabilidade de respostas, o tempo de ação esperado e a compreensão, não só em curto prazo, mas também em longo prazo" (Coghill; Chen; Silva, 2019, p. 97).

A orientação psicoeducativa da TCC no TDAH abrange o entendimento de situações cotidianas de comportamento e estratégias de enfrentamento, tanto do indivíduo portador quanto dos familiares. Oliveira e Dias (2018) advogam o uso da psicoeducação em formato de sessões grupais, palestras e manuais e propõem maior conhecimento sobre o transtorno, a adesão à terapêutica, a qualidade de vida e a menor intensidade dos sintomas.

Figura 5.2 – Modelo estrutural da TCC no TDAH

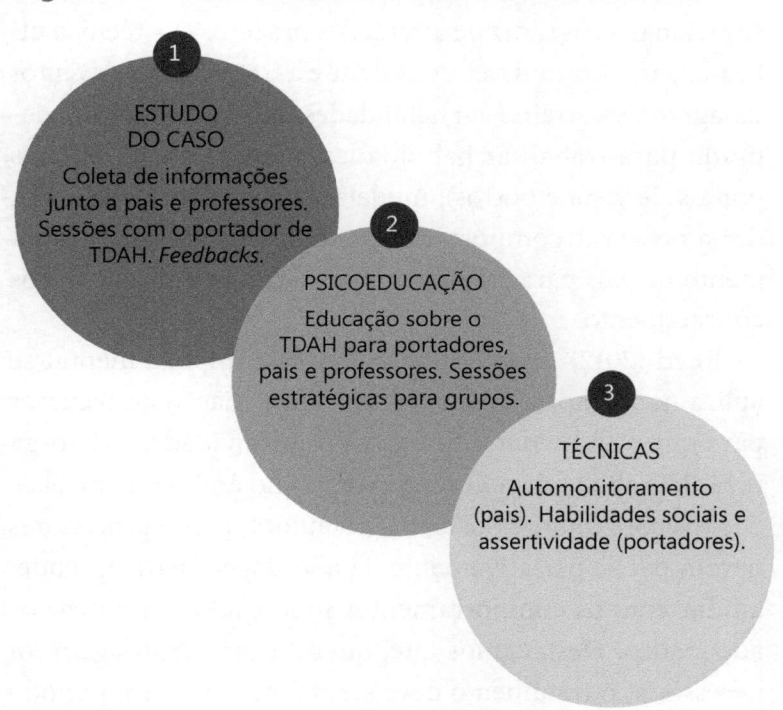

1 ESTUDO DO CASO
Coleta de informações junto a pais e professores. Sessões com o portador de TDAH. *Feedbacks*.

2 PSICOEDUCAÇÃO
Educação sobre o TDAH para portadores, pais e professores. Sessões estratégicas para grupos.

3 TÉCNICAS
Automonitoramento (pais). Habilidades sociais e assertividade (portadores).

Consideramos a psicoeducação uma base preliminar importante em qualquer situação envolvendo TDAH ou outros transtornos de aprendizagem. Nessa estratégia, as famílias são ajudadas a desmistificar preconceitos e sentimentos de culpa. Ademais, a medida pode servir de apoio à conscientização das qualidades da criança. Para os pais e para a criança, a psicoeducação leva à compreensão de diversas situações que são encaradas como "problemas".

Caminha et al. (2011) sugerem as seguintes técnicas na aplicação desse modelo: automonitoramento – uma estratégia terapêutica que trabalha pensamentos e emoções e estimula os pais e a criança a identificar o que causa o desconforto emocional; programa de atividades prazerosas – técnica utilizada para diminuir a intensidade e a frequência de eventos desagradáveis; treino em habilidades sociais e assertividade – usado para trabalhar habilidades interpessoais (diálogos, pontos de vista e outros); modelação – recurso para aprender a observar comportamentos bem-sucedidos; e treinamento de pais para assumirem papel de agentes associados ao tratamento.

Reed (2012) ressalta que a terapia comportamental se aplica na melhoria da autoestima e na criação de recursos para que o indivíduo lide com a impulsividade, a desorganização e a falta de reflexão presentes no âmbito da escola e das relações interpessoais. Para a autora, pais e professores devem participar ativamente da abordagem para aprender a lidar com os comportamentos indesejados e reforçar os adequados. Destacamos que, quando essa abordagem for necessária, o tratamento deve ser mantido por um período que permita a avaliação adequada dos resultados.

A heterogeneidade dos programas de TCC está vinculada a uma diversidade de possíveis estratégias, com bons resultados, cabendo ressaltar a grande valia do treinamento em habilidades sociais, que parece ser uma perspectiva relevante quanto a questões de impulsividade e mesmo comportamentos opositores.

5.6.3
Terapêutica multimodal

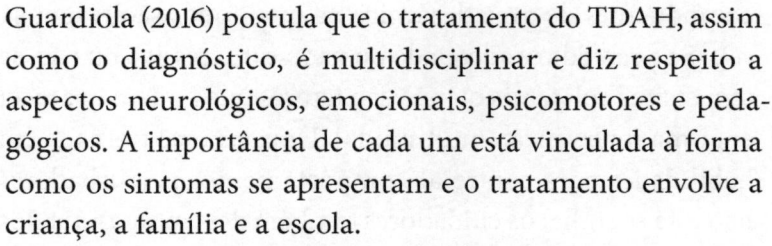

Guardiola (2016) postula que o tratamento do TDAH, assim como o diagnóstico, é multidisciplinar e diz respeito a aspectos neurológicos, emocionais, psicomotores e pedagógicos. A importância de cada um está vinculada à forma como os sintomas se apresentam e o tratamento envolve a criança, a família e a escola.

A abordagem multimodal inclui terapêutica farmacológica e psicossocial, a qual pode abranger a terapia cognitivo-comportamental ou outras, além de intervenções educacionais. Uma criança com suspeita de TDAH deve ser avaliada clinicamente (incluindo audição, visão) com exame neuropsicológico antes de ser definido o diagnóstico, com abrangência da análise de comportamentos socioambientais. O tratamento médico é feito pelo psiquiatra ou clínico geral, e o tratamento psicológico, pelo psicólogo; outros atores, como pediatra e psicopedagogo, podem ajudar no aconselhamento, no treinamento de estratégias e em demais aspectos.

Reed (2012, p. 97) entende que o tratamento multidisciplinar deve ocorrer "na dependência da existência de comorbidades na área da aprendizagem ou de linguagem (pedagogo e fonoaudiólogo) e dos distúrbios do comportamento e conduta bem como afetivo-emocionais (psicólogo e psiquiatra)". A autora chama a atenção para os casos que envolvem comorbidades, pois, além de maior extensão e complexidade do tratamento, o prognóstico costuma ser mais reservado.

Diante do exposto, quando passamos a nos dedicar a alternativas para atender a indivíduos diagnosticados com TDAH,

O ponto central é que nenhuma intervenção isolada é, por si só, garantidora de resultados. Uma terapêutica multimodal considera o portador do transtorno e seus familiares como componentes de uma dinâmica na qual todos são responsáveis. Se o remédio é adequado ou não, se é excessivo ou não, se tem efeitos colaterais ou não são fatores que podem aparecer em uma intervenção multimodal. Uma criança treinada em habilidades para controlar comportamentos perturbadores não está sozinha; os cuidadores também devem ser treinados para lidar com essas situações. É inegável que um olhar individualizado, aliando medicamentos com intervenções psicossociais, é a melhor estratégia para tratamento do TDAH.

Indicações culturais

O SOM do coração. Direção: Kirsten Sheridan. Estados Unidos: Warner Bros. Pictures, 2008. 113 min.

O filme mostra um garoto com sintomas comuns no TDAH: desatenção, persistência, impulsividade. O relato sinaliza em alguns pontos a estigmatização do ser humano quando ele é diferente da maioria. O garoto Evan Taylor apresenta características de alguém que pode ser tachado como anormal, o que o leva a sofrer *bullying* de outras crianças em um orfanato. Sintomas observados pelos outros podem incomodar, podem forçar a diagnosticar e a rotular. Ainda que apresente comportamentos que provoquem um olhar de desaprovação ou que o indiquem como inábil para aprender, Evan consegue aflorar a inteligência e a criatividade.

Síntese

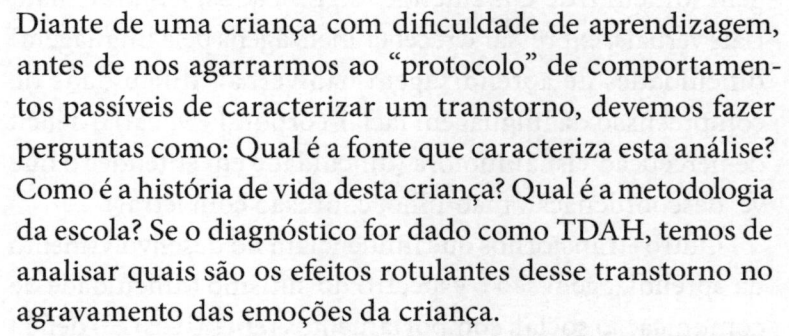

Diante de uma criança com dificuldade de aprendizagem, antes de nos agarrarmos ao "protocolo" de comportamentos passíveis de caracterizar um transtorno, devemos fazer perguntas como: Qual é a fonte que caracteriza esta análise? Como é a história de vida desta criança? Qual é a metodologia da escola? Se o diagnóstico for dado como TDAH, temos de analisar quais são os efeitos rotulantes desse transtorno no agravamento das emoções da criança.

Uma ou mais deficiências específicas na aprendizagem recebem o nome de *transtorno de aprendizagem específica* (TAE). Quando uma criança mostra algum sinal de deficiência, a abordagem inicial é educacional e, depois, pode-se articular terapêuticas médicas e psicológicas. Alguns dos sinais apresentados podem ser: fraco alcance de atenção, dificuldade para seguir instruções, imaturidade social, dificuldade de conversação, inflexibilidade, fraco planejamento em habilidades organizacionais, distração, falta de destreza e de controle dos impulsos.

Fatores orgânicos que afetam a aprendizagem são: lesões cerebrais, alterações no desenvolvimento do cérebro, desequilíbrios neuroquímicos e fatores hereditários. Os fatores ambientais compreendem aspectos do histórico de vida familiar, características socioambientais na escola e influências sociais no cotidiano existencial de cada criança.

Os principais transtornos de aprendizagem são: dislexia (dificuldade com leitura e escrita), disgrafia (dificuldade de escrever), discalculia (inabilidade de processar números), transtorno de processamento auditivo (falta de coordenação cérebro-ouvidos), transtorno de processamento da linguagem (dificuldade em entender significados, lembrar materiais verbais, expressar e receber mensagens pela linguagem), dificuldades de aprendizagem não verbal (dificuldade de compreensão da linguagem facial-corporal e vocal) e déficit de percepção visual/motora (dificuldade em entender o que vê, descoordenação mão-olho, confusão com letras).

Outros transtornos que influenciam no desenvolvimento da aprendizagem são o espectro do autismo (dificuldade de comunicação social, comportamentos repetitivos) e o déficit de atenção e hiperatividade (incapacidade de foco, hiperatividade e impulsividade).

De acordo com o DSM-V, a prevalência de transtornos de aprendizagem na leitura, na escrita e na matemática é de 5% a 15% nas crianças e 5% em adultos. Entre 15% e 20% das crianças apresentam dificuldades de aprendizagem no primeiro ano escolar, podendo chegar a 50% se considerados os seis primeiros anos.

Em quatro das cinco regiões do Brasil, os transtornos mais frequentes na infância e na adolescência são depressão, ansiedade, TDAH e transtornos relacionados ao uso de substâncias e à conduta. Esses valores variam na depressão (0,6%-40%), na ansiedade (3,3%-32,3%), no TDAH (0,9%-19%), no transtorno por uso de substâncias (1,7%-32,1%) e no transtorno de conduta (1,8%-29,2%).

O transtorno de déficit de atenção (TDA) é mencionado em situações sem hiperatividade e em situações com hiperatividade (TDAH). Tal designação não é usada como padrão, sendo comum a sigla TDAH nos dois casos, com a observação de não hiperatividade quando ausente. Três sintomatologias são usuais no TDAH: (1) tipo desatento, (2) tipo hiperativo/impulsivo; e (3) tipo combinado.

Do ponto de vista médico, o tratamento do TDAH ocorre com a prescrição de metilfenidato. Esse medicamento melhora os sintomas, reduzindo a hiperatividade e a impulsividade, além de ajudar na concentração, embora não se tenha segurança de seus efeitos na qualidade de vida da criança. A falta de consenso sobre o uso desse medicamento, vinculado às incertezas diagnósticas, tem provocado especulações e críticas sobre sua aplicação.

A autonomia nas indicações para lidar com crianças suspeitas de TDAH aponta a necessidade de pais e professores compreenderem melhor a criança, com a busca pelo atendimento multidisciplinar para tirar dúvidas e desenvolver confiança. Um modelo estrutural ressalta passos na terapêutica farmacológica do TDAH: compreender o funcionamento e o uso adequado de medicamentos, verificar os medicamentos disponíveis (estimulantes e não estimulantes), os alvos iniciais do tratamento da criança, os medicamentos não licenciados que podem ser usados, as circunstâncias especiais quando houver TDAH e depressão, TDAH e ansiedade ou outras comorbidades, como TDAH e TEA. Além disso, deve-se atentar ao monitoramento de efeitos colaterais, ajuste e troca de medicamentos quando houver falha em respostas sintomáticas.

A terapia cognitivo-comportamental (TCC) é indicada como terapêutica psicológica por ter um caráter multidisciplinar, nesse sentido, é possível dar ênfase à psicoeducação, utilizar técnicas como o treinamento em habilidades sociais, além de trabalhar com pais ou responsáveis ao mesmo tempo.

Atividades de autoavaliação

1. Qual é a alternativa que apresenta, na sequência correta, os termos que preenchem adequadamente as lacunas dos textos a seguir?

   I) Sabemos hoje que a aprendizagem acontece no _____ e que vários fatores o envolvem, desde a anatomia aos estímulos recebidos pela criança.

   II) _____ como memória, linguagem, atenção e emoções são produzidos pela atividade dos neurônios no cérebro, determinantes para a aprendizagem.

   III) Pensamentos, emoções e comportamentos estão relacionados à aprendizagem e podem produzir mudanças cerebrais pela _____.

   a) Hipotálamo, estruturas, percepção.
   b) Sistema nervoso central, processos cognitivos, neuroplasticidade.
   c) Desenvolvimento biológico, circuitos neurais, hipoatividade nos lobos centrais.
   d) Sistema límbico, funções motoras, ativação dos neurônios.
   e) Córtex superior, respostas sensoriais, hiperatividade neural.

2. Com relação ao TDAH, analise as afirmações a seguir e assinale se são verdadeiras (V) ou falsas (F):

   I) Está relacionado à desatenção, hiperatividade e impulsividade.

   II) Pode se referir a alguém que frequentemente remexe, batuca mãos e pés ou se contorce na cadeira.

III) Pode estar relacionado a alguém que, com frequência, evita ou não gosta de tarefas que exijam esforço mental prolongado (situações: deveres escolares, relatórios, formulários).

Agora assinale a alternativa correta:

a) Apenas a afirmativa I é falsa.
b) Apenas a afirmativa II é falsa.
c) Apenas a afirmativa III é verdadeira.
d) Todas as afirmativas são verdadeiras.
e) As afirmativas I e II são verdadeiras.

3. Assinale a alternativa correta:
   a) A aprendizagem está relacionada ao sistema nervoso central, envolvendo estruturas cerebrais que atuam diante de estímulos diferenciados recebidos pela criança.
   b) A dificuldade de aprendizagem implica sempre em transtorno, o qual se traduz por um conjunto de sinais sintomatológicos perturbadores na aprendizagem com interferência na aquisição de informações.
   c) Desde sua primeira edição, o DMS considera a criança como versão mirim do adulto.
   d) Com as novas tecnologias, como a tomografia por emissão de pósitrons (PET) e imagens por ressonância magnética (MRI), a criança passou a ser estudada em suas partes, pois é unicamente por meio desses exames que se compreendem aspectos orgânicos que a afetam.
   e) Lesões cerebrais que afetam as crianças não acontecem antes do parto.

4. Com relação aos fatores de aprendizagem, considere as afirmativas a seguir como verdadeiras (V) ou falsas (F):

( ) Sobre o hemisfério esquerdo hipoativo e hemisfério direito hiperativo, pode-se dizer que o esquerdo se refere, em geral, à linguagem, e por ele podem ser detectados problemas na leitura, escrita e, eventualmente, na fala.

( ) Sobre o hemisfério direito hipoativo e o hemisfério esquerdo hiperativo, deficiências no córtex cerebral direito dificultam: senso de tempo, consciência corporal, orientação espacial e memória visual.

( ) Sobre hipoatividade nos lobos frontais, o funcionamento irregular das áreas frontais do cérebro acarreta problemas de coordenação muscular, articulação, controle dos impulsos, planejamento, organização e manutenção da atenção.

Agora, assinale a alternativa que apresenta a sequência correta de preenchimento dos parênteses, de cima para baixo:

a) V, F, V.
b) F, V, F.
c) V, V, V.
d) F, F, V.
e) V, V, F.

5. Assinale a alternativa correta:
a) A dislexia refere-se à dificuldade de escrever.
b) No TDAH do tipo desatento, a criança é incapaz de brincar ou se envolver em atividades de lazer calmamente.

c) O TDAH refere-se a desatenção, hiperatividade e impulsividade e não varia nem se vincula a comorbidades.

d) O déficit de percepção visual/motor está relacionado à dificuldade para compreender a linguagem corporal, as expressões faciais e o tom de voz ou estímulos comunicacionais não verbais.

e) O espectro do autismo relaciona-se a dificuldades na comunicação social recíproca e na interação social, e apresenta padrões restritos e repetitivos de comportamento, interesses ou atividades.

Atividades de aprendizagem

Questões para reflexão

1. Considerando-se que o TDAH é conhecido há várias décadas, reflita sobre quais razões influenciaram para que fosse disseminado como diagnóstico de transtorno de aprendizagem.

2. Liste os atores sociais que fazem parte da medicalização em portadores de TDAH, avaliando o grau de importância de cada um para esse fenômeno e explique como poderiam atuar na condição de forças desmedicalizantes.

3. Quais aspectos devem ser considerados quando os pais são levados a pensar na possibilidade de um filho ser portador de TDAH?

Atividade aplicada: prática

1. Escreva um texto em até quatro páginas sobre a descrição de um julgamento pelo tribunal do júri de uma escola acusada de praticar a medicalização. Nesse tribunal, o(a) diretor(a) da escola é a pessoa que representa a instituição julgada. Registre os argumentos da acusação e da defesa. Quando se tratar do discurso do promotor, use todos os recursos para apontar os efeitos danosos da medicalização, e quando for a fala do defensor, use todos os recursos para desqualificar a acusação e justificar a prática em nome da saúde da criança.

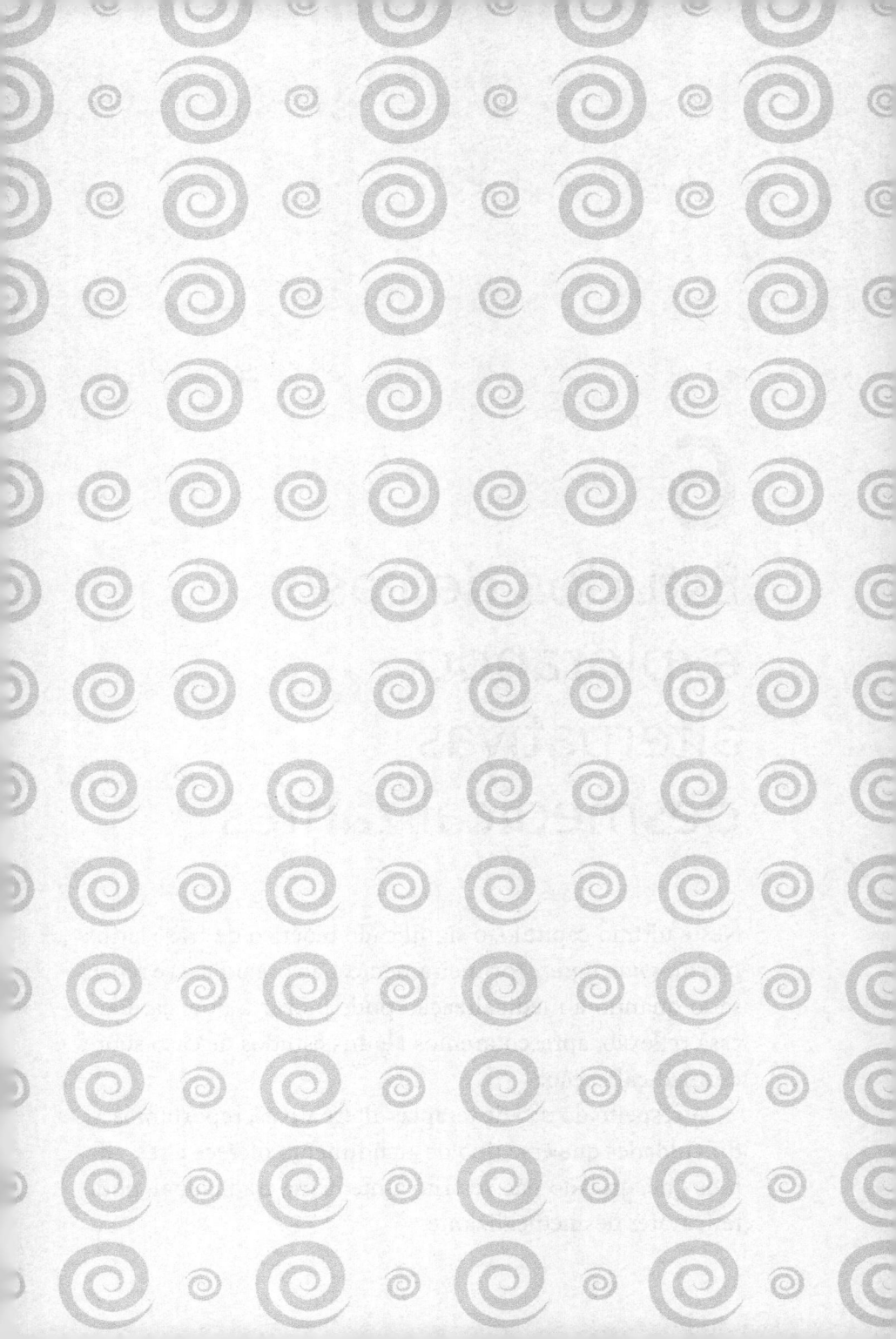

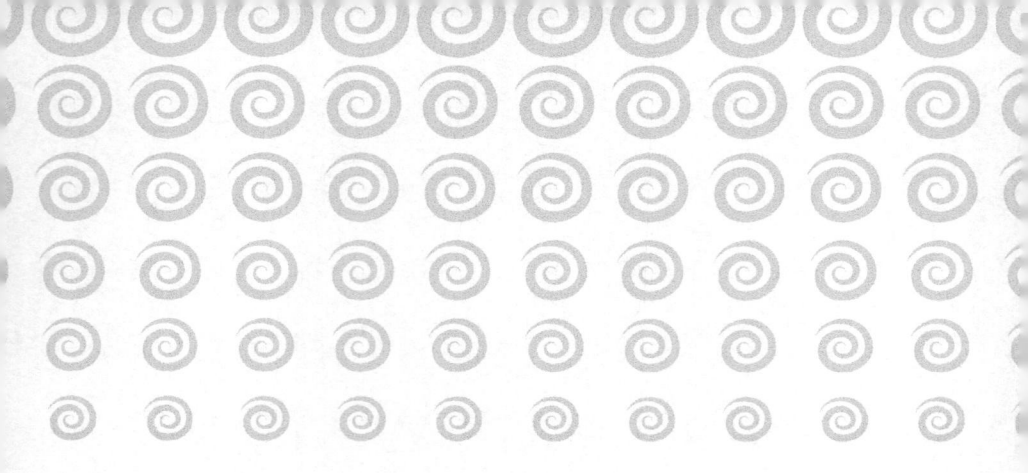

6
Estudos de caso: explorando alternativas desmedicalizantes

Neste último capítulo, o significado bioético da frase latina *primum non nocere* (primeiramente, não prejudicar) é repensado quando a medicalização pode piorar a doença. Para essa reflexão, apresentaremos alguns estudos de caso sobre desmedicalização.

A respeito do uso de terapias alternativas, reportamos as dificuldades que esse tipo de atendimento oferece e ressaltamos que, quando não restrito à medicina tradicional, pode ter caráter desmedicalizante.

Conhecimento clínico e visão da responsividade humana aos aspectos socioculturais estão presentes no uso de psicoterapia, com destaque para a terapia cognitivo-comportamental, que trabalha pensamentos, emoções e comportamentos na resolução de problemas sem remédios.

O uso adequado das atividades físicas contra ações medicalizantes, assunto que comentaremos no final do capítulo, pode oferecer ótimos resultados. No entanto, alertamos para práticas que visam padrões corporais e de saúde que podem ser prejudiciais e atuam de forma medicalizante.

6.1
Conceito de *primo non nocere* a favor da desmedicalização

Ao retomarmos as discussões apresentadas ao longo deste livro, alertamos para a necessidade de refletir sobre duas possibilidades: (1) responsabilizar a prática médica vigente por todos os problemas de medicalização; ou (2) eliminar a ideia da prática médica vigente como única alternativa para entender os problemas humanos. A discussão argumentativa e o arbítrio de decidir nos impulsionam a buscar mudanças.

A mudança não é sobre sermos bons ou maus; o bem e o mal não nos constituem, nós somos as percepções do mundo, das pessoas, de nós mesmos. Se um remédio nos traz efeitos colaterais, não significa que quem o receitou ou indicou é mau; é porque sua percepção o fez prescrever desse modo.

Se um dispositivo médico nos faz mal, não é porque quem o fez ou aplicou é mau, mas porque algum desígnio de percepção o levou a isso. Acontece até mesmo com aquele que busca lucrar com as doenças e que protagoniza o jogo: por um lado, sua percepção é exacerbada na presença de uma ideia de valor, a conta bancária; por outro, sua percepção carece de um princípio, a sensibilidade ética.

O remédio é necessário? O remédio resolve? Há uma convicção de evidência? Ela está além da minha percepção subjetiva? Na incerteza, a expressão latina ganha visibilidade: *primum non nocere*. Antes de mais nada, não prejudicar é não dar o remédio pior do que a doença. Nesse ponto, o grau maior de confiança evoca a segunda questão exposta: buscar alternativas para além da prática médica vigente.

Ao pluralizar as terapêuticas, alteramos as percepções de quem atende e de quem é atendido; sintomas passam a ter outros significados. Aflição não é doença, chorar não é esquisitice, gritar não é medo ou raiva, saudável não é o que raciocina, inteiro não é o que tem braços e pernas, perceber não é apenas ver ou ouvir. Pluralizar pela terapia alternativa, pela psicoterapia ou pela atividade física é substituir o doente passivo pelo protagonista ativo, superar dores emocionais e enfrentar problemas, oxigenar o cérebro e impulsionar o raciocínio, enfim, pluralizar é melhorar as percepções.

6.2
Estudos de caso sobre desmedicalização

> Numa pequena cidade do interior:
> — Lucas! Pare de ler, você só pensa em letras. Mário está certo, você está doente.
> — Sim, mãe, sou hiperléxico, tenho que tomar remédio.
> — Não seja arrogante, seu irmão é respeitado, viu os Gomes e os Signorines.
> — Vi! O Mário já internou metade de cada família. – disse em tom irônico.
> — O que há de errado nisso?
> — Meu irmão é o novo Simão Bacamarte!
> Ante a cara de tansa da mãe, Lucas dobrou uma orelhinha na página e fechou o livro *O Alienista*, de Machado de Assis.

Importantes referências derivam de exemplos em estudos de caso. Como demonstraremos a seguir, pesquisas aprofundam nosso conhecimento; ao mostrar práticas, estabelecem subsídios para investigações sobre o que é ou não adequado. Intervenções puramente biológicas potencializam a prescrição de remédios, culpabilizam o usuário por seus sintomas, desresponsabilizam o sistema biopolítico, bioeconômico e biossocial e desestimulam objeções coletivas. É por meio de estudos de caso que deixamos a posição de meros críticos e assumimos o papel de exploradores de formas alternativas concretas para evitar a medicalização.

Oito estudos de caráter qualitativo serão detalhados a seguir. Intencionalmente, o primeiro caso mostra a falta de atenção para evitar que condições e comportamentos sejam rotulados e tratados como problemas médicos. Isso ocorre graças a pontos de vista exclusivistas e, em alguns casos, mais por inabilidade comunicativa médico-paciente do que por incompetência clínica. Os demais casos apontam opções diversificadas no atendimento a pacientes para além da concepção exclusivamente biomédica.

Caso 1

Estudos de caso tipo único, ainda que precisem ser observados junto a outras modalidades para aumentar o nível de confiabilidade, oferecem subsídios de conhecimento, como mostra a investigação de Warmling (2018), focada no atendimento humanizado à atenção primária em cuidado pré--natal. A pesquisa compreendeu 16 municípios, com população entre 3.500 e 300 mil habitantes, no Rio Grande do Sul. Foram investigados 17 grupos focais, 17 unidades básicas de saúde, 47 trabalhadores, 14 médicos, 19 enfermeiros e 14 cirurgiões-dentistas.

A pesquisa alinhada em grupos focais baseou-se na análise do discurso (perspectiva foucaultiana) de participantes do atendimento pré-natal por equipes de saúde da família. Tendo em vista que o cuidado pré-natal em unidades básicas da saúde faz parte de políticas públicas humanizadas para gravidez, parto e puerpério, buscou-se saber como ocorria o atendimento pelos médicos generalistas e como era a participação dos médicos especialistas.

Os resultados mostraram problemas de interlocução entre os profissionais de saúde. Não obstante os objetivos para atendimento humanista, o trabalho revelou ainda dificuldades em estabelecimentos onde os médicos especialistas atuam no território de responsabilidade dos médicos generalistas. A facilidade desses acessos faz mulheres grávidas procurarem e ouvirem o médico especialista como única opção, sem poder avaliar sua saúde em um âmbito mais holístico. Desse modo, ocorre a exposição a decisões médicas nem sempre acertadas. Isso nos faz lembrar o alto número de cesáreas no país, aceitas como naturais inclusive pela população.

Nesse primeiro caso, não se evidenciou, portanto o protocolo humanizado à gestante. Vale ressaltar que, quando o atendimento se encaixa nesse protocolo, o trabalho é desenvolvido junto à família e à comunidade por médicos (especialista e generalista), enfermeiros psicólogos, assistentes sociais, farmacêuticos, nutricionistas e fisioterapeutas. Visões comuns são compartilhadas e soluções para maximizar habilidades são discutidas (Mendes, 2012).

No estudo, para complementar, o obstetra não apenas se ocupa de gestantes de alto risco, mas também acompanha as de baixo risco. Cuidados básicos de acompanhamento clínico que deveriam ser tomados pelo profissional generalista (humanista) são direcionados ao obstetra (biológico). Não há investimentos para desenvolver relações interprofissionais, condição legitimada por gestores de políticas públicas.

Caso 2

O segundo estudo revela reflexão e compreensão de um contexto de vida no âmbito do apoio matricial com suas possibilidades e desafios. Gonçalves et al. (2011) consideram esse modelo uma forma de produzir saúde por meio de duas ou mais equipes, em compartilhamento e com o objetivo de criar uma proposta de intervenção pedagógico-terapêutica. Jorge, Sousa e Franco (2013) relatam uma situação clínica de saúde mental na Atenção Primária à Saúde (APS). Depois de vivenciar algumas semanas de prescrição médica, uma mulher de 56 anos foi até um Centro de Atendimento Psicossocial (CAPS) queixando-se de dores de cabeça, insônia e dependência de medicamentos. Diante do quadro, ela foi encaminhada à equipe matricial formada por profissionais de várias áreas da saúde.

Aos 16 anos, a usuária perdeu a virgindade, engravidou e, criticada pelo pai, obrigou-se a doar a filha. Essa experiência traumática gerou, na visão de Jorge, Sousa e Franco (2013), uma subjetividade de despotencialização da vida, que lhe causava muito sofrimento. Todas as etapas do projeto de apoio matricial foram aplicadas com o fito de estimular o protagonismo da usuária, com indicações para psicoterapia individual em busca de uma ressignificação de sentimentos geradores de sofrimento.

No estudo, Jorge, Souza e Franco (2013) relataram uma situação de resistência da usuária à psicoterapia e maior aderência à farmacologia, o que ensejou perguntar se naquele instante ela estava potencialmente apta a identificar a melhor estratégia a seguir. Foi o momento de se considerar, no apoio matricial experienciado, a necessidade de mais recursos para o projeto terapêutico. A conclusão é de que, sendo uma forma de contribuir para o surgimento de outras ferramentas no cuidado à saúde mental, o apoio matricial tem desafios a enfrentar.

Caso 3

Este e os dois próximos casos de TDAH, relatados pelo psiquiatra e psicoterapeuta espanhol José Andrés Sánchez Perez (2013), envolvem o acréscimo da psicoterapia ao tratamento medicamentoso em alinhamento com o tratamento multidisciplinar. O primeiro deles refere-se à usuária Lourdes, de 10 anos, diagnosticada com TDAH e submetida a tratamento medicamentoso com metilfenidato. O terapeuta buscou acompanhar e avaliar a hiperatividade e a impulsividade apontadas por fatores psicológicos parentais, primeiras experiências e ambiente desestruturador (mãe ou pai excessivamente tenso e ausente).

Situações tensas foram examinadas na relação mãe-filha, com alertas de Lourdes em trocas emocionais com a mãe, manifestações de pensamentos intrusivos e desregulação interpessoal visível na escola. A psicoterapia excluiu o retardo mental em testes psicométricos e concluiu que a visão patológica da menina era mais forte na opinião dos pais do que na dos profissionais da escola. No histórico pessoal, por separação dos pais, Lourdes ficou aos cuidados dos avós nos primeiros dias de vida, fato que se repetiu aos nove meses, quando a mãe se submeteu a um tratamento para remover tumor. O trabalho ensejou participação familiar e foi focado na reconstrução de uma identidade mais segura na usuária e na melhoria da relação mãe-filha com maior participação paterna. A hiperatividade e a impulsividade que ocorriam durante o tratamento medicamentoso se estabilizaram no decorrer do atendimento psicológico.

Caso 4

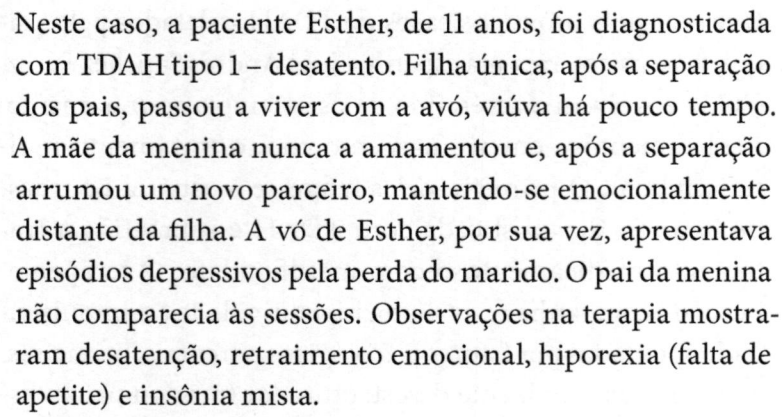

Neste caso, a paciente Esther, de 11 anos, foi diagnosticada com TDAH tipo 1 – desatento. Filha única, após a separação dos pais, passou a viver com a avó, viúva há pouco tempo. A mãe da menina nunca a amamentou e, após a separação arrumou um novo parceiro, mantendo-se emocionalmente distante da filha. A vó de Esther, por sua vez, apresentava episódios depressivos pela perda do marido. O pai da menina não comparecia às sessões. Observações na terapia mostraram desatenção, retraimento emocional, hiporexia (falta de apetite) e insônia mista.

Além da desatenção, confirmada em testes psicométricos, Esther expressava medo de abandono e sentimentos depressivos, dados considerados pelo terapeuta no plano de trabalho. Nas primeiras sessões semanais, observou-se leve melhora nas funções cognitivas e, após um mês de trabalho, o medicamento foi retirado. Outros resultados foram melhoria do desempenho acadêmico e, ao final do tratamento, Esther mostrou ausência de pontuação para TDAH.

Caso 5

O quinto caso é de Mário, um garoto de 7 anos com baixo desempenho escolar e desatenção severa. A história pessoal revelou hemorragia cerebral no nascimento e atraso evolutivo, sendo a criança submetida à farmacologia desde o início como validade a alterações neurobiológicas. Na avaliação psicológica com testes psicométricos, interpretou-se alta impulsividade, desatenção e inquietação psicomotora.

O tratamento, que compreendeu atendimento psicológico e farmacológico, apresentou resultados clínicos positivos para a diminuição da desatenção e dos sintomas que afetavam as emoções e a aprendizagem.

Caso 6

Este caso, relatado por Melo e Cunha (2008), refere-se à psiquiatria. Esse campo de conhecimento médico entendido por Freitas e Amarante (2017) como responsável por profundos efeitos na existência humana pela aliança com a indústria farmacêutica e pela transformação de comportamentos sociais em doenças mentais.

Uma jovem senhora, nominada por S, apresentava queixas contínuas de perseguição pela vizinha, situação sugestiva para medicamentos antipsicóticos no sentido de aliviar sintomas positivos como alucinações e delírios, ainda complexos na medicina. Na escuta ativa, a paciente apresentou bons resultados, permitindo lidar com a possível crise paranoica, certamente não detectável fora desse contexto.

Caso 7

Este estudo consiste em uma uma análise de 39 ensaios clínicos randomizados envolvendo 3.863 pacientes diagnosticados com transtorno bipolar (TB). Concluiu-se que, quando a terapia medicamentosa é complementada com várias formas de psicoterapia estruturada, os pacientes obtêm melhora em vários aspectos importantes. No estudo reportado por Miklowitz (2020), após a comparação de todos os ensaios, a equipe constatou que os pacientes que receberam psicoterapia além da medicação tiveram menores taxas de recorrência do que aqueles que receberam medicação e o tratamento usual.

Um dado interessante sobre o TB é que, como forma não medicamentosa, a psicoterapia é um recurso que não reforça a medicalização; no entanto, quando esta é necessária, a psicoterapia pode auxiliar no processo. Gazzaniga e Heatherton (2005, p. 551) declaram que "a terapia psicológica pode ajudar o paciente a aceitar que precisa da medicação a compreender o impacto que o transtorno tem sobre ele e as pessoas que o cercam". Outro aspecto para não reduzir a terapêutica do TB a uma exclusividade farmacológica é ressaltado por estudiosos como Subtil (2018), que, depois de avaliar artigos sobre o tema, afirma que a psicoterapia é o tratamento de primeira linha para o TB.

Caso 8

O modelo biomédico centrado na medicalização é referido em uma pesquisa qualitativa por Santos et al. (2014). O objetivo foi compreender os significados da prática de Liang Gong para participantes do grupo de ginástica terapêutica chinesa do Centro de Saúde São Paulo, em Belo Horizonte. O Liang Gong é um programa de atividade física para fortalecimento do corpo. No estudo, com 23 mulheres entre 60 e 79 anos, 90% praticavam o Liang Gong duas vezes por semana. Antes da prática, 48% apresentavam diagnóstico médico de lesão de esforço repetitivo, fibromialgia, depressão, hipertensão e labirintite.

Os resultados mostraram que, do total de usuárias que faziam uso de medicação para dor, ansiedade, pressão ou insônia antes dos exercícios, com a prática, 64% mantiveram as dosagens de consumo e 36% diminuíram os sintomas com os exercícios de Liang Gong. Os exercícios de Liang Gong harmonizaram movimentos corporais, e a convivência social entre as participantes provocou bem-estar, com pedidos para aumento do número semanal de práticas. Outro dado relevante do estudo foi a diminuição em 43% da procura por consultas médicas no centro de saúde.

Alguns dos casos comentados caracterizam a tendência patologizante que se observa na medicalização, fator que remete, neste instante, à figura de dois médicos. O primeiro defende que quem não equilibra todas as suas faculdades mentais pelo uso da razão é louco, é anormal. O segundo pergunta se o patológico é apenas uma modificação quantitativa do normal. Um está relacionado ao livro *O Alienista*, de Machado de Assis (1998), e o outro, à obra *O normal e o patológico*, de George Canguilhem (2011). Freitas e Amarante (2017, posição 371), ao se referirem à obra machadiana, reforçam aquilo que vez ou outra opinamos a respeito do comportamento humano, "a impressão é a de que a ficção esteja antecipando a realidade".

O primeiro médico é o personagem Simão Bacamarte, um alienista (psiquiatra) que, na obra, representa a crítica à ideologia da ciência no século XIX. A postura rígida e dogmática na autoridade da ciência o fez escolher para esposa uma mulher sem predicados de beleza ou simpatia, mas que, com critérios fisiológicos e anatômicos precisos associados à digestão fácil, sono regular, bom pulso e boa visão, garantiria-lhe os filhos que desejava.

Decidido a construir um manicômio em Itaguaí para abrigar todos os loucos da cidade, Bacamarte alimenta a linha demarcatória entre o normal e o patológico, ao fixar-se no viés instrumental e cartesiano de definir quem é louco e quem não é. Assim, ele cria a Casa Verde. No início, os internados eram realmente pessoas em estado de loucura, mas, com o tempo, Bacamarte passou a enxergar insanidade em qualquer um. O homem que emprestava dinheiro aos outros sem cobrar juros; o que pela manhã parava para admirar o jardim; a mulher que não sabia que roupa usar em uma festa, todas essas pessoas haviam enlouquecido e, de repente, 75% da população da cidade estava internada na Casa Verde, o que gerou uma onda de protestos.

Ao adotar um olhar puramente racional, Bacamarte ignorou comportamentos naturais das pessoas, até perceber que a maior parte da cidade está no hospício e que se ele, minoria absoluta, estava fora, algo estava errado. O alienista decidiu então soltar todos os loucos que haviam sido internados e considerados anormais por não apresentarem "seus" critérios de normalidade e, invertendo sua lógica, assumiu a condição de alienado e internou a si próprio.

Por seu turno, George Canguilhem (2011, p. 76) é crítico da convicção médica de restaurar cientificamente o normal que anula o patológico, sendo absurdo considerar "esse normal idêntico ao normal fisiológico, pois trata-se de normas diferentes. Não é a ausência de normalidade que constitui o anormal". Para Canguilhem (2011), a norma, como conceito original, não pode ser reduzida, especialmente na fisiologia, a um padrão conceitual determinável objetivamente pela ciência.

Aqui, lembramos Freitas e Amarante (2017), quando fazem uma pergunta que se ajusta tanto ao diálogo entre Lucas e sua mãe, ilustrado no início desta seção, quanto aos dois livros há pouco citados: Poderíamos nomear a atitude medicalizante/patologizante de bacamartismo?

6.3
Uso de terapias alternativas

Patch Adams – o amor é contagioso (1998)

No hospital psiquiátrico, após ter consertado um copo furado de outro paciente, Hunter Adams vê Arthur Mendelson abrir a mão, mostrar os dedos e perguntar:
— Quantos dedos você vê?
— Quadro dedos.
— Não. Olhe para mim – diz o empresário, com o rosto na frente dos dedos. – Você está concentrando sua visão no problema, assim não pode ver a solução. Nunca se concentre no problema. Olhe para mim. Quantos dedos você vê?
Ante o olhar titubeante, Arthur (que fora do manicômio era um gênio industrial) diz:
— Olhe além dos dedos. Quantos você vê?
Quando Hunter fixou seu olhar no rosto entre os dedos de Arthur, duplicou-se a visão, e então ele respondeu:
— Oito.
— Oito, sim! – exclamou Arthur entusiástico.
— Oito é a resposta correta, Patch.

Entre os fatores críticos nas terapias alternativas está a falta de conhecimento de grande parte da população, uma vez que são superficialmente divulgadas nos meios de comunicação. Ainda, elas estão sujeitas a crenças desfavoráveis que as penalizam por não "apresentarem evidências científicas", por concorrerem com outros modelos interventivos ou pela banalização causada por profissionais despreparados. Ao lado desses obstáculos, existe, contudo, uma diversidade de razões que demonstram que elas são alternativas para fazer frente à medicalização. Nisso, vale lembrar que a literatura é generosa em mostrar estudos sobre a eficácia de práticas como biodança, musicoterapia, meditação e ioga.

Tomadas em sentido literal, as terapias alternativas sugerem a substituição de um tratamento por outro, por exemplo, tomar suplementos em vez de fazer quimioterapia ou beber chá de cidreira no lugar de antidepressivo. Considerá-la não restrita a esse alcance em nossa perspectiva é mais adequado, até porque a simples substituição pode não ser a melhor indicação para seu uso. Nesse sentido, nós as consideramos **alternativas complementares e integrativas**. São *complementares* por representar uma adição aos tratamentos convencionais, e *integrativas* por combinar as melhores opções para o usuário.

Terapias alternativas, portanto, são práticas de saúde não usuais no tratamento biomédico e são designadas por nomenclaturas como: *práticas integrativas e complementares em saúde* (Pics); *medicinas tradicionais, complementares e integrativas* (MTCI); ou *medicina complementar e alternativa* (MCA) – conforme o entendimento da Organização Mundial da Saúde (OMS). Abrangem formas como "medicina indígena, tradicional chinesa, *ayurveda* indiana, *unani* árabe, homeopatia, antroposófica, osteopatia, naturopatia, entre outras" (Glock, 2021). Entendidas como não convencionais, elas podem complementar as terapias oficiais em associação com a medicina usual ou mesmo substituí-la em algumas situações. Aspectos como escuta acolhedora, desenvolvimento de vínculo terapêutico e integração do ser humano com o ambiente e a sociedade justificam o uso de terapias alternativas como forma de ampliação de recursos para além de práticas cartesianas e reducionistas presentes no modelo biomédico ocidental contemporâneo.

De acordo com Glock (2021), o modelo de terapias alternativas focadas na saúde e no indivíduo, e não na doença, é referência no Brasil desde 2006; aliás, as Pics fazem parte das terapias contempladas pelo Sistema Único de Saúde (SUS). Essa condição não livra o modelo de questionamentos médicos sobre sua eficiência e de apresentar situações similares à medicalização na prática tradicional. Um fator crítico, por vezes explorado, é a exaltação a "valores positivos da saúde", clamor que extrapola a simples evitação de doenças (Camargo Jr., 2007). A busca da plenitude de vida como um fascínio compulsivo de bem-estar pode igualar as terapias alternativas ao padrão organicista-biológico. Relacionar tudo à saúde é limitar-se a viver em um processo contínuo de "necessidades de saúde" produzidas artificialmente, sem levar em conta circunstâncias naturais da existência humana que não podem ser evitadas.

Para Heath (2007), argumentos sobre a busca da saúde merecem atenção. É natural buscar aliviar o sofrimento; todavia, a obsessão pela saúde é um sonho repetidamente ilusório de controle do futuro, por subestimar as contingências humanas. A saúde, assim, é transformada em uma mercadoria como qualquer outra, razão pela qual se entrelaça com a busca pelo lucro. Práticas como dietas, exercícios, fitoterapias e outras largamente estimuladas, rendem-se a determinantes mais poderosos, como a busca por poder e riqueza. Seriam os protagonistas das terapias alternativas tão responsáveis por suas medicalizações como os atores da medicina tradicional?

No romance de Aldous Huxley (2014), *Admirável Mundo Novo*, publicado em 1932, um narcótico denominado *soma* é indicado para deprimidos curarem suas dores. A corrida em busca do elixir da felicidade é estimulada pela sociedade de alfas, betas, gamas, deltas e épsilons, pelas produtoras de substâncias, pelo governo que dá ordens para tudo. Se Thomas Hobbes fosse convidado para essa conversa, provavelmente diria que os homens vivem uns com os outros, pois existe um alinhamento entre todos produzido por uma força que alguns chamam de *Estado*, outros, de *sistema*.

Há muito mais do que compreendemos sobre o diagnóstico que recebemos, o remédio que tomamos ou os exames que fazemos seguindo a orientação médica. Há muito mais do que compreendemos sobre o chá de alcachofra para baixar o colesterol ou das agulhas no pescoço para produzir mais colágeno que os terapeutas alternativos nos indicam. Tudo segue as forças que nos influenciam. Podemos questionar a sociedade hobbesiana, no sentido concreto, mas é certo que nossa subjetividade é criada pelo influxo de forças externas, e, como tal, as terapias alternativas não estão isentas de influências, sejam medicalizantes ou não. Nesse sentido, não se descarta a compulsão quando o sujeito somente consegue deitar depois de tomar o chá de erva-cidreira porque, sem ele, não se pode dormir. Tal concepção também é um reducionismo que pode levar a pessoa a um comportamento vicioso sem o qual não consegue dormir, descartando, por consequência, outras formas de lidar com a dificuldade. Isso tudo não anula a importância das intervenções preventivas de saúde, mesmo que ainda haja muito a se fazer, como mostra o exemplo a seguir:

As intervenções recentes para a cessação do tabagismo têm sido muito bem-sucedidas, mas, mesmo com o tabagismo, mais pode ser alcançado por meio de impostos e minimizado as oportunidades de fumar no trabalho e em locais públicos do que bajulando os indivíduos. (Heath, 2007, p. 19, tradução nossa)

Além de medidas preventivas, como a lembrada na citação, não há como negar que acupuntura, reflexologia, meditação e bioenergética, entre outras práticas presentes no SUS, podem proporcionar melhoria no bem-estar e qualidade de vida geral. As terapias alternativas validam o juízo de que existem opções além dos medicamentos e da psicoterapia para atender a doenças físicas e mentais. A perspectiva que dá suporte ao sentido desmedicalizante está em desfocar a visão de que tudo que enxergamos como diferente seja anormalidade.

Focar e desfocar refere-se a quem trata e a quem é tratado. O filme *Patch Adams – o amor é contagioso* (1998) conta a história do médico que prescrevia alegria a seus pacientes, Hunter Adams. Guiado por Arthur Mendelson, Hunter conseguiu enxergar além do foco dos quatro dedos. "Oito dedos", respondeu ele, produzindo um olhar entusiasmado de Arthur, que passou a chamá-lo de Patch, aquele que "conserta as coisas".

Um filme pode ser apenas um passatempo para desopilar, para rir, mas o mundo mágico da ficção baseado na realidade poder ser uma forma de aprender lições sobre nós mesmos e o mundo, um jeito de encontrar metáforas ou símbolos sobre desafios de vida. O olhar além dos quatro dedos pode significar abrir a mente, despertar a curiosidade e a criatividade em nossos pensamentos; ou, dito de outra forma, não ter medo de "ficar fora do circuito" da normalidade, não se obcecar pela utopia de que uma "vida plena" só é possível se nossos cérebros funcionam bem ou se temos um alto QI e não apresentamos problemas de aprendizagem.

Enxergar além dos quatro dedos pode significar não olhar apenas para o estômago do usuário que foi até o clínico geral com queixa de dor estomacal frequente e repetitiva sem apresentar melhora.

— Querida, eu não estou querendo ir à consulta.
— Por conta daquele exame desconfortável? Qual foi o resultado?
— Não deu nada! É a terceira vez que eu vou. A médica vai pedir mais exames e me dar remédios.
— Você falou que foi demitido da empresa e que isso pode estar afetando?
— Até tentei entabular alguma coisa, mas ela não se importou, só me questionou sobre alimentos, mediu meus batimentos cardíacos, disse que se não achar nada vai solicitar um ultrassom. Pareceu que ela só conseguia enxergar o meu estômago!

Podem ser várias as explicações para não olhar além dos quatro dedos, como ter de atender bem mais do que 4 pacientes por hora ou bem mais que 16 por turno – como seria adequado, segundo o Conselho Regional de Medicina de São Paulo (Cremesp, 2010) – seja por descontrole da unidade de atendimento, seja por falta de assiduidade de colegas. A situação não é muito diferente em outros países; um estudo realizado nos Estados Unidos, e relatado por García

(2015), constatou que, de três padrões de atendimento médico na atenção básica, apenas um deles se centrava no paciente. Nos outros dois, o médico ou se dividia entre o paciente e o computador (prontuário) ou ficava restrito ao computador. No caso destes últimos, quando os pacientes olhavam no rosto dos médicos, estes passavam mais tempo digitando. Os pacientes, por sua vez, buscavam olhar para outros lugares quando os médicos se mantinham fixos no computador, o que poderia ser um indicador de distanciamento.

A comunicação dialógica é um preceito observável em terapias alternativas. Olhar o usuário não é uma condição exclusiva dos psicólogos em psicoterapia. Um conceito da área que auxilia o profissional a se sintonizar com o outro pela empatia é o *rapport*, técnica comunicativa que estabelece confiança e deixa o interlocutor mais receptivo e aberto. Aquele que está de frente pode ter alterações cerebrais que o atrapalhem, mas, ao ser dialógico, o profissional entende o medo que o paciente expressa. A pessoa em atendimento pode ter uma disfunção neural, mas a dialogia favorece a compreensão de suas frustrações da infância. Tais efeitos podem, sob certas circunstâncias, substituir ou evitar tratamentos farmacológicos.

As 29 Pics oferecidas pelo SUS abrangem vários formatos de atendimento (Brasil, 2006). Comentamos, na sequência, alguns modelos não necessariamente cobertos pelo SUS, mas que têm apresentado bons resultados e que, na visão de Shagoury (2017), representam opções para evitar os "efeitos colaterais de medicamentos psiquiátricos".

Terapia nutricional

Nutrientes como o triptofano e a vitamina B12 aplicados ao bem-estar humano vêm sendo amplamente estudados. A terapia nutricional apoia-se em pesquisas e, embora não seja muito popular, segundo estudos da Biblioteca Nacional de Medicina dos Estados Unidos, segundo Shagoury (2017), benefícios são comprovados em mudanças dietéticas na esquizofrenia, transtorno bipolar, transtorno obsessivo-compulsivo e depressão maior. Shagoury (2017) adverte que, apesar de ser raro um psiquiatra recomendar suplementos de erva-de-são-joão para alguém com TOC, a medicina holística adota a terapia nutricional para melhorar a mente humana.

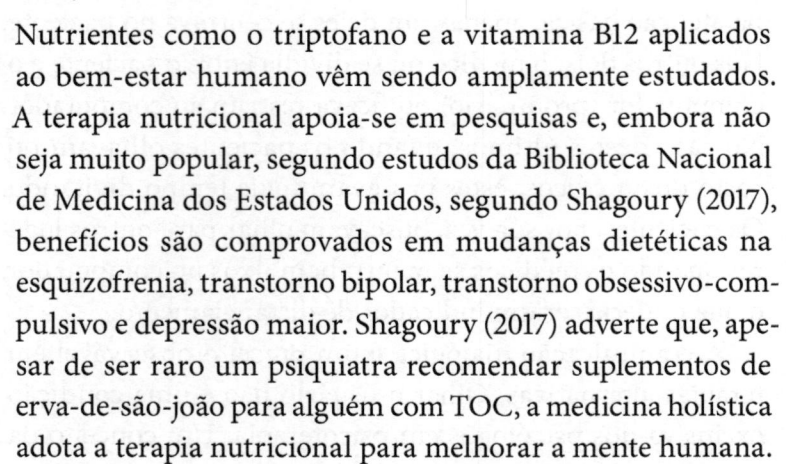

Estimulação magnética transcraniana

A estimulação magnética transcraniana é uma alternativa ao tratamento farmacêutico. Nela, ímãs poderosos produzem pulsação magnética repetitiva e, com isso, estimulam e regulam a atividade neural. A prática, inclusive, tem aprovação total do Federal Drug Administration (FDA), órgão de governo estadunidense que controla alimentos. O ponto alto é não oferecer os efeitos colaterais encontrados em medicamentos. Shagoury (2017) ressalta que a maioria dos pacientes apresenta alívio completo dos sintomas ou melhora significativa. Outros usos têm sido observados no tratamento da depressão maior. Estudos desse autor atestam que a estimulação magnética transcraniana não é prejudicial e pode levar a resultados positivos.

Arte, música e dançaterapia

Arte, música e dançaterapia fornecem um modo relaxante ou revigorante de reviver a mente de uma pessoa com mudança de foco e busca pelo bem-estar. Em uso desde a década de 1940, estudos comprovam seu efeito na redução dos níveis de estresse e bons resultados no tratamento da esquizofrenia. Shagoury (2017) narra a história de Luis Wain, artista popular que criou fotos de gatos para ajudar nesse transtorno; a terapia o levou a encontrar um meio de expressão e o conectou com outras pessoas. O modelo tem apresentado poderes curativos em outras doenças psicológicas e fisiológicas e tem efeitos comprováveis em traumas tratados pela arteterapia.

Terapia da natureza

A terapia da natureza leva os pacientes a aprender habilidades e a se envolver em experiências ao ar livre, em atividades de sobrevivência, meditação e *rafting*. Resultados de estudos mostram eficácia no tratamento de transtornos de humor, especialmente em adolescentes e jovens adultos. Além da diminuição de estresse e ansiedade, ocorre a melhora de humor e autoconfiança. Shagoury (2017) salienta a produção de produtos químicos do "bem-estar" para ansiosos e depressivos.

6.4
Uso de psicoterapia

Variantes comportamentais humanas envolvem significados, símbolos, valores e atitudes que modelam o mundo em aspectos críticos, como desigualdade, injustiça, exclusão e tantos outros aspectos sociais, chegante à medicalização social. A nosso favor, a biologia nos classificou como *sapiens sapiens*, "o ser que sabe que sabe". Será que sabemos que sabemos? Até que ponto temos o domínio da realidade?

Talvez não saibamos que sabemos; e, neste ponto, somos duas dimensões: (1) a fechada, com foco em nós mesmos, protagonistas de tudo, insensíveis e alheios aos outros; e (2) a aberta, tão fortemente relacionada ao mundo que não consegue se voltar para dentro e enxergar seu interior. No primeiro caso, isolamo-nos, afastamo-nos e enxergamos apenas os quatro dedos. Na segunda situação, somos réplicas fragmentadas da "realidade social", não enxergamos nem quatro nem oito dedos. Nas duas perspectivas, podemos sentir coisas que precisam corrigir erros e ser curadas dos defeitos. Buscar o sorriso perfeito, o corpo esbelto, a memória de elefante, a inteligência superior, tudo isso é apenas aplicar procedimentos para corrigir as falhas. Em uma ou outra dimensão, acentuamos nossas diferenças.

A citação a seguir chama a atenção por se apresentar como um "pleito de justiça", demarcatório de diferenças. Trata-se de uma forte crítica a hospitais, clínicas e farmácias por verem o médico como "provedor de saúde", sendo "hora de lutar e restaurar nossa nobre identidade médica que a sociedade sempre respeitou e valorizou" (Nasrallah, 2020).

> Nossa identidade profissional única está em jogo. Não queremos ser confundidos com não médicos como se fôssemos peças intercambiáveis de um sistema de saúde ou engrenagens de uma roda. Nenhum outro profissional de saúde mental possui o amplo treinamento, conhecimento científico, experiência clínica, realizações de pesquisa e habilidades de ensino/supervisão que os médicos possuem. Defendemos veementemente o princípio sagrado da relação médico-paciente e rejeitamos veementemente sua corrupção em uma transação provedor-consumidor. (Nasrallah, 2020, tradução nossa)

A citação suscita perguntas como: Deve um profissional colocar sua classe acima das outras? Os outros profissionais são inferiores porque "não salvam vidas"? No caso do médico, ele não é um provedor de saúde, mas uma espécie de Javé? Todos os pacientes são, de fato, "doentes"? Ninguém que vá a uma consulta médica é cliente, consumidor ou usuário? Se fossem convidados para responder a estas questões em uma mesa redonda, o que diriam Ivan Illich, Peter Conrad, Michel Foucault e Thomas Szasz? Não seria de espantar que algum deles dissesse que tanto médico quanto advogado, enfermeiro, jornalista, bombeiro, taxista, diarista ou empregada doméstica não são apenas o que a pessoa diz que é, mas sua experiência com o que dizem dela.

Dia desses, uma frase dos tempos de faculdade veio a minha mente na hora do noticiário: "Algumas pessoas são o que elas pensam que são, outras são o que elas pensam que os outros pensam que elas são". Se o agente de trânsito é civil, militar ou recém-formado, se a jornalista é repórter de rádio, TV ou jornal, se o *office-boy* é negro, gordo ou peludo, nada disso parece ser mais relevante para essas pessoas do que achar que são o que pensam que são ou achar que são o que os outros pensam que elas são. Ao fim e ao cabo, somos uma mescla do que somos por nós mesmos e do que somos pelos outros, o que nos define como um "movimento de ser", um fluxo, como já disse Heráclito. Compreender o *logos* (razão) de tudo isso é um exercício de conhecimento que poucos de nós conseguem atingir, uma vez que nesse princípio universal tudo está interrelacionado.

Se não conhecemos os outros tanto quanto gostaríamos, não temos como controlá-los; mas com persistência, mesmo que seja trabalhoso, podemos nos conhecer melhor para lidarmos com nossos pensamentos, emoções e ações. É desse modo que diminuiremos nossas críticas e nossos ódios, e se os outros não alterarem sua raiva contra nós, não devemos nos preocupar. No fluxo de Heráclito existem sempre dois lados, cabe a nós, naquele lugar e naquela hora, decidir o que parece ser melhor.

> Valdemar, Ana e Jane conversam:
> Valdemar — Pessoal, as brigas familiares estão levando o Eusébio a se afundar na bebida. Encontrei ele bêbado de novo.
> Ana — Isso é um problema. Fala pra ele ir até a clínica, o médico vai receitar acamprosato para bloquear o desejo de ingerir bebida alcoólica.
> Jane — Certo, mas ele tem de ir também ao psicólogo, para ele aprender a lidar com problemas pessoais e psicológicos.

Valdemar — E o Júlio, que está muito preocupado com a queda de cabelo?
Ana — Isso é um problema. Se ele for à clínica, o médico vai dar finasterida pra evitar a queda e lexotan para a depressão.
Jane — Isso não é um problema, é uma contingência natural! Você pode mandá-lo para aquele pessoal que faz massagem capilar.

Na dualidade entre medicalizar e não medicalizar, elaboramos sentidos e significados que se traduzem em tênues diferenças. Ligados a grupos sociais produzidos em vivências na estrutura social, representamos valores e significados que expressam modos de ser e fazer. Malefícios da medicalização psiquiátrica podem ser interpretados como exageros diante da premência de mais evidências que garantam a necessidade de dispensa de medicamentos, mas podem ser apenas *nuances*, ou como diz a frase por nós ajuizada: "A vida tem duas faces, como os lados de uma moeda, mas às vezes as duas faces estão no mesmo lado".

— Juiz é quem tem toga, mestre é quem tem mestrado, doutor é quem tem doutorado, certo?
— Sim, você está certo, mas minha prima instrui processos, é chamada de juíza e não tem toga, meu irmão dá aulas, é chamado de mestre, mas não fez mestrado, meu ortopedista é chamado de doutor, mas não tem doutorado.

Percepções nos fazem dar significado ao que somos e ao que fazemos. Certas capacidades perceptivas apareceram quando nascemos, mas, para que tenhamos a percepção normal, precisamos da experiência (Gazzaniga; Heatherton, 2005). Verdade seja dita, a citação de Nasrallah (2020), há pouco apresentada, enseja-nos a considerar a percepção de *nuances* que aparecem na semântica de léxicos como: provedor-doutor-médico, facilitador-mentor-acolhedor e doente-cliente-consumidor. O espectro dissemina-se sobre o que o profissional faz, onde, quando e como faz.

> No consultório, a psicóloga Sueli recebe Irene, que lhe abraça:
> — Doutora, vim lhe trazer este buquê de flores e esta agenda para a senhora usar.
> — Querida, não é meu aniversário, você não precisa me presentear, eu também não terminei meu doutorado, ainda não sou doutora.
> — Doutora, é que a gente sempre dá presentes para quem trata a gente, fazemos isso com o pediatra dos meus filhos, a geriatra dos meus pais, e o clínico geral que nos atende.

Entre *nuances* da subjetividade, alguns dirão que o profissional, médico, psicólogo ou outro, deve estar focado exclusivamente no cuidado com a pessoa que atende, não sendo ético obter qualquer vantagem disso. Outros poderão dizer que não há problema em aceitar demonstrações materiais oriundas de gratidão espontânea. Que percepções existem na relação de quem atende e de quem é atendido numa situação doença-saúde?

Ao psicólogo se atribui o conhecimento clínico para investigar perspectivas de intervenção para o bem-estar do indivíduo, tanto quanto o conhecimento sociocultural de influências no mal-estar deste. Assim, esse profissional estaria preparado para mobilizar esquemas plurais ou híbridos de ação terapêutica sem se atrelar a condicionamentos de autopoder ou de supremacia sobre outras áreas profissionais. Em uma sessão de psicoterapia, o profissional observa, anota, analisa e devolve; a condução da psicoterapia leva o usuário a perceber-se pelas explicações a respeito de dificuldades que lhe provocam angústia, ele, então, nota que pode fazer alguma coisa para melhorar sua situação.

A intervenção psicoterápica é construída em matizes éticas e deontológicas que mudam comportamentos pela flexibilidade e pela visão psicossocial, podendo ser única ou integrada a terapias alternativas e a tratamento farmacológico. Neste último caso, deve-se avaliar o quanto pode ser eficaz associada com a medicação; já em certas situações é preciso observar se a responsividade do usuário não está sendo mascarada pelo uso de remédios. Esse ponto de vista ajuda o profissional a estabelecer o diferencial entre psicoterapia e tratamento médico, e entre dificuldades psicológicas e doença mental. Por essas características, o psicoterapeuta não vê o humano como produto organicista-biológico, único, mas como construído na família, na sociedade e na cultura.

Malhotra e Sahoo (2017) destacam que a psicoterapia visa à integração psicológica, ou seja, ao equilíbrio das funções cognitivas do cérebro executivo para aumentar o acesso às informações por redes de sensação, comportamento e emoções, o que resulta numa integração de redes neurais afetivas e cognitivas. Os autores ressaltam que evidências em estudos recentes com recursos de ressonância magnética funcional confirmam que a psicoterapia produz mudanças no cérebro.

Dificuldades podem ocorrer em psicoterapias; programas em que a população não tenha voz para decidir e só possa chegar ao psicólogo unicamente por intermédio de um médico são uma espécie de medicalização na prática, pois além de aumentar os custos, ignora-se a *expertise* dos profissionais. Outro fator presente, até mesmo em atendimentos públicos, é a formatação abreviada de protocolos de atendimento com o tempo reduzido (15-30 minutos) das sessões. Esse formato desconsidera vulnerabilidades, sofrimentos emocionais e impede os profissionais de adequar o julgamento clínico da situação.

Reconhece-se a relevância da abordagem cognitivo-comportamental (TCC) por ter comprovações apoiadas em evidências, o que não deve ser considerado uma panaceia; ao contrário, quando possível, outros modelos podem ser aplicados.

A seguir, expomos uma síntese das abordagens psicoterapêuticas, considerando a TCC, as abordagens da Terceira Onda, as terapias psicodinâmicas e as terapias humanísticas.

Terapia cognitivo-comportamental (TCC)

Esta abordagem, já comentada na Seção 5.5.2, tem quatro estágios. A etapa de **avaliação** compreende: plano terapêutico, estratégias e tempo de duração. Aparecem habilidades terapêuticas, compreensão acurada, conceituação, tomada de decisões, resolução de problemas e alívio da angústia (Beck, 2013). Na etapa **cognitiva**, o usuário e o terapeuta trabalham juntos para compreender pensamentos automáticos que surgem com rapidez na mente (Wright; Basco; Thase, 2008). Já na etapa de **comportamento**, trabalham-se novos padrões de pensamento, buscando entender as influências mútuas entre pensamento e comportamento. Na etapa da **aprendizagem**, por fim, o usuário aprende a aplicar os princípios da TCC por si mesmo. Trabalha-se a prevenção da recaída como estratégia para auxiliar na redução de recorrência da sintomatologia (Souza; Kelbert; Melo, 2014).

Convém esclarecer, há terapias centradas em modelos comportamentais e em modelos cognitivos.

A **terapia comportamental**, criada por volta de 1950, na primeira onda das abordagens terapêuticas, foca nos comportamentos. A premissa é de que o comportamento é aprendido e, portanto, pode ser desaprendido utilizando-se os princípios do condicionamento clássico e operante (Gazzaniga; Heatherton, 2005).

A **terapia cognitiva** surgiu na chamada *segunda onda*, na década de 1960. O modelo cognitivo-comportamental se destacou por utilizar estratégias específicas para corrigir erros habituais de pensamento subjacentes a vários tipos de transtornos (Weiten, 2010, p. 442).

A última das três ondas em terapias cognitivo-comportamentais surgiu nos anos 1990, com vários modelos de intervenção, estando entre eles os que comentamos a seguir.

Terapia do esquema (TE)

A TE, assim como as quatro abordagens seguintes, corresponde à terceira onda das terapias cognitivas que integram a revolução cognitiva. Trata-se de um modelo que busca conscientizar a pessoa sobre como surgiram os problemas evidenciando traços da personalidade, relações parentais, modos de enfrentamento de problemas e estratégias emocionais vivenciais (Falcone, 2014). Por esse método, identificam-se esquemas desadaptivos que surgiram na infância e geraram padrões disfuncionais na vida adulta do indivíduo.

Terapia comportamental dialética (TCD)

A TCD é mais indicada para pacientes *borderline*. O transtorno de personalidade *bordeline* (TPB) envolve instabilidade em relacionamentos interpessoais, problemas de autoimagem e impulsividade. Além disso, manifesta-se no início da idade adulta e está presente numa variedade de contextos (Ventura; Rodrigues; Figueira, 2011). O método TCD pressupõe que a desregulação emocional está ligada a dificuldades que esse transtorno provoca na vida da pessoa. Isso porque a desregulação emocional leva à desregulação cognitiva, comportamental e interpessoal (Melo, 2014). Por meio dessa terapia, o indivíduo aprende a se regular emocionalmente e a diminuir suas disfuncionalidades.

Terapia de aceitação e compromisso (TAC)

A TAC trabalha a aceitação, de modo que se lide com as situações como são apresentadas, sem tentar controlar as emoções. Definição de valores pessoais e compromisso com estes são bases essenciais dessa intervenção terapêutica (Pergher; Melo, 2014).

Terapia focada na compaixão (TFC)

Essa terapia foca no entendimento de como o indivíduo se fixa em formas inúteis para se sentir seguro diante de ameaças, sem voltar-se para pensamentos disfuncionais (Rijo et al., 2014).

Terapia metacognitiva (TMC)

Esse modelo de terapia aplica-se aos transtornos de ansiedade generalizada, obsessivo-compulsivo, estresse pós-traumático e depressivo maior. O foco são os processos mentais e o treinamento para controle e manejo de cognições de modo mais adaptativo (Hirata; Rangé, 2014).

Psicanálise e terapias psicodinâmicas

Outras abordagens, incluindo algumas tradicionais, como a psicanálise, também são aplicadas à desmedicalização. Ainda que tenha diminuído seu nível de relevância entre os modelos de terapia pela palavra, a psicanálise tem grandes contribuições à visão dos problemas psíquicos humanos. Vários construtos teóricos terapêuticos foram elaborados com base nas ideias de Sigmund Freud. A psicanálise e as terapias psicodinâmicas trabalham a investigação dos processos mentais conscientes e inconscientes. O método visa à introspecção da pessoa e à análise dos problemas pela fala, envolvendo uma exploração do passado e o retorno ao presente.

Considera-se que intervenções de cunho psicodinâmico não se interessam pelos sintomas isoladamente, mas pelo indivíduo como um todo. Terapias que seguem a orientação psicanalítica denotam parceria de trabalho entre terapeuta e usuário; este aprende sobre si ao discutir suas interações na relação com o terapeuta.

Terapias humanistas

As terapias humanistas são modelos de intervenção que buscam trabalhar escolhas racionais, desenvolver potenciais e estimular o respeito entre as pessoas. Três abordagens da linha humanista são mais influentes: (1) a terapia centrada no cliente; (2) a gestalt-terapia; e (3) a terapia existencial.

A **terapia centrada no cliente** remete à citação do artigo de Henry Nasrallah (2020), apresentado no início do capítulo, que ressalta a diferença entre tratamento biomédico e tratamento psicossocial. O modelo criado por Carl Rogers, ao dar destaque ao usuário como "cliente", e não "paciente", busca descaracterizar a imagem de quem procura um serviço terapêutico como um ente passivo à disposição do profissional para que este faça o que é necessário. Na terapia centrada no cliente, terapeuta e usuário trabalham juntos, como iguais; a tarefa-chave do terapeuta é a clarificação (Weiten, 2010), e o indivíduo tem sua autonomia e passa a ser agente em vez de paciente.

Já a **gestalt-terapia** é centrada no usuário e trabalha o aqui e o agora, com foco no ser humano holístico, ocupando-se da relação do usuário consigo, com o mundo e com os outros. A busca é pela conscientização dos próprios padrões de pensamento por meio do processo gestáltico.

A **terapia existencial**, por fim, é voltada para a reflexão sobre conceitos universais, que incluem doença, saúde, vida, morte, liberdade e responsabilidade. O usuário é levado a interpretar a ansiedade e a depressão não como doenças mentais, mas como experiências e etapas naturais no desenvolvimento e no amadurecimento humano.

6.5
Uso de atividade física

> — Sônia! Que vergonha, guria! Olha tua barriga, tuas pernas, você está balofa! Quantos quilos têm aí dentro? Por que não vai fazer uma atividade física, correr, nadar, fazer musculação? Você está um lixo! Daqui a pouco pode ter um treco!

O olhar crítico para o sobrepeso, como se fosse uma doença, empurra a pessoa para um estado de vergonha pelo excesso de peso em nome da saúde pública. Durante certo tempo, Sônia pensava que era "gordinha" e convivia com isso. A partir do momento em que passa a ser o que os outros pensam dela, "balofa", ela atribui a si uma imagem desagradável. Nessas circunstâncias, repulsa e vergonha pela gordura se desenvolvem instantaneamente no indivíduo. Ódio e medo de corpos gordos geram o estigma da *gordofobia*, em que o "mais pesado" é menos inteligente, é mais asqueroso, é demais.

Sônia vai a uma unidade do SUS, conversa com um médico que decide não lhe prescrever tratamento com remédio até que ela converse com um psicólogo e um profissional de educação física. Sônia não vai a nenhum desses profissionais; ao chegar em casa, mostra sinais de ansiedade e depressão, sua mente está em dúvida: no SUS tem as atividades físicas das Pics, em frente de sua casa tem uma academia de musculação, se o negócio é fazer ginástica para se livrar dessas sensações, é só decidir malhar e ficar "saradona". E então, o que ela vai fazer?

Pesquisas de estudiosos como Goodwin (2003), nos Estados Unidos, destacam os efeitos terapêuticos da atividade física (AF) na depressão e na ansiedade; Have e Monshouwer (2011), na Holanda, falam sobre resultados em portadores de transtornos mentais; e Paiva (2015), também no contexto estadunidense, revela melhora ainda que sutil entre crianças com TDAH antes e depois de AF. A pessoa que segue orientação para caminhar, nadar, correr, fazer musculação e outras atividades está desenvolvendo uma prática terapêutica. Se é assim, como as AFs, com frequência, revelam sentidos medicalizantes?

Atividade física medicalizante

Carvalho e Nogueira (2016), em artigo sobre esse tema no âmbito da atenção básica, declaram que o desafio a ser superado é descaracterizar a AF como expositora do discurso biomédico na prevenção de doenças. Práticas corporais como argumento de saúde foram encontradas em 14 edições da revista *Vida simples*, da Editora Abril, em 2014 e dois exemplos são destacados por Manske e Barcelos (2016) para confirmar o perfil biomédico encontrado nas publicações: (1) tango como terapia para tratar patologias fisiológicas sem considerar aspectos sociais e afetivos; e (2) corrida como ritual biológico contra doenças, considerando-se calorias e frequência cardíaca.

Currículos acadêmicos de profissionais que atuam em terapias alternativas revelam a tendência organicista-biológica, sendo necessárias, como defendem Souto e Ferro-Bucher (2006), mudanças mais humanizadoras e integradas. Fonseca et al. (2014) ressaltam o aprendizado de saúde como conceito restrito na graduação de Educação Física. A pesquisa, realizada em Minas Gerais, com 11 desses profissionais, com idades entre 34 e 56 anos, revelou a associação da ideia de saúde com esteroides anabólicos, musculação, corridas e marchas, caminhadas ecológicas, doenças cardiovasculares, frequência cardíaca, higiene pessoal, obesidade e sedentarismo, entre outros.

Oliveira et al. (2021) ressaltam a relevância biológica de parâmetros fisiológicos, mas, quando delimitada apenas a essa referência, a AF se torna prescritiva e reducionista. Além do sentido preventivo, o caráter prescritivo estimula outras demandas, como o culto à estética do corpo: musculação para levantar seios, agachamento para empinar nádegas, flexões para perder a barriga, abdominais para modelar o corpo, assim dizendo "desejar" o ato mais estético do que vital de "esculpir" uma imagem de força, juventude e beleza (Luz, 2000). A ausência de uma legislação melhor sobre esteroides anabólicos, andrógenos e suplementos alimentares facilita a estes compostos orgânicos (Silva Jr. et al., 2008).

Os efeitos dessas substâncias repercutem no usuário. Ao orientar o controle do corpo como dispositivo saudável e belo, o profissional estimula uma obrigação, uma imposição interna irresistível que cria um estado de propensão a qualquer custo em nome do corpo sadio e da aparência bela segundo determinados padrões. Se não faz exercícios corporais, é sedentário e doente ou é malfeito e anormal. Induzida por uma onda mecanicista, a atividade física deixa de ser prática agradável para ser ação compulsiva; dito de outra maneira, o exercício físico deixa de ser um meio para o prazer pessoal e se transforma em um fim em si mesmo. Entre o medo da doença e o sonho do corpo perfeito, a atividade física, nas palavras de Ferreira, Castiel e Cardoso (2012), torna-se uma espécie de vacina para o corpo social.

Silva et al. (2007) apresentam dados de uma pesquisa com 307 pessoas em 18 academias de musculação na cidade de Porto Alegre, no Rio Grande do Sul. Entre homens (65%) e mulheres (35%) de 13 a 74 anos, 83% e 80%, respectivamente, apontam como motivação estética e saúde. Em termos gerais, 9% apresentam como fator motivador a prescrição médica, 7% estão em busca de melhoria de desempenho e 2% têm interesses competitivos. A maioria consome substâncias diversas relacionadas a melhorias no corpo e dos 32 que usam esteroides anabólicos androgênicos (EAA), 30 apresentam relato de efeitos colaterais, entre eles: 73% variação de humor; 53% irritabilidade e agressividade; 50% acne; e 43% aumento ou diminuição da libido.

Na literatura, há visões consonantes aos autores aqui citados. A ideia difundida de um sistema em que é preciso cuidar da saúde fazendo plantões sucessivos de atividades físicas recomendadas para evitar a doença ou para modelar o corpo constrói uma espécie de euforia crédula. Ficar mais em casa, caminhar pouco, não fazer exercícios torna-se um estigma. Sem as variantes socioculturais e econômicas, abre-se espaço para a culpa.

A AF nos deixa mais dispostos, reduz a possibilidade de hipertensão, obesidade e dislipidemia (níveis altos de gordura), melhora a capacidade de raciocínio, ajuda a memória e produz neurotransmissores do bem-estar (serotonina e endorfina), o que diminui a ansiedade e a depressão. Se essa diversidade de benefícios é bem-vinda; por outro lado, é preciso estar atento para não a considerar uma espécie de pílula infalível que pode levar à prática medicalizante. Nesse caso, observam-se práticas excessivas, cujos benefícios são controversos e podem resultar em prejuízos tanto quanto um medicamento com seus efeitos colaterais.

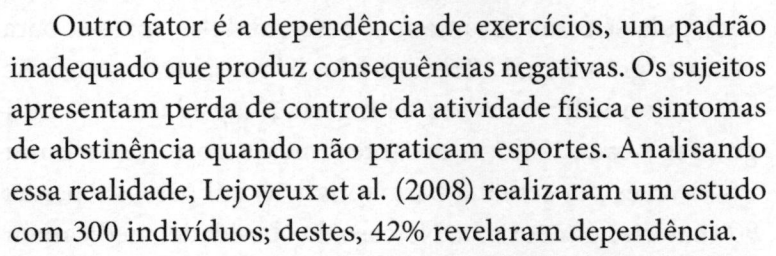

Outro fator é a dependência de exercícios, um padrão inadequado que produz consequências negativas. Os sujeitos apresentam perda de controle da atividade física e sintomas de abstinência quando não praticam esportes. Analisando essa realidade, Lejoyeux et al. (2008) realizaram um estudo com 300 indivíduos; destes, 42% revelaram dependência.

Uma pesquisa recente da Yale University, em New Haven, Connecticut, analisou 1,2 milhão de pessoas nos Estados Unidos para analisar os efeitos da AF na saúde mental. Concluiu-se que a prática de AF em mais de 23 vezes ao mês ou fazer exercícios físicos por mais 90 minutos estão associados a piora na saúde mental (Cohut, 2018).

Situações existenciais eventuais ou duradouras ensejam respostas físicas e mentais. A duração e a intensidade dessas situações, como falta de apetite, perda de peso, dor abdominal, azia, náuseas, vômitos, entre outras, requerem ações médicas. Após os sinais (sintomas) evidenciados levarem ao diagnóstico da doença (entrevista clínica, exames etc.), o tratamento determinado (remédio, cirurgia e outros) gera a expectativa de eliminação da doença. Por outro lado, a inversão de posições considera formas corporais e mentais diferentes como suposições de doenças futuras. A postura biomédica não responde, ela desencadeia a busca irresistível para livrar-se da ameaça e tornar-se mais normal. Em outros termos, sinais (sintomas) não são evidenciados, a doença não é diagnosticada (entrevista clínica, exames etc.), um tratamento é determinado (atividades físicas) gerando como expectativa a evitação de doença.

No plano médico, ingere-se o remédio, toma-se a injeção, faz-se a cirurgia. No plano de influência médica, fazem-se flexões, pula-se corda, levantam-se pesos, anda-se, corre-se para evitar o "grande mal". Trocam-se os hábitos, mas mantém-se o sentido médico, em vez de ingerir 2 cápsulas de 60 miligramas a cada 12 horas durante 3 meses, corre-se 60 minutos, 3 vezes por semana para atingir 10 mil passos e perder 900 calorias por corrida. No caso da obesidade, medicamentos agem no sistema nervoso central (SNC), liberam hormônios e geram saciedade. Já a AF age nos músculos, gasta energia e gera perda calórica (Caspersen; Powell; Christenson, 1985).

Usada como remédio, a AF cria o caráter *alea jacta est*, isto é, "a sorte está lançada". A preocupação excessiva com "o remédio" amplia a busca para outros remédios, como o aumento da carga de exercícios ou a ingestão de substâncias para alterar o corpo. Agarrar-se ao *habitus* como solução para saúde e estética é expor-se à culpabilização moral pela responsabilidade de "não falhar consigo mesmo".

Sônia, a personagem ilustrada no início desta Seção, foi até a academia em frente de sua casa e ouviu que precisava conversar com a Nancy, que era professora de Educação Física e psicóloga para planejar sua prática. Também foi informada de que ela poderia conversar com a nutricionista. Quando viu que pessoas do bairro frequentavam a academia, sentiu-se envergonhada; afinal, iria se expor aos olhares críticos de gente conhecida. Então, foi a uma academia bem distante, falou sobre si mesma e ouviu.

— Sônia, sem dúvida, você precisa dar atenção a sua saúde. A qualquer momento você pode ter um problema de hipertensão, doença cardiovascular, diabete, ou problemas físicos, como artrose, pedra na vesícula, artrite. Vou elaborar a tua planilha de exercícios, mas você vai ter de seguir à risca tudo o que estiver marcado; ali tem dados sobre seu peso, velocidade exigida em corrida, perdas calóricas etc. Ah! Outra coisa, você vai ficar com um corpo bem mais esbelto!

Atividade física desmedicalizante

Como a AF pode se tornar uma terapia alternativa desmedicalizante?

É visível que currículos acadêmicos com o viés biopsicossocial mudam a forma de se fazer AF. Independentemente dos currículos, posturas individuais e coletivas têm efeitos significativos para terapias alternativas integradas. No Brasil, contribui para isso a diretriz de clínica ampliada na Política Nacional de Humanização (PNH), a qual se trata da reorientação do usuário para não reprodução do modelo biomédico.

Ao trabalhar a diretriz da clínica ampliada, os prestadores de serviço devem buscar aumentar a autonomia do usuário, da família e da comunidade. A integração da equipe de profissionais de diferentes áreas permite que se exerça o cuidado conforme cada caso, considerando riscos para o indivíduo e ampliando a visão do que aparece como diagnóstico e que, em verdade, está vinculado à história sociocultural. Mendes e Carvalho (2013) referem três eixos para a evitar o reducionismo na AF:

1. **Ressignificação do processo de trabalho:** estimular mais autonomia, evitar restringir-se a uma única recomendação e levar em conta a cultura, os afetos e os desejos de cada um.
2. **Acolhimento e interprofissionalidade:** abrir caminho para aproximação com outros núcleos de saberes, ampliar conhecimentos e habilidades que ajudem a AF como cuidado ampliado.
3. **Vínculo e autonomia:** centrar o trabalho na escuta, no saber-fazer e na troca de conhecimentos com os outros. A AF pode, desse modo, ampliar a visão didático-pedagógica do corpo.

Abordadas de modo integral, as terapias alternativas devem abrir espaço para o indivíduo como corpo, mente e espírito. Como processo desmedicalizante, a AF complementa a medicina tradicional ao não ver o usuário apenas segundo o que consta na cartilha de referência da saúde – como ausência de doença, dor ou defeito. A pessoa precisa ser assimilada em diferentes dimensões. Profissional e usuário integram-se numa conexão comunicativa aberta de cuidados transversais, influenciadores da autonomia e componentes de um processo abrangente de alternativas terapêuticas. O propósito é possibilitar escolha e decisão conforme necessidades e particularidades.

Nessa direção, levando em conta os fatores biológicos, psicológicos e sociais nas incertezas que a Covid-19 tem provocado nas pessoas, o coordenador de cursos de Farmácia e Práticas Integrativas e Complementares do Centro Universitário Internacional Uninter, Vinícius Bednarczuk, afirma: "quando a gente tem uma boa relação social, quando a gente tem todos estes fatores compreendidos, isso nos traz um equilíbrio emocional, um equilíbrio mental" (Carvalho, 2021). Caminhar, correr, varrer a casa, passear com o cachorro, dançar, brincar, não são atividades separadas e reduzidas a componentes simples; elas compõem um todo, que influencia por inteiro as partes. Isso revela a complexidade genuína, entendida por Rocca e Anjum (2020) como os elementos de uma totalidade que não apenas se compõem e interagem, mas também mudam uns aos outros por meio dessa interação. Então, retirar a AF de um cenário reducionista é integrá-la em uma orientação multidisciplinar a outros fatores, por exemplo, hábitos alimentares e o sono.

A forma de se alimentar não é um rito obsessivo, a dieta não escolhe o usuário, é ele quem decide; e dormir bem ajuda nas práticas corporais tanto quanto estas ajudam a regular o sono. A AF pode estar relacionada a repercussões orgânicas e mentais vistas ou sentidas de modo crítico e doloroso. Estratégias de rearranjo para desenvolver resiliência ajudam a intervenção terapêutica e fortalecem a relação do usuário com o profissional que atende.

Profissionais de AF atendem usuários com convicções e crenças. A espiritualidade abrange aspirações existenciais nem sempre congruentes na relação entre o que atende e o que é atendido. Em favor da empatia plena, do encontro verdadeiro, o profissional deve atentar-se para não focar apenas em técnicas profissionais sem perceber a condição existencial do usuário.

Independentemente da inserção da AF como terapia alternativa, é importante considerar que, no sentido desmedicalizante, ela tem um papel bastante evidente. Os exercícios físicos podem ser comparados a uma substância utilizada como remédio sem a finalidade de diagnosticar, de ser curativa ou removedora de algum agente causal de doenças, mas que obtêm resultados positivos para a saúde. Na perspectiva de Vina et al. (2012), a AF é como um medicamento por causar benefícios, incluindo a promoção da saúde e da longevidade. Nesse sentido, a dosagem está associada aos resultados: em doses moderadas, tem efeitos relaxantes, previne doenças e promove o envelhecimento saudável.

Por fim, entre a medicalização e a desmedicalização por meio da AF, já declaramos que aquele que procura um médico com dores de cabeça não é uma cabeça que foi rolando ao consultório, não é um objeto de manipulação, é alguém com integridade e consciência sociocultural. Aquele que busca ajuda com AF não é a barriga que engordou e que precisa ser diminuída, não são os braços que erguem peso para ganhar músculos, é o conjunto corpo, mente e alma. Se olharmos apenas os quatro dedos da palma da mão sob nossos olhos, não sairemos deles, mas, se olharmos nos espaços entre os dedos, veremos que eles são, na verdade, oito. Há muito mais que se olhar além do que vemos.

— Nossa, Sônia! Você está com um ar de felicidade de invejar, é a academia?
— A academia contribuiu, sim, mas, olha, não é apenas frequentar uma academia. Na primeira a que fui, me senti mal, exagerei nos exercícios, tive insônia e problemas hormonais. Depois, fui a uma unidade do SUS, falei com vários profissionais, médico, psicóloga, nutricionista, professor de educação física, gostei bastante. Passado um tempo, comecei

a frequentar a academia aqui da frente de casa, porque é mais fácil. Para mim, a atividade física parece até um remédio, mas não me sinto obrigada a fazer os exercícios, ao contrário, sinto grande prazer em me exercitar.

Indicações culturais

O MÍNIMO para viver. Direção: Marti Noxon. Estados Unidos: Netflix, 2017. 107 min.

Na trama, a jovem Ellen é marcada pela relação problemática com o corpo e a alimentação. Fatores psicossociais estão imersos em um pano de fundo que cobre problemas familiares, ausência do pai e baixa autoestima. O desenrolar envolve outros personagens e expõe a estigmatização do ser humano diferente dos demais. Essa é a situação vivida por Ellen na própria família, que a trata como um problema, não como uma pessoa. Após fugir da clínica onde estava internada, a jovem é encaminhada ao Dr. Beckham, um médico diferente do convencional. Nesse novo lugar, Ellen vivencia sessões de grupo com outros pacientes e participa de encontros familiares mediados pelo Dr. Beckham. Em determinada cena, ele diz que detalhes podem ser relaxantes e deixar a vida escapar entre dedos é um caminho sem volta.

Síntese

No início deste capítulo, apresentamos uma pesquisa única, integrada a múltiplas unidades de análise e abordagem qualitativa junto a diversos grupos, trabalhadores e equipes de saúde voltadas para a família em 16 municípios do Sul do Brasil. Os dados expuseram o sentido biologizante verificado em setores da saúde pública, com médicos especialistas atuando em áreas não essencialmente médicas, neste caso, obstetras tratando medicamente situações generalistas de gestantes. Entre os demais estudos de caso sobre atendimentos por meio de terapias alternativas integradas e complementares, as pesquisas mostraram resultados como:

- diminuição e alívio de sintomas de dores de cabeça, insônia, hiperatividade em impulsividade em uma senhora de 56 anos;
- estabilização da hiperatividade e impulsividade em menina de 10 anos portadora de TDAH (destaque para a psicoterapia);
- ausência de pontuação em TDAH e diminuição da depressão em menina de 11 anos portadora do transtorno;
- diminuição sintomática da desatenção e dos fatores emocionais que afetavam a aprendizagem em garoto de 11 anos (depois de acrescentar a intervenção psicoterápica ao tratamento farmacológico);
- diminuição de sintomas paranoicos em uma jovem senhora, submetida inicialmente à medicação antipsicótica;
- resultados satisfatórios em sintomas de ansiedade e automutilação em usuário quase idoso, anteriormente tratado com medicina convencional em que se incluíam ansiolíticos e antipsicóticos;
- diminuição de sintomas de dor, ansiedade, depressão ou insônia em 23 usuárias, entre 60 e 79 anos, submetidas a práticas corporais de Liang Gong. Os exercícios físicos atuaram no equilíbrio e flexibilidade de movimentos;

além disso, a convivência do grupo de idosos estimulou a socialização e ajudou na saúde mental, com interesse, entre as participantes, de aumentar a frequência das práticas.

As Pics abrangem terapias alternativas como "medicina indígena, tradicional chinesa, *ayurveda* indiana, *unani* árabe, homeopatia, antroposófica, osteopatia, naturopatia. Suas características essenciais são a escuta ativa, o vínculo terapêutico, a integração humana com o ambiente e a sociedade e a ampliação de recursos para opções além da visão biomédica reducionista. Salientamos a relevância entre as terapias alternativas e sua aplicabilidade, como nos exemplos: terapia nutricional aplicada à esquizofrenia, transtorno bipolar, transtorno obsessivo-compulsivo e depressão maior; estimulação transcraniana da atividade neural pela pulsação magnética; aplicabilidade da arte, da música e da dançaterapia em doenças fisiológicas e psicológicas; experiências ao ar livre, habilidades de sobrevivência, meditação e *rafting* para várias doenças mediante terapia da natureza.

A psicoterapia é uma opção importante para alargar a visão da intervenção para além do caráter biológico dos sintomas. Seu aspecto relevante é dar sentido ao sofrimento; portanto, ela serve-se de diferentes visões. Já a terapia cognitivo-comportamental trabalha pensamentos, emoções e comportamentos e dela derivam diferentes modelos de atendimento, como as chamadas *terapias da terceira onda*: TE, que avalia esquemas desadaptativos da infância e que influenciam disfuncionalidades na vida adulta; TCD, que regula emoções e impulsos para reduzir disfuncionalidades; TAC que ensina a aceitação daquilo que está fora de controle para maior harmonização com a vida; TFC, que leva o usuário a desenvolver atitudes mais compassivas consigo para equilibrar as emoções; e a TMC, que ensina o usuário a investigar suas crenças, avaliar respostas inúteis e buscar alternativas para reduzir sintomas.

Outras psicoterapias envolvem modelos psicanalíticos que investigam a mente humana em processos conscientes e inconscientes e identificam o que leva o usuário a ter distúrbios de comportamento. As terapias humanistas não focalizam as doenças mentais ou as disfuncionalidades, sua atenção é voltada para estimular o usuário a atingir seu potencial como pessoa e, assim, chegar ao bem-estar. É o que acontece na terapia centrada no cliente, que, por não ser diretiva, destaca a empatia e visa empoderar o usuário, valorizando suas experiências. De modo semelhante, a gestalt-terapia foca no autoconhecimento e no crescimento pessoal considerando percepções do tempo presente. A terapia existencial conduz o usuário à busca de um significado existencial e amplia a consciência de si e do mundo.

A formação acadêmica dos profissionais das TAs, em geral, ainda é dominada por um viés biomédico, o que influencia sua aplicabilidade medicalizante, embora saiba-se que a atividade física (AF) não se reduz a um remédio indispensável para a saúde e a beleza física. Evidenciam-se as consequências desfavoráveis quando a prática segue um modelo mecanicista em comportamentos derivativos, como uso de substâncias para alterar o corpo, cujos efeitos negativos são comprovados em pesquisas.

O caráter desmedicalizante da AF aparece pela visão holística e pela atuação de uma equipe multidisciplinar, fatores que facilitam a autonomia do usuário e são distribuídos em três eixos: (1) ressignificação do processo de trabalho; (2) acolhimento e interprofissionalidade; e (3) vínculo e autonomia. Respectivamente, esses eixos dizem respeito à necessidade de reorientação teórico-metodológica; fazer uso das AF para ampliar a construção de espaços de acolhimento e conversa e, por fim, ampliar a visão sobre o caráter didático-pedagógico do trabalho com o corpo.

Atividades de autoavaliação

1. Sobre as terapias alternativas, considere as seguintes afirmações:
   I) São largamente conhecidas pela população em geral.
   II) São superficialmente divulgadas nos meios de comunicação.
   III) São passíveis de crenças desfavoráveis relativas à falta de evidências científicas.
   IV) Não concorrem com outros modelos interventivos.

   Agora, assinale a alternativa que indica somente a(s) afirmativa(s) correta(s):
   a) I, III e IV.
   b) I, II e IV.
   c) II e III.
   d) III e IV.
   e) II.

2. Pessoas com diagnóstico de *borderline* apresentam mudanças repentinas de atitudes, às vezes de forma

extrema e impulsiva, podendo ter momentos de euforia, raiva, depressão e ansiedade. A terapia mais indicada para esses casos é:
a) Terapia focada na compaixão (TFC).
b) Terapia da aceitação e compromisso (TAC).
c) Terapia do esquema (TE).
d) Terapia comportamental dialética (TCD).
e) Gestalt-terapia.

3. Entre as psicoterapias usadas para desmedicalizar, estão os seguintes modelos:

- flexibilidade psicológica, contato com o momento presente, manutenção ou mudança de comportamento de acordo com os próprios valores;
- foco nos conflitos internos e inconscientes, interesse por aspectos ligados à infância do indivíduo;
- terapia não diretiva, com ênfase no consciente e no livre arbítrio;
- ajuda que leve a pessoa a reconhecer o modo como processa e interpreta situações que lhe geram sofrimento, com foco em pensamentos, emoções e comportamento.

Considerando a ordem de apresentação dos modelos, indique a alternativa que lista corretamente os tipos de terapia:

a) Terapia da aceitação e compromisso; terapia psicodinâmica; terapia centrada na pessoa; e terapia cognitivo-comportamental.

b) Terapia psicanalítica; terapia metacognitiva; terapia humanista; e terapia comportamental.

c) Terapia cognitivo-comportamental; gestalt-terapia; terapia da compaixão; e terapia psicodinâmica.
d) Terapia comportamental; terapia existencial; terapia psicodinâmica; e terapia comportamental dialética.
e) Gestalt-terapia; terapia da compaixão; terapia centrada na pessoa; e terapia humanista.

4. Qual das alternativas a seguir é **falsa** sobre o termo latino *primum non nocere*?
   a) É um princípio de não maleficência.
   b) Por esse princípio, não há riscos em se fazer exames.
   c) Terapias menos invasivas e mais econômicas são preferenciais.
   d) Buscar alternativas é ir além da prática médica.
   e) O princípio chama a atenção para se evitar iatrogenias.

5. Com relação à atuação dos profissionais em terapias alternativas desmedicalizantes, analise as afirmativas a seguir e avalie se são verdadeiras (V) ou falsas (F):
   ( ) A comunicação dialógica é uma condição específica e privada do psicólogo no atendimento a usuários.
   ( ) A terapia psicodinâmica entende que o desenvolvimento emocional tem início na infância.
   ( ) Por serem atividades eminentemente físicas, práticas corporais, quando aplicadas, devem se restringir ao acompanhamento de parâmetros fisiológicos do usuário.
   ( ) Terapeutas alternativos devem ater-se à queixa do usuário, mantendo neutralidade e distanciamento

profissional do usuário para não comprometer o objetivo da intervenção.

Agora, assinale a alternativa que apresenta a sequência correta de preenchimento dos parênteses, de cima para baixo:

a) V, V, F, V.
b) F, F, V, F.
c) V, V, V, F.
d) V, V, F, F.
e) F, V, F, F.

Atividades de aprendizagem

Questões para reflexão

1. Discuta o potencial medicalizante e desmedicalizante das Pics. Leve em consideração o atendimento na atenção primária da saúde e discorra sobre intervenções privadas.

2. Em quais aspectos médicos, psicólogos e terapeutas alternativos em geral são iguais e em quais são diferentes quanto à forma de atender usuários na atualidade?

3. Avalie o quanto a procura pela saúde e por um ideal estético se aproximam em termos de tratamentos biomédicos e aponte como uma forma biopsicossocial de intervenção pode lidar com aspectos organicista-biológicos na busca excessiva pela aparência física que atenda a determinado padrão.

Atividade aplicada: prática

1. Considerando as informações prestadas neste capítulo, avalie cada abordagem (no sentido de estratégia de tratamento) apresentada, levando em conta, respectivamente, a mais relevante, a preferida, a mais eficaz e a que apresenta melhores resultados. Explique suas escolhas e aponte a contribuição apresentada em favor da desmedicalização. Redija sua argumentação em até três páginas.

Considerações finais

Iniciamos este livro destacando o objetivo de aprofundar o tema medicalização sem a pretensão de oferecer resposta para todas as dúvidas. Nosso propósito era ampliar conhecimentos e questionamentos e, assim, refletir sobre o papel analítico de nomes como Michel Foucault, Irving Zola, Ivan Illich, Peter Conrad e Thomas Szasz. Reconhecendo o senso crítico desses estudiosos, investigamos os eventos históricos e percebemos que a Segunda Guerra Mundial reafirmou o que já havia sido sinalizado na Primeira Guerra Mundial sobre o sofrimento psíquico. Comportamentos de angústia e incerteza diante do perigo tornaram-se foco de atenção e a sociedade foi afetada pelo que Freitas e Amarante (2017, posição 122) chamaram de *revolução terapêutica*. Foram criadas as terapias medicamentosas que consagraram a indústria farmacêutica, e as denominadas *neuroses de angústia* passaram a ser tratadas com analgésicos, anestésicos, hipnóticos e outros meios.

No pós-guerra, além da expansão da indústria farmacêutica, surgiu o interesse pelos manuais que explicavam as doenças, como o Manual de Diagnóstico e Estatístico de Transtornos Mentais (DSM) e a Classificação Internacional de Doenças (CID). Novas categorias diagnósticas também surgiram: a neurose de angústia passou a ter subdivisões (como transtorno do pânico com e sem agorafobia e o transtorno de ansiedade generalizada) e vieram a fobia social e a psicose maníaco-depressiva, chamada depois de *transtorno do humor bipolar* (Gomes de Matos; Gomes de Matos; Gomes de Matos, 2005). Desde então, a fragmentação clínica dos transtornos mentais não parou de acontecer, a ponto de uma pessoa comum passar a receber inúmeros diagnósticos e a ser questionada se estava ou não doente. Recentemente, inclusive, uma ameaça que não se concretizou, em razão de uma avalanche de críticas, foi categorizar na CID-11 a velhice como doença. A fragmentação clínica fez a sociedade ver doenças onde elas não existem.

A percepção humana, seja individual, seja coletiva, é atravessada pela história e pelo contexto social. Aquilo que enxergamos ou interpretamos não necessariamente corresponde à verdade dos fatos. Algo que ilustra isso são as telas surrealistas de gênios como Salvador Dalí, Remedios Varo ou Alberto Giacometti. Esse jogo de perspectivas pode ser pensado pela obra-prima de Diego Velázquez: *As meninas* (Figura A).

Figura A – *As meninas*, de Diego Velázquez

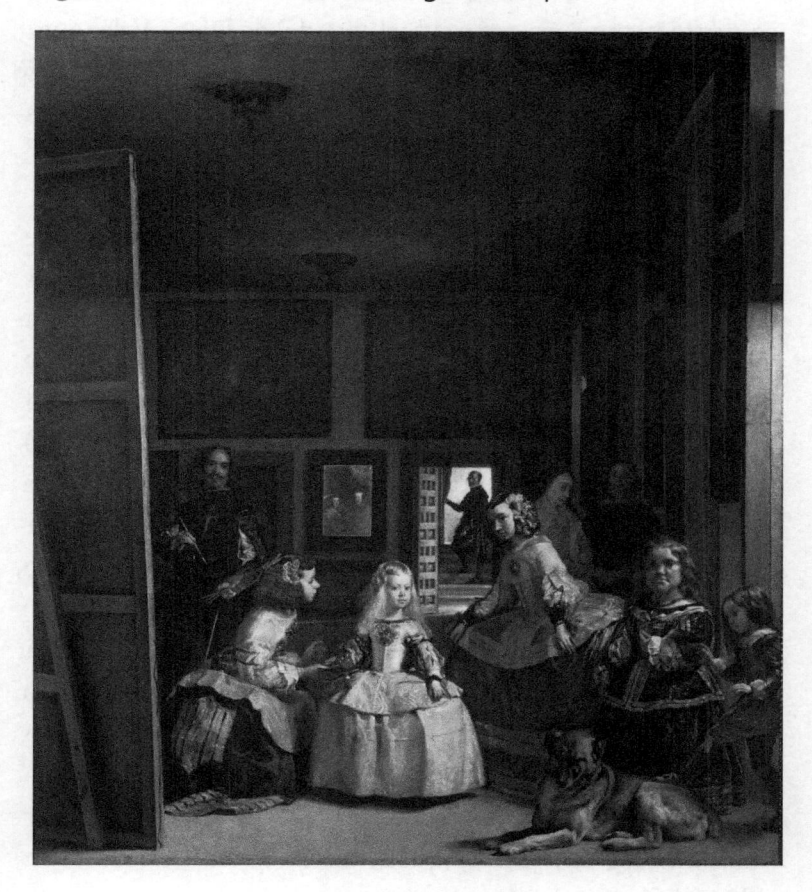

VELÁZQUEZ, D. **As meninas**. 1656. Óleo sobre tela, 320,5 × 281,5 cm. Museu do Prado, Madri, Espanha.

O próprio Velázquez está representado na imagem, mas para quem ele está olhando? O que está pintando na porção esquerda? O que fazem os demais personagens? Qual é o ponto de vista do pintor? O que uma pessoa vê, por exemplo, neste quadro é diferente do que viu o pintor assim que terminou esse trabalho. Todavia, se estivéssemos inseridos no contexto (tempo, espaço e subjetividade) de Diego Velázquez, certamente teríamos uma visão semelhante à do artista. Do mesmo modo, quando uma sociedade experiencia os mesmos estímulos histórico-culturais, ela tende a interpretar as situações partindo de uma mesma perspectiva.

Não é de espantar que dados do Instituto Nacional de Saúde Mental dos Estados Unidos, baseados nos critérios de doença da Associação Americana de Psiquiatria, amplamente divulgados nos elos da medicalização (mídia, indústria farmacêutica e outros), apontem que 46% dos estadunidenses são enquadrados em algum tipo de doença (Costa, 2019). Registros como esse, espalhados pelo mundo, associam a anormalidade a uma modificação quantitativa do estado normal, conforme alertou George Canguilhelm (2011), cujo livro, *O normal e o patológico*, é por nós recomendado para quem busca uma compreensão objetiva do que é ou não é doença.

Como demonstrado, houve a aceitação da ideia de doença relacionada a comportamentos não sintomaticamente patológicos, como envelhecimento, beleza, desatenção na escola, impulsividade, parto e outros. Percebemos que situar normalidade em um padrão quantitativo e estatístico desconsidera diferenças naturais não apenas no comportamento das pessoas, mas também em características corporais, como a cor dos olhos, o formato do nariz, a cor da pele e outros. Em algum ponto dessa análise, o sujeito de nosso tempo se assemelha ao homem-massa de Ortega y Gasset, que não sabe fazer escolhas (Costa, 2019), e um tanto com o homem-rebanho de Friedrich Nietzsche, submisso aos valores dominantes da civilização (Melo, 2022), sendo, portanto, servil ao biopoder. Usando termos latinos de Aquino (2012), nesta condição, o *Homo patiens* (eu sofredor), mais do que o *medicum tecnicum* (outro-objeto), precisa do *medicus humanus* (outro-eu).

Essa ideia conduz à reflexão de que, na percepção do humano como objeto máquina, criam-se protocolos para prever e diagnosticar doenças mediante pesquisas subsidiadas e divulgadas na mídia pelas indústrias farmacêuticas. O eu psíquico, espiritual, torna-se o eu físico, corporal, graças a substâncias "eficazes" e de dispositivos médicos que se expandem para outros departamentos, como o controle da gordura, a estimulação dos músculos e da massa corporal, entre tantos outros "protocolos".

Somos impactados na vivência do cotidiano, mas, como vimos em Vygotsky, se o meio sociocultural nos influencia, nós também o influenciamos e o transformamos, como criadores em nós mesmos de uma neuroplasticidade produtora de conexões modeladoras do mundo. Recorremos à neurociência para assumir que, quando alguém submetido a uma avaliação neuropsicológica apresenta pontuações muito baixas ou muito altas, isso não significa de modo restrito uma anormalidade. Uma disfunção cerebral não é dogma de patologia, não deve ser a explicação para comportamentos provocados por situações difíceis da vida nem pode ser base para prescrições médicas apressadas.

O uso de neuropsicofármacos quando hiperdimensionado para resolver problemas de aprendizagem de uma criança ou solucionar queixas de sofrimento nos leva a perguntar qual é o limite entre biomédico e o sociocultural. É notório que movimentos irregulares na rede neural do cérebro dificultam a aquisição de conhecimentos e provocam efeitos cognitivos e comportamentais, mas eles não representam a exclusividade dos problemas de aprendizagem. Para produzir equilíbrio químico no cérebro, "desde a segunda metade do século XX, milhões de pessoas no mundo inteiro passaram a utilizar medicamentos psiquiátricos" (Freitas; Amarante, 2017, posição 767). O livro desses autores, *Medicalização em psiquiatria*, é fortemente recomendado para maior aprofundamento no tema.

No caminho em direção aos manuais diagnósticos, passamos pelos testes psicométricos. Embora tais instrumentos tenham funcionado em uma perspectiva estigmatizante, como no caso dos testes de quociente intelectual (QI), largamente explorados em ações discriminativas e reducionistas, eles podem e devem servir de apoio para uma visão mais abrangente dos comportamentos humanos. Os manuais de diagnóstico, por sua vez, sem serem instrumentos de testagem, são utilizados para estabelecer diagnósticos. Contudo, críticas de patologização, como no caso da velhice ou da depressão, têm gerado repercussões negativas, inclusive de pessoas que já foram ligadas à elaboração do manual, como Allen Frances, que se referiu ao diagnóstico no DSM de transtorno depressivo maior (TDMA), assinalando que esse distúrbio não é nem maior, nem depressivo nem transtorno.

Movimentos como o Stop DSM levaram profissionais da área da saúde a se posicionar contrariamente à postura artificial do manual em favor de uma imagem assistencialista que interfere em direitos e liberdades, reduzindo, do nosso ponto de vista, seres humanos a "objetos avaliativos de rendimento" pela necessidade de eliminar riscos e vulnerabilidades. Ações igualmente medicalizantes em outras áreas não fugiram do crivo dos movimentos franceses, Pas de Zéro de Conduite (PZC), L'Appel des Appels e Forum Des Rased, ou, no Brasil, do Fórum sobre Medicalização da Educação e da Sociedade (FSMES).

De toda conjuntura abordada, o objetivo deste livro foi levantar questões que ajudassem o leitor a focar-se em alguns desafios, como atentar-se para a compreensão das diferenças humanas quanto à tendência de patologização do normal; reagir a aspectos sociais rotulados como "problemas", por exemplo parto, aparência, velhice, angústia; considerar a influência dos elos medicalizantes – indústria farmacêutica, tecnologia, mídia e outros; distinguir diagnósticos de rastreamentos naturais à prevenção, que resultam em sobrediagnósticos não justificáveis e que causam sofrimento psíquico.

Como acontece com adultos, crianças podem padecer de alguma condição sem ter ideia do que seja; transformar essas situações aflitivas em problemas orgânicos é uma forma de reducionismo biológico. Nesse seguimento, diferenças são tornadas transtornos, questões coletivas de ordem sociocultural são reduzidas ao indivíduo e reapresentadas como doenças, como dizem Colares, Moysés e Ribeiro (2011) em *Novas capturas, antigos diagnósticos na era dos transtornos* – obra que oferece uma ampla ideia de como problemas socioculturais se tornam biológicos.

A favor do reducionismo biomédico, um argumento, muitas vezes generalizado, diz que no transtorno de déficit de atenção com hiperatividade (TDAH) ocorre a baixa produção de dopamina, explicação semelhante ao que se diz sobre desequilíbrio químico na serotonina em depressivos.

Essa premissa tende a criar a noção de que a criança com dificuldades de aprendizagem apresenta problema orgânico, cerebral, por causas biológicas; assim, prescrevem-se medicamentos para restabelecer o equilíbrio químico sem considerar possíveis razões de ordem psicológica, social e situacional.

O alto índice de diagnósticos de problemas de aprendizagem nos primeiros anos escolares levanta outra problemática: a ausência de dados sobre qual parcela desses números está associada a sistemas escolares precários, profissionais nem sempre habilitados, falta de apoio ou proteção. Logo, podemos indagar quais seriam os índices de quem tem problemas de ordem biológica e quais apenas respondem ao ambiente sociocultural em que vivem. Essas informações acentuam a necessidade de mais estudos sobre o tema, razão, inclusive, de convidá-lo(a), leitor(a), a pesquisar o fracasso escolar à luz de diferentes abordagens teóricas para aprofundar a interpretação de sua origem e oferecer recursos de caráter preventivo.

Parece não haver dúvida de que o fracasso escolar é um fenômeno produzido pela complexidade da sociedade vigente e influenciada por seus condicionantes sócio-históricos, como afirma Patto (1990). O cotidiano escolar não se desvincula das experiências pessoais e familiares, das condições históricas, políticas e sociais. O livro de Maria Helena de Souza Patto, *A produção do fracasso escolar: histórias de submissão e rebeldia*, é uma indicação para leitores interessados em conhecer o insucesso escolar em diferenças etapas, diante de casos de TDAH e dislexia, sem se ater de modo exclusivo à medicalização.

Outra sugestão para estudo exploratório ou mesmo para pesquisa experimental é a investigação de dificuldades de aprendizagem na perspectiva do educador. Somos afetados por questões críticas em todas as áreas de trabalho, e, nesta linha, é importante saber quais são as dificuldades mais frequentes do professor na relação com seus alunos e familiares. Alargar o horizonte investigativo de sentido no trabalho docente pode ajudar a reunir dados relevantes para a compreensão de fatores ligados à medicalização.

Questionamentos também surgem sobre o que é, de fato, TDAH. Critérios como desatenção, hiperatividade e impulsividade não significam que a criança tem esse diagnóstico, pois determinadas situações (incluindo outros aspectos médicos) e dificuldades psicológicas que envolvam ou não eventos estressantes podem causar sintomas similares ao quadro descrito em TDAH. Para isso, é preciso saber se as dificuldades estão na leitura, na escrita, na motricidade ou na linguagem. Também é indicado verificar se há relato de experiências traumáticas (como perda de um ente querido, separação dos pais ou *bullying*), dificuldades psicológicas (ansiedade, depressão ou outros), além de condições médicas (epilepsia, condições neurológicas, entre outros).

Para alcançar uma psicoeducação mais humanizada, que se distancie da medicalização massiva, resta-nos ampliar o quadro de atenção à criança para um atendimento multidisciplinar envolvendo terapias alternativas e um conjunto de profissionais, como pediatra, psiquiatra, psicólogo, assistente social e outros.

É importante saber qual papel ocupam terapias alternativas, psicoterapia e atividades físicas no processo de desmedicalização. As práticas integrativas e complementares em saúde (PICs) podem dar suporte para além da experiência essencialmente médica, resguardando os devidos cuidados. A procura às PICs, em parte, está relacionada a reações adversas ao tratamento químico indicado pela medicina tradicional.

A psicoterapia, em alguns atendimentos, remete a práticas que são usadas nas terapias alternativas, como é o caso da meditação para sofrimento psíquico, pensamentos acelerados e emoções negativas. Para estudiosos, a palavra integrada à meditação impulsiona de um modo natural a produção de serotonina, sem a necessidade de se induzir a pessoa a uma condição neuroquímica.

A AF tem efeitos inegáveis sobre o bem-estar, quando desenvolvida de forma equilibrada, possibilitando menor suscetibilidade a doenças, além de diminuir o impacto de sintomas afetivos com efeitos similares a determinados medicamentos para amenizar o sofrimento psíquico. No entanto, quando aplicados de forma desequilibrada, como ocorre em pessoas que se viciam em integrá-las ao uso de anabolizantes, as consequências vão de lesões por esforço repetitivo, fraturas ósseas a problemas hormonais.

A abordagem deste estudo é de valorização dos recursos alinhados ao debate e à atenção humanizada em todas as esferas de atuação – que pode ser o consultório médico, o trabalho com grupos ou no ambiente de sala de aula, onde atuam professores, pedagogos, orientadores e outros. O debate e o foco na humanização são os primeiros passos para diminuir os efeitos da categorização humana que rotula, diminui possibilidades e interfere nos relacionamentos humanos.

Como desfecho de análise, não há como tratar de medicalização na educação sem mencionar a medicalização da vida – a primeira é parte da segunda. Existem várias práticas médicas no conceito de medicalização e diferentes formas de definir o que é "problema médico". Medicalizar e desmedicalizar são medidas atreladas ao contexto histórico-cultural, que nos aponta a representação da existência humana com suas memórias, suas histórias e seus personagens. Mediante esse contexto, detalhamos o tempo e o lugar em que fenômenos como a medicalização ocorrem. São os detalhes do contexto histórico-cultural que nos permitem interpretar, analisar e apontar perspectivas para o futuro em vez de apenas julgá-lo.

Do especialista ao generalista, do que ensina ao que aprende, nossas práticas nos convidam a avaliar competências e a buscar colaborações. Aqui sinalizamos que não há uma receita ou uma fórmula para provocar as mudanças necessárias, o que nos incita ao debate e nos conduz à humanização.

No intento de evitar o reducionismo segregador da "patologização", o debate e a humanização apontam para a necessidade de: desenvolver projetos pedagógicos; refletir sobre a relação entre professores e alunos; criar estratégias grupais; descobrir o que o aluno quer aprender e como trocar experiências. Estende-se essa perspectiva a equipes multiprofissionais de saúde: fisioterapeutas, médicos, enfermeiros, nutricionistas, fonoaudiólogos e outros especialistas.

O debate e a humanização mostram que, antes de se dedicar a protocolos apresentados, o profissional importa-se com a pessoa que é atendida, busca aspectos positivos diante do que é negativo, promove a escuta ativa, propõe perguntas abertas e busca se informar sobre o cotidiano que envolvem, além da criança ou do adulto a quem se presta a ajuda, outras pessoas a sua volta e a aspectos da sua vida social.

Referências

AGUIAR, A. A. de. **A psiquiatria no divã**: entre as ciências da vida e a medicalização da existência. Rio de Janeiro: Relume Dumará, 2004. [E-book].

ALMEIDA, M. S. C. et al. International Classification of Disease: 11th revision – from design to implementation. **Revista de Saúde Pública**, v. 54, 2020.

ALTARAC, M.; SAROHA, E. Lifetime Prevalence of Learning Disability among US Children. **Pediatrics**, v. 119, Feb. 2007.

ÁLVAREZ, A. Valoración crítica de las actuales clasificaciones de los trastornos mentales. **Revista de Psicología**, v. 11, n. 1, 2007.

ANDREASEN, N. C.; BLACK, D. W. **Introdução à psiquiatria**. 4. ed. Porto Alegre: Artmed, 2009.

ANVISA – Agência Nacional de Vigilância Sanitária. **Regras básicas de propaganda**. 2010a. Disponível em: <http://antigo.ANVISA.gov.br/regras-basicas-de-propaganda>. Acesso em: 6 set. 2022.

ANVISA – Agência Nacional de Vigilância Sanitária. **Relatório de Atividades 2010**. Brasília: Anvisa, 2010b. Disponível em: <https://www.gov.br/anvisa/pt-br/centraisdeconteudo/publicacoes/gestao/relatorios-de-atividades/relatorio-de-atividades-2010.pdf>. Acesso em: 6 set. 2022.

AQUINO, T. A. A. de. Análise da narrativa de Viktor Frankl acerca da experiência dos prisioneiros nos campos de concentração. **Revista da Abordagem Gestáltica**, Goiânia, v. 18, n. 2, p. 206-215, dez. 2012. Disponível em: <http://pepsic.bvsalud.org/pdf/rag/v18n2/v18n2a11.pdf>. Acessos em: 6 set. 2022.

ARAÚJO, A. C.; LOTUFO NETO, F. A nova classificação americana para os transtornos mentais: o DSM-5. **Revista Brasileira de Terapia Comportamental e Cognitiva**, São Paulo, v. 16, n. 1, p. 67-82, abr. 2014. Disponível em: <http://pepsic.bvsalud.org/scielo.php?script=sci_arttext&pid=S1517-55452014000100007>. Acesso em: 13 set. 2022.

ARUN, P. et al. Prevalence of Specific Developmental Disorder of Scholastic Skill in School Students in Chandingarh, India. **The Indian Journal of Medical Research**, v. 138, n. 1, p. 89-98, July 2013.

AS SEQUELAS emocionais da pandemia. Universidade Federal do Rio Grande do Sul, 22 out. 2020. Disponível em: <http://www.ufrgs.br/ufrgs/noticias/as-sequelas-emocionais-da-pandemia>. Acesso em: 6 set. 2022.

ASSIS, M. de. **O Alienista**. Porto Alegre: L&PM Editores, 1998. [E-book].

BEAUMONT, J. F. El psicólogo Leon Kamin desmonta las teorías racistas sobre la inteligencia. **El País**, 18 set. 2001. Disponível em: <https://elpais.com/diario/1985/07/22/sociedad/490831203_850215.html>. Acesso em: 12 set. 2022.

BECK, J. S. **Terapia cognitivo-comportamental**: teoria e prática. 2. ed. Porto Alegre: Artmed, 2013.

BIANCHI E.; FARAONE, S. A. El Trastorno por Déficit de Atención e Hiperactividad (TDA/H): tecnologías, actores sociales e industria farmacéutica. **Physis: Revista de Saúde Coletiva**, Rio de Janeiro, v. 25, n. 1, p. 75-98, 2015. Disponível em: <https://www.scielo.br/j/physis/a/x6YnYmLDPzRpvfpkk9TFcdR/?lang=es&format=pdf>. Acesso em: 13 set. 2022.

BIANCHI, E. El proceso de medicalizacion de la sociedad y el déficit de atención com Hiperactividad (ADHD). Aportes históricos y perspectivas actuales. In: JORNADAS DE SOCIOLOGIA DA LA UNLP, 6., 2010, La Plata. Disponível em: <https://www.aacademica.org/000-027/623.pdf>. Acesso em: 13 set. 2022.

BIANCHI, E. et al. Medicalización más allá de los médicos: marketing farmacéutico en torno al trastorno por déficit de atención e hiperactividad en Argentina y Brasil (1998-2014). **Saúde e Sociedade**, São Paulo, v. 25, n. 2, p. 452-462, abr./jun. 2016. Disponível em: <https://www.scielo.br/j/sausoc/a/hTfwM7gfjWrYMsvgGMnQG6w/?format=pdf&lang=es>. Acesso em: 13 set. 2022.

BINDER, L. M.; IVERSON, G. L.; BROOKS, B. L. To Err is Human: "Abnormal" Neuropsychological Scores and Variability are Common in Healthy Adults. **Archives of Clinical Neuropsychology.**, v. 24, n. 1, p. 31-46, Fev. 2009. Disponível em: <https://pubmed.ncbi.nlm.nih.gov/19395355/>. Acesso em: 15 set. 2022.

BIRRER, R. B.; TOKUDA, Y. Medicalization: A Historical Perspective. **Journal of General and Family Medicine**, v. 18, n. 2, p. 48-51, Mar. 2017. Disponível em: <https://www.ncbi.nlm.nih.gov/pmc/articles/PMC5689393/>. Acesso em: 6 set. 2022.

BODY, R.; FOEX, B. On the Philosophy of Diagnosis: Is Doing More Good Than Harm Better Than "Primum Non Nocere"? **Emergency Medicine Journal**, v. 26, p. 238-240, Mar. 2009. Disponível em: <https://emj.bmj.com/content/emermed/26/4/238.full.pdf>. Acesso em: 5 set. 2022.

BOEHM, C. Prevent Senior se compromete a não distribuir remédios sem eficácia. **Agência Brasil**, 22 out. 2021. Disponível em: <https://agenciabrasil.ebc.com.br/justica/noticia/2021-10/prevent-senior-se-compromete-nao-distribuir-remedios-sem-eficacia>. Acesso em: 13 set. 2022.

BORDOGNA, M. T. From Medicalisation to Pharmaceuticalisation: A Sociological Overview. New Scenarios for the Sociology of Health. **Social Change Review**, v. 12, n. 2, p. 119-140, 2015. Disponível em: <https://www.researchgate.net/publication/276512048_From_Medicalisation_to_Pharmaceuticalisation_-_A_Sociological_Overview_New_Scenarios_for_the_Sociology_of_Health>. Acesso em: 6 set. 2022.

BRASIL. Ministério da Saúde. Lei n. 8.080, de 19 de setembro de 1990. **Diário Oficial da União**. Poder Legislativo. Brasília, DF, 1990. Disponível em <http://www.planalto.gov.br/ccivil_03/leis/l8080.htm>. Acesso em: 6 set. 2022.

BRASIL. Ministério da Saúde. Decreto n. 79.094, de 5 de janeiro de 1977. **Diário Oficial da União**, Poder Executivo, Brasília, DF, 1977. Disponível em: <http://www.planalto.gov.br/ccivil_03/decreto/antigos/d79094.htm>. Acesso em: 6 set. 2022.

BRASIL. Ministério da Saúde. Resolução RDC n. 301, de 21 de agosto de 2019. **Diário Oficial da União**, Brasília, DF, 22 ago. 2019. Disponível em: <https://www.in.gov.br/en/web/dou/-/resolucao-rdc-n-301-de-21-de-agosto-de-2019-211914064>. Acesso em: 2 ago. 2022.

BRASIL. Ministério da Saúde. Secretaria de Atenção à Saúde. Departamento de Atenção Básica. **Política Nacional de Práticas Integrativas e Complementares no SUS**. Brasília, 2006.

BRASIL. Ministério da Saúde. Secretaria de Ciência, Tecnologia e Insumos Estratégicos. Departamento de Assistência Farmacêutica e Insumos Estratégicos. **Uso de Medicamentos e Medicalização da Vida: recomendações e estratégias**. Brasília, 2018. Disponível em: <https://www.conasems.org.br/wp-content/uploads/2019/02/Livro-USO-DE-MEDICAMENTOS-E-MEDICALIZAC%CC%A7A%CC%83O-DA-VIDA.pdf>. Acesso em 10 ago. 2022.

BRASIL. Ministério da Saúde. **Uso de medicamentos e medicalização da vida**: recomendações e estratégias. Brasília, DF: Ministério da Saúde, 2019. Disponível em: <https://bvsms.saude.gov.br/bvs/publicacoes/medicamentos_medicalizacao_recomendacoes_estrategia_led.pdf> Acesso em: 6 set. 2022.

BUCKINGHAM, W. et al. **O livro da filosofia**. São Paulo: Globo, 2011. (As grandes ideias de todos os tempos).

CABUT, S. Psiquiatria, DSM-5, o manual que causa loucura. **Le Monde Science et Techno**, v. 18, n. 5, maio 2013. Disponível em: <https://www.polbr.med.br/ano13/fran0513.php#:~:text=Na%20Fran%C3%A7a%2C%20a%20luta%20contra,que%20na%20sua%20%C3%BAltima%20edi%C3%A7%C3%A3o>. Acesso em: 12 set. 2022.

CALIMAN, L. V. Os biodiagnósticos na era das cidadanias biológicas. In: COLLARES, C. L.; MOYSÉS, M. A.; RIBEIRO, M. F. (Org.). **Novas capturas, antigos diagnósticos na era dos transtornos**. Campinas: Mercado de Letras, 2013. p. 119-133.

CALIN, D. Les RASED et le mouvement psychopédagogique. **Psychologie, éducation & enseignement spécialisé**, Dec. 2008. Disponível em: <http://dcalin.fr/textes/rased_psychopedagogie.html>. Acesso em: 12 set. 2022.

CAMARGO JR., K. R. Algumas considerações sobre a relação doença-sociedade em psicologia médica. In: MELLO-FILHO, J. de et al. **Psicossomática hoje**. Porto Alegre: Artmed, 2010. p. 106-110. Disponível em: < http://www.lotuspsicanalise.com.br/biblioteca/Julio_de_Mello_Filho_Psicossomatica.pdf>. Acesso em: 7 set. 2022.

CAMARGO JR., K. R. de C. As armadilhas da concepção positiva de saúde. **Physis: Revista de Saúde Coletiva**, Rio de Janeiro, v. 76, n. 1, p. 63-76, 2007. Disponível em: <https://www.scielo.br/j/physis/a/5Yb88YjJWYqddy9ZF5QCF8q/?format=pdf&lang=pt>. Acesso em: 7 set. 2022.

CAMARGO, E. P. de; TEIXEIRA, M. Doenças funcionais. **Revista Latino-americana de Psicopatologia Fundamental**, v. 5, n. 1, p. 164-169, mar. 2002. Disponível em: <https://www.scielo.br/j/rlpf/a/btksKJmntxCmDHqxMRFKWkb/?lang=pt&format=pdf>. Acesso em: 7 set. 2022.

CAMINHA, R. M. et al. O modelo cognitivo aplicado à infância. In: RANGÉ, B. **Psicoterapias cognitivo-comportamentais**: um diálogo com a psiquiatria. 2. ed. Porto Alegre: Artmed, 2011. p. 633-653.

CANGUILHEM, G. **O normal e o patológico**. 7. ed. Rio de Janeiro: Forense Universitária, 2011.

CAPONI, S. N. Dispositivos de segurança, psiquiatria e prevenção da criminalidade: o TOD e a noção de criança perigosa. **Saúde e Sociedade**, v. 27, n. 2, p. 298-310, abr./jun., 2018. Disponível em: <https://scielosp.org/article/sausoc/2018.v27n2/298-310/>. Acesso em: 5 set. 2022.

CAPONI, S.; BRZOZOWSKI, F. S. **Ética e medicalização**. Especialização em Gestão da Assistência Farmacêutica, Universidade Federal de Santa Catarina, 2013. Disponível em: <https://ares.unasus.gov.br/acervo/handle/ARES/3531>. Acesso em: 22 abr. 2022.

CARAPINHEIRO, G. **A saúde no contexto da sociologia**. CIES-ISCTE/CELTA, jun. 1986. Disponível em: <https://repositorio.iscte-iul.pt/bitstream/10071/947/1/1.pdf>. Acesso em: 12 set. 2022.

CARVALHO, B. Saúde integrativa resgata a importância do autocuidado e do bem-estar. **CNU – Central de Notícias Uninter**, 5 out. 2021. Disponível em: <https://www.uninter.com/noticias/saude-integrativa-resgata-a-importancia-do-autocuidado-e-do-bem-estar>. Acesso em: 15 set. 2022.

CARVALHO, F. F. B.; NOGUEIRA, J. A. D. Práticas corporais e atividades físicas na perspectiva da Promoção da Saúde na Atenção Básica. **Ciência & Saúde Coletiva**, v. 21, n. 6, p. 1829-1838, 2016. Disponível em: <https://www.scielo.br/j/csc/a/CTg65zvsnsFwJR5YJyrSWXw/?format=pdf&lang=pt>. Acesso em: 14 set. 2022.

CASPERSEN, C. J.; POWELL, K. E.; CHRISTENSON, G. M. Physical Activity, Exercise, and Physical Fitness: Definitions and Distinctions for Health-Related Research. **Public Health Reports**, Washington, v. 100, n. 2, p. 126-131, Mar.-Apr. 1985. Disponível em: <https://www.ncbi.nlm.nih.gov/pmc/articles/PMC1424733/pdf/pubhealthrep00100-0016.pdf>. Acesso em: 15 set. 2022.

CASTRO, F. S.; LANDEIRA-FERNANDEZ, J. Notas históricas acerca do debate mente e cérebro. **Com Ciência**, 10 dez. 2012. Disponível em: <https://www.comciencia.br/comciencia/handler.php?section=8&edicao=84&id=1039>. Acesso em: 7 set. 2022.

CAUSAS do autismo. **Centro ABCReal Portugal**, 17 nov. 2015. Disponível em: <http://www.centroabcreal.com/paginas/449/causas-do-autismo/>. Acesso em: 13 set. 2022.

CDC – Centers for Disease Control and Prevention. **Treatment of ADHD**: My Child Has Been Diagnosed with ADHD: Now What? 2017. Disponível em: <https://www.cdc.gov/ncbddd/adhd/treatment.html>. Acesso em: 13 set. 2022.

CFF – Conselho Federal de Farmácia. Venda de medicamentos psiquiátricos cresce na pandemia. 10 set. 2020. Disponível em: <https://www.cff.org.br/noticia.php?id=6015>. Acesso em: 6 set. 2022.

CFP – Conselho Federal de Psicologia. **Subsídios para a campanha**: não à medicalização da vida. 2013. Disponível em: <https://site.cfp.org.br/wp-content/uploads/2012/07/Caderno_AF.pdf>. Acesso em: 12 set. 2022.

CRF-SP – Conselho Regional de Farmácia do Estado de São Paulo. **Pesquisa aponta que 77% dos brasileiros têm o hábito de se automedicar**. 30 abr. 2019. Disponível em: <http://www.crfsp.org.br/noticias/10535-pesquisa-aponta-que-77-dos-brasileiros-t%C3%AAm-o-h%C3%A1bito-de-se-automedicar.html>. Acesso em: 6 set. 2022.

CHIARELLO, M. P. Dificuldades e transtornos da aprendizagem. **Revista Científica Multidisciplinar Núcleo do Conhecimento**, ano 4, n. 4, v. 4, p. 102-120, abr. 2019. Disponível em: <https://www.nucleodoconhecimento.com.br/psicologia/dificuldades-e-transtornos>. Acesso em: 12 set. 2022.

COGHILL, D.; CHEN, W.; SILVA, D. Organizando e fornecendo tratamento para o TDAH. In: ROHDE, L. A. et al. (Org.). **Guia para compreensão e manejo do TDAH da World Federation of ADHD**. Porto Alegre: Artmed, 2019. [E-book].

COHUT, M. Exercise for Mental Health: How Much Is Too Much? **Medical News Today**. 2018. Disponível em: <https://www.medicalnewstoday.com/articles/322734>. Acesso em: 15 set. 2022.

COLAÇO, L. C. Medicalização da infância nas pesquisas científicas: o que dizem os estudos na área da medicina, educação e psicologia na Universidade de São Paulo (USP)? In: TULESKI, S. C.; FRANCO, A. F. **O lado sombrio da medicalização da infância**: possibilidades de enfrentamento. Rio de Janeiro: Nau, 2019. [E-book].

COLLARES, C. A. L.; MOYSÉS, M. A. **Preconceitos no cotidiano escolar**: ensino e medicalização. [S.l.]: [s.n.], 2016. Edição do autor. [E-book].

CONRAD, P. Medicalization and Social Control. **Annual Review of Sociology**, v. 18, p. 209-732, 1992. Disponível em: <http://people.uncw.edu/ricej/deviance/Medicalization%20of%20Deviance,%20by%20Conrad%20and%20Schneider.pdf>. Acesso em: 5 set. 2022.

CONTINO, G. The Medicalization of Health and Shared Responsibility. **The New Bioethics**, v. 22, n. 1, p. 45-55, Apr. 2016. Disponível em: <https://www.tandfonline.com/doi/full/10.1080/20502877.2016.1151253>. Acesso em: 6 set. 2022.

CORDIOLI, A. V. **Psicofármacos nos transtornos mentais**. 2010. Disponível em: <https://www.nescon.medicina.ufmg.br/biblioteca/imagem/0275.pdf>. Acesso em: 7 set. 2022.

COSTA, N. do R.; SILVA, P. R. F. da. A atenção em saúde mental aos adolescentes em conflito com a lei no Brasil. **Ciência & Saúde Coletiva**, v. 22, n. 5, p. 1467-1478, maio. 2017. Disponível em: <https://www.scielo.br/j/csc/a/RFX6DX9PMYT7fCQvWNWPR7v/?format=pdf&lang=pt>. Acesso em: 5 set. 2022.

COSTA, V. B. **A especialização lato sensu em neuropsicologia na cidade de Goiânia**: dilemas ético-políticos. 131 f. Dissertação (Mestrado em Psicologia) – Programa de Pós-graduação em Psicologia, Universidade Federal de Goiás, Goiânia, 2019.

CREMESP – Conselho Regional de Medicina do Estado de São Paulo. **Consulta n. 85.150/10**. São Paulo, 2010. Disponível em: <http://www.cremesp.org.br/?siteAcao=Pareceres&dif=s&ficha=1&id=9695&tipo=PARECER&orgao=Conselho%20Regional%20de%20Medicina%20do%20Estado%20de%20S%E3o%20Paulo&numero=85150&situacao=&data=23-11-2010>. Acesso em: 14 set. 2022.

CRP – Conselho Regional de Psicologia (Org.). **Direitos humanos?** O que temos a ver com isso? Comissão de Direitos Humanos, Rio de Janeiro, 2007. Disponível em: <https://laps.ensp.fiocruz.br/arquivos/documentos/23>. Acesso em: 7 set. 2022.

CRPSP – Conselho Regional de Psicologia de São Paulo. **Medicalização**: Manifesto do Fórum sobre Medicalização da Educação e da Sociedade. nov. 2010.

CRPSP – Conselho Regional de Psicologia de São Paulo. **Medicalizar não é solução**. ago. 2014. (Série Comunicação Popular CRP SP, A psicologia e sua interface com a medicalização). Disponível em: <http://www.crpsp.org.br/portal/comunicacao/cartilhas/medicalizacao/miolo-medicalizacao.pdf>. Acesso em: 7 set. 2022.

CRUZ, M. B. **Transtorno específico de aprendizagem em crianças e adolescentes com transtorno bipolar**: prevalência e correlatos neuroanatômicos. 64 f. Dissertação (Mestrado em Ciências Médicas: Psiquiatria) – Universidade Federal do Rio Grande do Sul, Porto Alegre, 2017. Disponível em: <https://lume.ufrgs.br/bitstream/handle/10183/179006/001057498.pdf?sequence=1&isAllowed=y>. Acesso em: 13 set. 2022.

DALGALARRONDO, P. **Psicopatologia e semiologia dos transtornos mentais**. Porto Alegre: Artmed, 2008.

DAMASCENO, B. P. A mente humana na perspectiva da neuropsicologia. In: MIOTTO, E. C.; LUCIA, M. C. S. de; SCAFF, M. **Neuropsicologia e as interfaces com as neurociências**. São Paulo: Casa do Psicólogo, 2012. p. 157-162.

DAMÁSIO, A.; DAMÁSIO, H. O cérebro e a linguagem revista: **Viver Mente & Cérebro Scientific American**, ano 13, n. 143, dez. 2004. Disponível em: <https://www.psiquiatriageral.com.br/cerebro/cerebro_e_a_linguagem.htm>. Acesso em: 22 abr. 2022.

DANIEL, C.; SOUZA, M. de. Modos de subjetivar e de configurar o sofrimento: depressão e modernidade. **Psicologia em Revista**, Belo Horizonte, v. 12, n. 20, p. 117-130, dez. 2006. Disponível em: <http://pepsic.bvsalud.org/pdf/per/v12n20/v12n20a02.pdf>. Acesso em: 5 set. 2022.

DANTAS, A. J. L. A Psicologia e a negação/invisibilidade das velhices. **Boletim**: Comissão de Direitos Humanos do CFP, Conselho Federal de Psicologia, Brasília, v. 1, n. 7, abr./jun. 2021. Disponível em: <https://site.cfp.org.br/wp-content/uploads/2021/07/Boletim-CDH-CFP-7-edicao.pdf>. Acesso em: 12 set. 2022.

DEJOURS, C. Por um novo conceito de saúde. **Revista Brasileira de Saúde Ocupacional**, v. 14, n. 54, abr./jun. 1986. Disponível em: <https://edisciplinas.usp.br/pluginfile.php/5817635/mod_resource/content/2/%5BDejours%5D_Por%20um%20novo%20conceito%20de%20Sa%C3%BAde.pdf>. Acesso em: 15 set. 2022.

DORNELES, B. V. et al. Impacto do DSM-5 no diagnóstico de transtornos de aprendizagem em crianças e adolescentes com TDAH: um estudo de prevalência. **Psicologia: Reflexão e Crítica**, v. 27, n. 4, 2014. Disponível em: <https://www.scielo.br/j/prc/a/cbwHmCDqrxB6SPyq4SJhFKg/?format=pdf&lang=pt>. Acesso em: 13 set. 2022.

EAGLEMAN, D. **Cérebro**: uma biografia. Rio de Janeiro: Rocco Digital, 2017. [E-book].

EIDT, N. M.; MARTINS, D. R. Medicalização, uma história antiga: recuperando as relações com o higienismo e a eugenia na sociedade e educação. In: TULESKI, S. C.; FRANCO, A. F. (Org.). **O lado sombrio da medicalização da infância**: possibilidades de enfrentamento. Rio de Janeiro: Nau, 2019. [E-book]. Posição 114-454.

ESHER, A.; COUTINHO, T. Uso racional de medicamentos, farmaceuticalização e usos do metilfenidato. **Ciência & Saúde Coletiva**, v. 22, n. 8, p. 2571-2580, ago. 2017. Disponível em: <https://www.scielo.br/j/csc/a/FvqznKY6xKDqj5cL5fs8kRP/?format=pdf&lang=pt>. Acesso em: 13 set. 2022.

FALCONE, E. M. O. Terapia do esquema. In: MELO, W. V. (Org.). **Estratégias psicoterápicas e terceira onda em terapia cognitiva**. Novo Hamburgo: Sinopsys, 2014. p. 264-288.

FAVA, D. C.; MELO, W. V. Terapia cognitiva para crianças de 0 a 6 anos. In: MELO, W. V. (Org.). **Estratégias psicoterápicas e terceira onda em terapia cognitiva**. Novo Hamburgo: Sinopsys, 2014. p. 482-510.

FERREIRA, L. L. G.; ANDRICOPULO, A. D. Medicamentos e tratamentos para a COVID-19. **Estudos Avançados**, v. 34, n. 100, set./dez. 2020. Disponível em: <https://www.scielo.br/j/ea/a/gnxzKMshkcpd7kgRQy3W7bP/?format=pdf&lang=pt>. Acesso em: 6 set. 2022.

FERREIRA, M. S.; CASTIEL, L. D.; CARDOSO, M. H. C. de A. A patologização do sedentarismo. **Saúde & Sociedade**, São Paulo, v. 21, n. 4, p. 836-847, 2012. Disponível em: <https://www.scielo.br/j/sausoc/a/6Q55wRpd9mzzwXN9TqQFyXt/?format=pdf&lang=pt>. Acesso em: 15 set. 2022.

FINKELMAN, J. (Org.). **Caminhos da saúde pública no Brasil**. Rio de Janeiro: Fiocruz, 2002. [E-book].

FONSECA, T. R. et al. Educação física escolar e saúde: predomínio da visão reducionista. **EFDeportes.com**, Buenos Aires, ano 18, n. 190, mar. 2014. Disponível em: <https://www.efdeportes.com/efd190/educacao-fisica-e-saude-visao-reducionista.htm>. Acesso em: 14 set. 2022.

FORTES, I. S. **Prevalência de transtornos específicos de aprendizagem e sua associação com transtornos mentais da infância e adolescência do Estudo Epidemiológico de Saúde Mental do Escola Brasileira – INPD**. 75 f. Dissertação (Mestrado em Psiquiatria) – Universidade de São Paulo, São Paulo, 2014. Disponível em: <https://www.teses.usp.br/teses/disponiveis/5/5142/tde-11052015-144445/publico/IsabelaSaldanhaFortesVersaoCorrigida.pdf>. Acesso em: 13 set. 2022.

FOUCAULT, M. **A arqueologia do saber**. Rio de Janeiro: Forense Universitária, 2008.

FOUCAULT, M. Crise da medicina ou crise da antimedicina. **Revista Verve**, v. 18, p. 167-194, 2010. Disponível em: <https://revistas.pucsp.br/index.php/verve/article/view/8646/6432>. Acesso em: 5 set. 2022.

FOUCAULT, M. **Discipline and Punish**: the Birth of the Prison. New York: Pantheon Books, 1977.

FOUCAULT, M. **Microfísica do poder**. Rio de Janeiro: Graal, 1984.

FRANCES, A. DSM 5 is Guide Not Bible: Ignore Its Ten Worst Changes. **Psychology Today**, 2 Dec. 2012. Disponível em: <https://www.psychologytoday.com/us/blog/dsm5-in-distress/201212/dsm-5-is-guide-not-bible-ignore-its-ten-worst-changes>. Acesso em: 12 set. 2022.

FRANCES, A. Transformamos problemas cotidianos em transtornos mentais. **El País**, 27 set. 2014. Entrevista. Disponível em <https://brasil.elpais.com/brasil/2014/09/26/sociedad/1411730295_336861.html>. Acesso em: 12 set. 2022.

FRANCES, A. **Voltando ao normal**. Rio de Janeiro: Versal, 2017. [E-book].

FREITAS, F.; AMARANTE, P. **Medicalização em psiquiatria**. Rio de Janeiro: Fiocruz, 2017. [E-book].

FRISCH, S. Are Mental Disorders Brain Diseases, and What Does This Mean? A Clinical-Neuropsychological Perspective. **Psychopathology**, v. 49, n. 3, p. 135-142, 2016.

FSMES – Fórum sobre medicalização da educação e da sociedade. 2010). **Manifesto do Fórum sobre Medicalização da Educação e da Sociedade**. São Paulo, 2013. Disponível em: <http://medicalizacao.org.br/recomendacoes/>. Acesso em: 22 abr. 2020.

FUENTES, D. et al. (Org.). **Neuropsicologia**: teoria e prática. 2. ed. Porto Alegre: Artmed, 2014. [E-book].

FUNASA – Fundação Nacional de Saúde. **Cronologia histórica da saúde pública**. Brasília, 2017. Disponível em: <http://www.funasa.gov.br/cronologia-historica-da-saude-publica>. Acesso em: 6 set. 2022.

GALVÃO, M. C. B.; RICARTE, I. L. M. A classificação internacional de doenças e problemas relacionados à saúde (CID-11): características, inovações e desafios para implementação. **Asklepion: informação em saúde**, v. 1, n. 1, p. 104-118, 2021. Disponível em: <https://asklepionrevista.info/asklepion/article/view/7/19>. Acesso em: 9 set. 2022.

GARCÍA, D. El médico mira más al ordenador que a los ojos del paciente. **Redacción Médica**, 22 mar. 2015. Disponível em: <https://www.redaccionmedica.com/noticia/-medico-mira-mas-al-ordendador-que-a-los-ojo-del-paciente-79424>. Acesso em: 14 set. 2022.

GAZZANIGA, M. S.; HEATHERTON, T. F. **Ciência psicológica**: mente, cérebro e comportamento. Porto Alegre: Artmed, 2005.

GIUSTI, K. G. **A medicalização da infância**: uma análise sobre a psiquiatrização da infância e sua influência na instituição escolar. 220 f. Dissertação (Mestrado em Sociologia Política) – Universidade Federal de Santa Catarina, Florianópolis, 2016. Disponível em: <https://repositorio.ufsc.br/bitstream/handle/123456789/167722/339020.pdf?sequence=1&isAllowed=y>. Acesso em: 5 set. 2022.

GLASSER, W. Somos por natureza sociais. In: **O livro da psicologia**. São Paulo: Globo, 2012. p. 240-241.

GLOBO Ciência. Quando a saúde é forma de poder. **Rede Globo**, 10 mar. 2012. Disponível em <http://redeglobo.globo.com/globociencia/noticia/2012/03/quando-saude-e-forma-de-poder.html>. Acesso em: 22 jul. 2022.

GLOCK, C. Medicinas tradicionais, complementares e integrativas: reconhecimento e regulamentação. **MedScape**, 19 ago. 2021. Disponível em: <https://portugues.medscape.com/verartigo/6506678>. Acesso em: 14 set. 2022.

GOMES DE MATOS, E.; GOMES DE MATOS, T. M.; GOMES DE MATOS, G. M. A importância e as limitações do uso do DSM-IV na prática clínica. **Revista de Psiquiatria do Rio Grande do Sul**, v. 27, n. 3, p. 312-318, set./dez. 2005. Disponível em: <https://www.scielo.br/j/rprs/a/J5mjsvvBYCx69rd3RhGHZxh/?format=pdf&lang=pt>. Acesso em: 6 set. 2022.

GOODWIN, R. D. Association between Physical Activity and Mental Disorders among Adults in the United States. **Preventive Medicine**, v. 36, p. 698-703, June 2003.

GONÇALVES, D. A. et al. **Guia prático de matriciamento em saúde mental**. Brasília: Ministério da Saúde: Centro de Estudo e Pesquisa em Saúde Coletiva, 2011.

GORI, R.; CHEDRI, S. **L'Appel des Appels**. 2008. Disponível em: <http://www.appeldesappels.org/l-appel-des-appels-1.htm>. Acesso em: 12 set. 2022.

GORI, R.; LAVAL, C.; CASSIN, B. **L'Appel des appels**: pour une insurrection des consciences. Paris: Fayard/Mille et une Nuits, 2009.

GÖRKER, I. The Prevalence and Gender Differences in Specific Learning Disorder. **IntechOpen**, 2019. Disponível em: <https://www.intechopen.com/chapters/70206>. Acesso em: 13 set. 2022.

GREAT ORMOND STREET HOSPITAL FOR CHILDREN. NHS Foundation Trust. **Functional Symptoms**: Information For Families. 2020. Disponível em: <https://media.gosh.nhs.uk/documents/Functional_symptoms_F2324_A5_col_FINAL_Jun20.pdf>. Acesso em: 7 set. 2022.

GUARDIOLA, A. Transtornos de atenção: aspectos neurobiológicos. In: ROTTA, N. T.; OHLWEILER, L.; RIESGO, R. S. **Transtornos de aprendizagem**: abordagem neurobiológica e multidisciplinar. Porto Alegre: Artmed, 2016. p. 124-130. [E-book].

GUARDIOLA, A.; FUCHS, F. D.; ROTTA, N. T. Prevalence of attention-deficit hyperactivity disorders in students: comparison between DSM-IV and neuropsychological criteria. **Arquivos de Neuro-Psiquiatria**, v. 58, n. 2B, p. 401-407, jun. 2000. Disponível em: <https://www.scielo.br/j/anp/a/MStr7cds89VdNbLR4g4bDWs/?format=pdf&lang=en>. Acesso em: 12 set. 2022.

GUARIDO, R. A medicalização do sofrimento psíquico: considerações sobre o discurso psiquiátrico e seus efeitos na educação. **Educação e Pesquisa**, São Paulo, v. 33, n. 1, p. 151-161, jan./abr. 2007. Disponível em: <https://www.scielo.br/j/ep/a/mJ9399tTm597mJXRgPhVNkf/?lang=pt&format=pdf>. Acesso em: 6 set. 2022.

HABIB, M. Le cerveau de l'hyperactif: entre cognition et comportement. **Développements**, v. 9, n. 3, p. 26-40, 2011. Disponível em: <https://www.cairn.info/revue-developpements-2011-3-page-26.htm>. Acesso em: 13 set. 2022.

HALL, W. **Harm Reduction Guide to Coming of Psychiatric Drugs.** The Icarus Project and Freedom Center, 2012. Disponível em: <https://www.bmszki.hu/sites/default/files/fajlok/node-520/Coming%20Off%20Psychiatric%20Drugs_Harm%20Reduction%20Guide.pdf>. Acesso em: 12 set. 2022.

HARACEMIV, S. M. C.; CIRINO, R. M. B.; CARON, C. R. Fracasso escolar e medicalização. **RIAEE: Revista Ibero-Americana de Estudos em Educação**, Araraquara, v. 15, n. esp. 5, p. 2855-2868, dez. 2020. Disponível em: <https://periodicos.fclar.unesp.br/iberoamericana/article/view/14562/10089>. Acesso em: 8 set. 2022.

HAVE, M.; MONSHOUWER, K. Physical Exercise in Adults and Mental Health Status Findings from the Netherlands Mental Health Survey and Incidence Study (NEMESIS). **Journal of Psychosomatic Research**, v. 71, p. 342-348, Nov. 2011.

HEALY, D. 100 Years of Psychopharmacology. **Journal of Psychopharmacology**, v. 7, n. 207, 1993. Disponível em: <https://davidhealy.org/wp-content/uploads/2012/05/1993-100-yrs-psychopharm.pdf>. Acesso em: 7 set. 2022.

HEATH, I. In Defence of a National Sickness Service. **British Medical Journal**, v. 334, n. 7583, Jan. 2007. Disponível em: <https://www.ncbi.nlm.nih.gov/pmc/articles/PMC1764107/>. Acesso em: 14 set. 2022.

HILUY, J. C. et al. Os transtornos alimentares nos sistemas classificatórios atuais: DSM-5 e CID-11. **Revista Debates in Psychiatry**, jul./set. 2019. Disponível em: <https://revistardp.org.br/revista/article/view/49/36>. Acesso em: 8 set. 2022.

HIRATA, H. P.; RANGÉ, B. P. Terapia metacognitiva. In: MELO et al. **Estratégias psicoterápicas e terceira onda em terapia cognitiva**. Novo Hamburgo: Sinopsys, 2014. p. 456-480.

HOFMANN, B.; SVENAEUS, F. How Medical Technologies Shape the Experience of Illness. **Life Sciences, Society and Policy**, v. 14, n. 3, 2018. Disponível em: <https://www.ncbi.nlm.nih.gov/pmc/articles/PMC5797484/>. Acesso em: 5 set. 2022.

HUXLEY, A. **Admirável Mundo Novo**. São Paulo: Globo, 2014.

IBGE – Instituto Brasileiro de Geografia e Estatística. **Despesas com saúde no Brasil ficam em 9,2% do PIB e somam R$ 608,3 bilhões em 2017**. 2019. Disponível em: <https://censos.ibge.gov.br/2012-agencia-de-noticias/noticias/26444-despesas-com-saude-ficam-em-9-2-do-pib-e-somam-r-608-3-bilhoes-em-2017.html>. Acesso em: 6 set. 2022.

IED – Institute of Entrepreneurship Development. **Learning difficulties in Europe**. 2019. Disponível em: <https://ied.eu/project-updates/learning-difficulties-in-europe/>. Acesso em: 13 set. 2022.

ILLICH, I. **Medical Nemesis**: The Expropriation of Health. London: Calder & Boyars, 1975.

JACQUES, B. L'expérience de la maternité sous influence médicale. **Face a face**, n. 2, 2000. Disponível em: <https://journals.openedition.org/faceaface/551#text>. Acesso em: 5 set. 2022.

JONES, J. Too many Check-Ups could be Bad for your Health. **The Irish Times**, 15 Jan. 2013. Disponível em: <https://www.irishtimes.com/news/health/too-many-check-ups-could-be-bad-for-your-health-1.961473>. Acesso em: 8 set. 2022.

JORGE, M. S. B.; SOUSA, F. S.P.; FRANCO, T. B. Apoio matricial: dispositivo para resolução de casos clínicos de saúde mental na Atenção Primária à Saúde. **Revista Brasileira de Enfermagem**, v. 66, n. 5, p. 738-744, set./out. 2013. Disponível em: <http://www.scielo.br/pdf/reben/v66n5/15.pdf>. Acesso em: 14 set. 2022.

KACZMAREK, E. How to Distinguish Medicalization from Over-Medicalization? **Medicine, Health Care, and Philosophy**, v. 22, n. 1, p. 119-128, 2019. Disponível em: <https://www.ncbi.nlm.nih.gov/pmc/articles/PMC6394498/>. Acesso em: 15 set. 2022.

KRISTENSEN, C. H.; ALMEIDA, R. M. M. de; GOMES, W. B. Desenvolvimento histórico e fundamentos metodológicos da neuropsicologia cognitiva. **Psicologia: Reflexão e Crítica [online]**, v. 14, n. 2, p. 259-274, 2001. Disponível em: <https://www.scielo.br/j/prc/a/BGz56brWYVBX6RdK7qdxpxb/?format=pdf&lang=pt>. Acesso em: 7 set. 2022.

LANDEIRA-FERNANDEZ, J. Neurobiologia dos transtornos de ansiedade. In: RANGÉ, B. **Psicoterapias cognitivo- -comportamentais**: um diálogo com a psiquiatria. Porto Alegre: Artmed, 2011. p. 68-81.

LANDMAN, P. Patrick Landman on French Psychiatry and Stop DSM France. **Psychology Today**, 31 mar. 2016. Entrevista. Disponível em: <https://www.psychologytoday.com/us/blog/rethinking-mental-health/201603/patrick-landman-french-psychiatry-and-stop-dsm-france>. Acesso em: 12 set. 2022.

LANDMAN, P. Qui sommes-nous? Que voulons-nous? A qui s'adresse le manifeste? Quelles sont les perspectives d'avenir? **Stop DSM**, Manifeste, Scientificité, 13 avr. 2014. Disponível em: <https://stop-dsm.com/fr/qui-sommes-nous-que-voulons-nous-a-qui-sadresse-le-manifeste-quelles-sont-les-perspectives-davenir/>. Acesso em: 12 set. 2022.

KAMERS, M. A falsa epidemia do TDAH e os impasses no uso da metodologia DSM na infância. **Estilos clínicos**, São Paulo, v. 21, n. 2, p. 516-527, maio/ago. 2016. Disponível em: <http://pepsic.bvsalud.org/pdf/estic/v21n2/a13v21n2.pdf>. Acesso em: 12 set. 2022.

L'APPEL DES APPELS. **L'Appel des Appels:** Politique des métiers – Manifeste, 2012. Disponível em: <http://www.appeldesappels.org/publications/l-appel-des-appels-politique-des-metiers-manifeste-1260.htm>. Acesso em: 12 set. 2022.

L'APPEL DES APPELS. **Mobilisation des psychologues des psychologues maltraités, une population malmenée.** juin 2021. Disponível em: <http://www.appeldesappels.org/l-appel-des-appels-remettre-l-humain-au-crur-de-la-societe/mobilisation-des-psychologues-des-psychologues-maltraites-une-population-malmenee-2121.htm>. Acesso em: 12 set. 2022.

LEAHY, R. L.; TIRCH, D.; NAPOLITANO, L. A. **Regulação emocional em psicoterapia:** um guia para o terapeuta cognitivo-comportamental. Porto Alegre: Artmed, 2013.

LEDOUX, J. **O cérebro emocional:** os misteriosos alicerces da vida emocional. Rio de Janeiro: Objetiva, 2011. [E-book].

LEJOYEUX, M. et al. Prevalence of Exercise Dependence and other Behavioral Addictions among Clients of a Parisian Fitness Room. **Comprehensive Psychiatry,** v. 49, n. 4, p. 353-358, Jul-Aug. 2008.

LEMOS, F. C. S. et al. Resistências frente à medicalização da existência. **Fractal: Revista de Psicologia,** v. 31, n. 2, p. 158-164, maio/ago. 2019. Disponível em: <https://www.scielo.br/j/fractal/a/NZsRGYCTjP5JxYDWGYHDzkt/?format=pdf&lang=pt>. Acesso em: 6 set. 2022.

LICURSI, G. **Manual da mente:** entenda o porquê. [s.l.]: [s.n.], 2020. [E-book].

LOGSDON, A. ADD and ADHD: Differences, Diagnosis & Treatments. **Verywell Mind,** 2021. Disponível em: <https://www.verywellmind.com/add-and-attention-deficit-disorders-2161810>. Acesso em: 13 set. 2022.

LUENGO, F. C. **A vigilância punitiva:** a postura dos educadores no processo de patologização e medicalização da infância. São Paulo: Ed. da Unesp/Cultura Acadêmica, 2010.

LURIA, A. R. **A construção da mente**. São Paulo: Ícone, 1992.

LUZ, M. T. La salud en forma y las formas de la salud: superando paradigmas y racionalidades. In: BRICEÑO-LEÓN, R.; MINAYO, M. C. S.; COIMBRA JR., C. E. A. (Coord.). **Salud y equidad**: una mirada desde las ciencias sociales. Rio de Janeiro: Fiocruz, 2000. p. 25-39.

MACHADO, L. A. D.; FREITAS, M. C. A. Movimentos de medicalização na educação: entre práticas disciplinares, subjetivações e resistências. **Informática na Educação: teoria e prática**, Porto Alegre, v. 17, n. 1, p. 45-60, jan./jun. 2014. Disponível em: <https://seer.ufrgs.br/InfEducTeoriaPratica/article/view/27251/29971>. Acesso em: 12 set. 2022.

MÄDER, M. J. Avaliação neuropsicológica: aspectos históricos e situação atual. **Psicologia: Ciência e Profissão**, v. 16, n. 3, 1996. Disponível em: <https://www.scielo.br/j/pcp/a/3HbDmGVsn6Wb XFVgFNX3JpQ/?format=pdf&lang=pt>. Acesso em: 7 set. 2022.

MAENNER, M. J. et al. Prevalence of Autism Spectrum Disorder Among Children Aged 8 Years — Autism and Developmental Disabilities Monitoring Network, 11 Sites, United States, 2016. **Morbidity and Mortality Weekly Report**, v. 69, n. 4, p. 1-12, Mar. 2020. Disponível em: <https://www.cdc.gov/mmwr/volumes/69/ss/ss6904a1.htm?s_cid=ss6904a1_w#suggestedcitation>. Acesso em: 13 set. 2022.

MALHOTRA, S.; SAHOO, S. Rebuilding the Brain with Psychotherapy. **Indian Journal of Psychiatry**, v. 59, n. 4, p. 411-419, 2017. Disponível em: <https://www.ncbi.nlm.nih.gov/pmc/articles/PMC5806319/>. Acesso em: 14 set. 2022.

MANSANERA, A. R.; SILVA, L. C. da. A influência das ideias higienistas no desenvolvimento da psicologia no Brasil. **Psicologia em Estudo**, v. 5, n. 1, p. 115-137, out./dez. 2000. Disponível em: <https://www.scielo.br/j/pe/a/VSY9ddmBqr4Zm NXgDJr6j9g/?lang=pt&format=pdf>. Acesso em: 5 set. 2022.

MANSKE, G. S.; BARCELOS, T. S. Práticas corporais medicalizantes: diagnosticando a Revista Vida Simples. **Movimento**, Porto Alegre, v. 22, n. 1, p. 233-246, jan./mar. 2016. Disponível em: <https://www.redalyc.org/pdf/1153/115344155017.pdf>. Acesso em: 14 set. 2022.

MARCUCCI, M.; ARDIS, S. **Sulla carne umana**: dal simbolismo del corpo alla medicalizzazione della societá. St. Raleigh, EUA: Lulu Press, 2015. [E-book].

MARTINHAGO, F.; CAPONI, S. Controvérsias sobre o uso do DSM para diagnósticos de transtornos mentais. **Physis: Revista de Saúde Coletiva**, v. 29, n. 2, e290213, 2019. Disponível em: <https://www.scielo.br/j/physis/a/4CXZ3jQsv8d7KjPb5HGy5Sb/?format=pdf&lang=pt>. Acesso em: 5 set. 2022.

MARTINS, A. L. B. **O governo da conduta**: o poder médico e a liberdade dos indivíduos na sociedade contemporânea. Campinas: [s.n.], 2012.

MARTINS, R. Aos berros, mulher dá bolsadas e se recusa a usar máscara em supermercado. **Estado de Minas**, 31 dez. 2021. Disponível em: <https://www.em.com.br/app/noticia/nacional/2022/01/02/interna_nacional,1334923/aos-berros-mulher-da-bolsadas-e-se-recusa-a-usar-mascara-em-supermercado.shtml>. Acesso em: 3 ago. 2022.

MATOS, E.; PIRES, D. Teorias administrativas e organização do trabalho: de Taylor aos dias atuais, influências no setor saúde e na enfermagem. **Texto & Contexto: Enfermagem**, Florianópolis, v. 15, n. 3, p. 508-514, jul./set. 2006. Disponível em: < https://www.scielo.br/j/tce/a/PdVp6pWJtfgXWnkg9HpDS3H/?lang=pt>. Acesso em: 6 set. 2022.

MATURO A. Medicalization: Current Concept and Future Directions in a Bionic Society. **Mens Sana Monographs**, v. 10, n. 1, p. 122-133, 2012.

MEISTER, E. K. et al. Learning disabilities: analysis of 69 children. **Arquivos de Neuro-Psiquiatria**, v. 59, p. 338-341, 2001. Disponível em: <https://www.scielo.br/j/anp/a/K5vYDChWrB49CQNdd847kpz/?format=pdf&lang=en>. Acesso em: 12 set. 2022.

MELO, G. A. de; CUNHA, A. O diagnóstico diferencial e o processo de desmedicalização: práticas de acolhimento psicológico a pacientes psicóticos em tratamento. **Psicologia.com.pt**, 2008. Disponível em: <https://www.psicologia.pt/artigos/textos/A0462.pdf>. Acesso em: 3 ago. 2022.

MELO, R. Moral de rebanho, Friedrich Nietzsche. **Knoow,net**: Enciclopédia temática. Disponível em: <https://knoow.net/ciencsociaishuman/filosofia/moral-rebanho-nietzsche/>. Acesso em: 10 ago. 2022.

MELO, W. V. Terapia comportamental dialética. In: MELO, W. V. (Org.). **Estratégias psicoterápicas e terceira onda em terapia cognitiva**. Novo Hamburgo: Sinopsys, 2014. p. 314-343.

MENDES, E. V. **O cuidado das condições crônicas na atenção primária à saúde**: o imperativo da consolidação da estratégia da saúde da família. Brasília: Opas, 2012. Disponível em: <https://bvsms.saude.gov.br/bvs/publicacoes/cuidado_condicoes_atencao_primaria_saude.pdf>. Acesso em: 14 set. 2022.

MENDES, V. M.; CARVALHO, Y. M. Educação física e clínica ampliada: um estudo com práticas corporais no Centro de Saúde Escola (CSE) Geraldo Horácio de Paula Souza/Faculdade de Saúde Pública (FSP-USP). In: CONGRESSO BRASILEIRO DE CIÊNCIAS DO ESPORTE (CONBRACE), 18., CONGRESSO INTERNACIONAL DE CIÊNCIAS DO ESPORTE (CONICE), 5., 2013, Brasília. Disponível em: <http://congressos.cbce.org.br/index.php/conbrace2013/5conice/paper/download/5623/2727>. Acesso em: 14 set. 2022.

MICHENER, H. A. **Psicologia social**. São Paulo: Pioneira Thomson Learning, 2005.

MIKLOWITZ, D. et al. Adjunctive Psychotherapy for Bipolar Disorder: A Systematic Review and Component Network Meta-analysis. **JAMA Psychiatry**. Disponível em: <https://pubmed.ncbi.nlm.nih.gov/33052390/>. Acesso em: 15 set. 2022.

MIOTTO, E. C. Neuropsicologia: conceitos fundamentais. In: MIOTTO, E. C.; LUCIA, M. C. S. de; SCAFF, M. **Neuropsicologia e as interfaces com as neurociências**. São Paulo: Casa do Psicólogo, 2012. p.149-156.

MODESTO, A. **Vamos falar sobre check-up?** Sociedade Brasileira de Medicina de Família e Comunidade, ago. 2017. Disponível em: <https://www.sbmfc.org.br/noticias/sbmfc-entrevista-antonio-modesto-vamos-falar-sobre-check-up/>. Acesso em: 3 ago. 2022.

MORAES, R. B. de S. **"...como se fosse lógico"**: considerações críticas da medicalização do corpo infantil pelo TDAH na perspectiva da sociedade normalizada. 401 f. Tese (Doutorado em Administração Pública e Governo) – Fundação Getúlio Vargas, São Paulo, 2012. Disponível em: <https://bibliotecadigital.fgv.br/dspace/bitstream/handle/10438/9879/como%20se%20fosse%20l%C3%B3gico_considera%C3%A7%C3%B5es%20cr%C3%ADticas%20da%20medicaliza%C3%A7%C3%A3o%20do%20corpo%20infantil%20pelo%20TDAH%20na%20perspectiva%20da%20sociedade%20normalizadora_Rodrigo%20Bombonati.pdf>. Acesso em: 13 set. 2022.

MUTARELLI, A. **Estratégia de resistência à medicalização**: a experiência francesa. 284 f. Tese (Doutorado em Psicologia) – Universidade de São Paulo, São Paulo, 2017. Disponível em: <https://www.teses.usp.br/teses/disponiveis/47/47131/tde-29052017-102934/publico/MUTARELLI_corrigida.pdf>. Acesso em: 13 set. 2022.

MUTARELLI, A.; SOUZA, M. P. R. de S. Movimentos de resistência à medicalização. In: TULESKI, S. C.; FRANCO, A. F. **O lado sombrio da medicalização da infância**. Rio de Janeiro: Nau, 2019. [E-book]. posição 3700-4118.

NASRALLAH, H. A. We are Physicians, not Providers, and we Treat Patients, not Clients! **Current Psychiatry**, v. 19, n. 2, p. 5-7, Feb. 2020. Disponível em: <https://www.mdedge.com/psychiatry/article/216093/we-are-physicians-not-providers-and-we-treat-patients-not-clients>. Acesso em: 14 set. 2022.

NHS – National Health Service. Treatment Attention deficit hyperactivity disorder (ADHD). **Contents Overview**, May 2021. Disponível em: <https://www.nhs.uk/conditions/attention-deficit-hyperactivity-disorder-adhd/treatment/>. Acesso em: 13 set. 2022.

NOGUEIRA, D. R. et al. A funcionalidade dos neurotransmissores no transtorno de déficit de Atenção/Hiperatividade (TDAH). **Revista Saúde em Foco**, n. 11, 2019. Disponível em: <https://portal.unisepe.com.br/unifia/wp-content/uploads/sites/10001/2019/02/001_A-FUNCIONALIDADE-DOS-NEUROTRANSMISSORES-NO-TDAH.pdf>. Acesso em: 13 set. 2022.

OAPS – Observatório de Análise Política em Saúde. **Projeto análise de políticas de saúde no Brasil**: o uso de medicamentos em meio à pandemia de COVID-19. Observatório de Análise Política em Saúde, Centro de Documentação Análise Política em Saúde, ano 6, n. 29, maio/jun. 2020.

OHLWEILER, L. Introdução aos transtornos de aprendizagem. In: ROTTA, N. T.; OHLWEILER, L.; RIESGO, R. S. **Transtornos de aprendizagem**: abordagem neurobiológica e multidisciplinar. Porto Alegre: Artmed, 2016. p. 124-130. [E-book].

O LIVRO da filosofia. São Paulo: Globo, 2011. (As grandes ideias de todos os tempos).

OLIVEIRA, C. T. de; DIAS, A. C. G. Psicoeducação do transtorno do déficit de atenção/hiperatividade: o que, como e para quem informar? **Temas Psicológicos**, Ribeirão Preto, v. 26, n. 1, p. 243-261, mar. 2018. Disponível em: <http://pepsic.bvsalud.org/pdf/tp/v26n1/v26n1a10.pdf>. Acesso em: 15 set. 2022.

OLIVEIRA, J. B. de et al. As práticas corporais como dispositivos da biopolítica e do biopoder na atenção primária à saúde. **Saúde Debate**, Rio de Janeiro, v. 45, n. 128, p. 42-53, jan./mar. 2021. Disponível em: <https://scielosp.org/article/sdeb/2021.v45n128/42-53/pt/#>. Acesso em: 14 set. 2021.

PAIVA, T. Atividades físicas podem ajudar crianças com TDAH a ter mais foco. **Revista Crescer**, 2015.

PALMA, A. M. P. P. G. da. **Os neurocosméticos e os desafios futuros para o farmacêutico e indústria farmacêutica**. 69 f. Dissertação (Mestrado em Ciências Farmacêuticas) – Instituto Superior de Ciências da Saúde Egas Moniz, Almada, 2013. Disponível em: <https://comum.rcaap.pt/bitstream/10400.26/14127/1/Palma%2c%20Andr%c3%a9%20Miguel%20Pereira%20Pinto%20Gomes%20da.pdf>. Acesso em: 6 set. 2022.

PALMA, A.; VILAÇA, M. M. Conflitos de interesse na pesquisa, produção e divulgação de medicamentos. **História, Ciências, Saúde-Manguinhos**, v. 19, n. 3, p. 919-932, jul./set. 2012. Disponível em: <https://www.scielo.br/j/hcsm/a/jwzXsS4NXLtYNqVDrBdfq6f/?format=pdf&lang=pt>. Acesso em: 6 set. 2022.

PAS DE ZÉRO DE CONDUITE. Le collectif Pas de zéro de conduite pour les enfants de trois ans: curriculum vitae. 5 avr. 2009. Disponível em: <http://www.pasde0deconduite.org/spip.php?article253>. Acesso em: 12 set. 2022.

PATTO, M. H. S. **A produção do fracasso escolar**: histórias de submissão e rebeldia. São Paulo: Casa do Psicólogo, 2015.

PATRICELLI, K. Learning Disorders Prevalence Rates, Risk Factors and Co-Occurring Conditions. **Gulf Bend Center.** Disponível em: <https://www.gulfbend.org/poc/view_doc. php?type=doc&id=557>. Acesso em: 3 ago. 2022.

PEREIRA, A.; MATOS, P. Tratamento do transtorno de déficit de atenção e hiperatividade (TDAH). In: RANGÉ, B. **Psicoterapias cognitivo-comportamentais:** um diálogo com a psiquiatria. Porto Alegre: Artmed, 2011. p. 493-507.

PEREZ, E. C. de M. F. **Medicalização e educação:** o entorpecimento da infância no cotidiano escolar. Tese (Doutorado em Educação) – Programa de Pós-Graduação em Educação, Universidade de Sorocaba, Sorocaba, 2016.

PERGHER, G. K.; MELO, W. V. Terapia de aceitação e compromisso. In: MELO, W. V. (Org.). **Estratégias psicoterápicas e terceira onda em terapia cognitiva.** Novo Hamburgo: Sinopsys, 2014. p. 344-367.

PETROPOULEAS, S. Pílula contra Covid deve ser eficaz em casos da ômicron, dis MSD. **Folha de S.Paulo,** 16 dez. 2021. Disponível em: <https://www1.folha.uol.com.br/equilibrioesaude/2021/12/pilula-contra-covid-deve-ser-eficaz-em-casos-da-omicron-diz-msd.shtml>. Acesso em: 5 set. 2022.

PIRES FILHO, F. M. O que é saúde pública? **Cadernos de Saúde Pública,** Rio de Janeiro, v. 3, n. 1, p. 62-70, jan./fev. 1987. Disponível em: <https://www.scielo.br/j/csp/a/JG3rGxwDmxdjgLSC3Q5k9Rh/abstract/?lang=pt#>. Acesso em: 6 set. 2022.

PIZZINGA, V. H.; VASQUEZ, H. R. Reificação, inteligência e medicalização: formas históricas e atuais de classificação na escola. **Psicologia Escolar e Educacional,** São Paulo, v. 22, n. 1, jan./abr. 2018. Disponível em: <https://www.scielo.br/j/pee/a/dZhndJ9xNrvg9jChtKTSwNk/?format=pdf&lang=pt>. Acesso em: 8 set. 2022.

PROUST, M. **Em busca do tempo perdido**. Tradução de Fernando Py. 4. ed. Rio de Janeiro: Nova Fronteira, 2016. v. 1-3. [E-book].

POLI NETO, P.; CAPONI, S. N. C. A medicalização da beleza. **Interface: Comunicação, Saúde, Educação** [online], v. 11, n. 23, p. 569-584, set./dez. 2007. Disponível em: <https://www.scielo.br/j/icse/a/bRhg3sPzPVTZZ4Wpvp53wmj/?format=pdf&lang=pt>. Acesso em: 5 set. 2022.

QUANDO a saúde é forma de poder. **Globo Ciência**, 10 mar. 2012. Disponível em <http://redeglobo.globo.com/globociencia/noticia/2012/03/quando-saude-e-forma-de-poder.html>. Acesso em: 6 set. 2022.

QUEIROZ, M. de S. O paradigma mecanicista da medicina ocidental moderna: uma perspectiva antropológica. **Revista Saúde Pública**, São Paulo, v. 20, n. 4, p. 309-317, ago. 1986. Disponível em: <http://www.scielo.br/pdf/rsp/v20n4/07.pdf>. Acesso em: 5 set. 2022.

QUIRINO, T. F. **Avaliação e estudo de neuropsicofármacos em pacientes hospitalizados**. 53 f. Trabalho de Conclusão de Curso (Graduação em Farmácia) – Universidade Estadual da Paraíba, João Pessoa, 2014. Disponível em: <https://dspace.bc.uepb.edu.br/jspui/bitstream/123456789/3337/1/PDF%20-%20Tatiany%20Fernandes%20Quirino.pdf>. Acesso em: 7 set. 2022.

RA, C. K. et al. Association of Digital Media Use with Subsequent Symptoms of Attention-Deficit/Hyperactivity Disorder Among Adolescents. **JAMA**, v. 320, n. 3, p. 255-263, Jul. 2018. Disponível em: <https://jamanetwork.com/journals/jama/fullarticle/2687861>. Acesso em: 13 set. 2022.

REED, U. C. Transtorno do Déficit de Atenção-Hiperatividade. In: MIOTTO, E. C.; LUCIA, M. C. S. de; SCAFF, M. **Neuropsicologia e as interfaces com as neurociências**. São Paulo: Casa do Psicólogo, 2012. p. 255-260.

RELVAS, M. P. **Neurociência na prática pedagógica**. Rio de Janeiro: Wak, 2012.

RESENDE, M. S. de; PONTES, S.; CALAZANS, R. O DSM-5 e suas implicações no processo de medicalização da existência. **Psicologia em Revista**, Belo Horizonte, v. 21, n. 3, p. 534-546, dez. 2015. Disponível em: <http://pepsic.bvsalud.org/pdf/per/v21n3/v21n3a08.pdf>. Acesso em: 12 set. 2022.

REYES, P. et al. Repensando la medicalización: posiciones discursivas de niños y de sus cuidadores sobre el diagnóstico y tratamiento del TDAH en Chile. **Saúde e Sociedade**, v. 28, n. 1, 2019. Disponível em: <https://www.scielo.br/j/sausoc/a/VPmnKwM4HFnB5cwxLXmK4fp/?format=pdf&lang=es>. Acesso em: 13 set. 2022.

RIESGO, R. S. Transtorno de memória. In: ROTTA, N. T.; OHLWEILER, L.; RIESGO, R. S. **Transtornos de aprendizagem**: abordagem neurobiológica e multidisciplinar. Porto Alegre: Artmed, 2016. p. 124-130. [E-book].

RIJO, D. et al. Terapia focada na compaixão. In: MELO, W. V. (Org.). **Estratégias psicoterápicas e terceira onda em terapia cognitiva**. Novo Hamburgo: Sinopsys, 2014. p. 368-395.

ROCCA, E.; ANJUM, R. L. Complexity, Reductionism and the Biomedical Model. In: ANJUM, R.; COPELAND, S.; ROCCA, E. (Ed.). **Rethinking Causality, Complexity and Evidence for the Unique Patient**. Cham: Springer, 2020. p. 75-94. Disponível em: <https://link.springer.com/chapter/10.1007/978-3-030-41239-5_5#citeas>. Acesso em: 15 set. 2022.

RODRIGUES, J. T. A medicação como única resposta: uma miragem do contemporâneo. **Psicologia em Estudo**, Maringá, v. 8, n. 1, p. 13-22, jan./jun. 2003. Disponível em: <https://www.scielo.br/j/pe/a/qtGrLmCP9kxQKxMmbCdPLHx/?format=pdf&lang=pt>. Acesso em: 13 set. 2022.

ROHDE, L. A. et al. Avaliando o TDAH ao longo da vida. In: ROHDE, L. A. et al. **Guia para compreensão e manejo do TDAH da World Federation of ADHD**. Porto Alegre: Artmed, 2019. [E-book].

ROHDE, L. A.; HALPERN, R. Transtorno de déficit de atenção/ hiperatividade: atualização (artigo de revisão). **Jornal de Pediatria**, v. 80, n. 2 (supl), 2004. Disponível em: <https://www.scielo.br/j/jped/a/vsv6yydfR59j8Tty9S8J8cq/?format=pdf&lang=pt>. Acesso em: 13 set. 2022.

ROTTA, N. T. Dificuldades para aprendizagem. In: ROTTA, N. T.; OHLWEILER, L.; RIESGO, R. S. **Transtornos de aprendizagem**: abordagem neurobiológica e multidisciplinar. Porto Alegre: Artmed, 2016a. p. 124-130. [E-book].

ROTTA, N. T. Introdução. In: ROTTA, N. T.; OHLWEILER, L.; RIESGO, R. S. **Transtornos de aprendizagem**: abordagem neurobiológica e multidisciplinar. Porto Alegre: Artmed, 2016b. p. 25-36. [E-book].

ROTTA, N. Transtorno de déficit de atenção/hiperatividade: aspectos clínicos. In: ROTTA, N. T.; OHLWEILER, L.; RIESGO, R. S. **Transtornos de aprendizagem**: abordagem neurobiológica e multidisciplinar. Porto Alegre: Artmed, 2016c. p. 564-591. [E-book].

ROTTA, N. T.; PEDROSO, F. S. Transtorno de linguagem escrita: dislexia. In: ROTTA, N. T.; OHLWEILER, L; RIESGO, R. S. **Transtornos de aprendizagem**: abordagem neurobiológica e multidisciplinar. Porto Alegre: Artmed, 2016. p. 281-311. [E-book].

RUSSO, R. M. T. **Neuropsicopedagogia clínica**: introdução, conceitos, teoria e prática. Curitiba: Juruá, 2015.

SANCHES, V. N. L.; AMARANTE, P. D. de C. Estudo sobre o processo de medicalização de crianças no campo da saúde mental. **Saúde em Debate**, v. 38, n. 102, p. 5006-514, set. 2014. Disponível em: <https://www.scielo.br/j/sdeb/a/ndTy5YqQ6wC958FwyK6Xj6v/?format=pdf&lang=pt>. Acesso em: 5 set. 2022.

SÁNCHEZ PÉREZ, J. A. Reflexiones sobre el TDAH: estudio de casos. **Psicopatología y Salud Mental**, v. 22, p. 71-80, 2013. Disponível em: <https://www.fundacioorienta.com/wp-content/uploads/2019/02/Sanchez-Jose-22.pdf>. Acesso em: 15 set. 2022.

SANT'ANA, G. **Ocorrências de intoxicações exógenas em pacientes atendidos nas Unidades de Saúde do Distrito Federal, em 2005.** 71 f. Dissertação (Mestrado em Ciências da Saúde) – Universidade de Brasília, Brasília, 2006. Disponível em: <https://repositorio.unb.br/bitstream/10482/5678/1/2006-Geisa%20Sant%e2%80%99Ana.pdf>. Acesso em: 7 set. 2022.

SANTOS, A. C. C. S. et al. Percepção dos usuários de um centro de saúde acerca de sua participação no grupo de ginástica chinesa – Lian Gong: uma análise compreensiva. **Revista Mineira de Enfermagem**, v. 18, n. 1, p. 100-105, jan./mar. 2014. Disponível em: <https://cdn.publisher.gn1.link/reme.org.br/pdf/en_v18n1a08.pdf>. Acesso em: 13 set. 2022.

SANTOS, D. O. A. dos; FAGUNDES, M. D. da C. Saúde e dietética na medicina preventiva medieval: o regimento de saúde de Pedro Hispano (século XIII). **História, Ciências, Saúde-Manguinhos**, v. 17, n. 2, jun. 2010. Disponível em: <https://doi.org/10.1590/S0104-59702010000200004>. Acesso em: 5 set. 2022.

SANTOS, V. S. dos. Diferença entre doenças, síndromes e transtornos. **Brasil Escola**. Disponível em: <https://brasilescola.uol.com.br/doencas/diferenca-entre-doencas-sindromes-transtornos.htm>. Acesso em: 15 set. 2022.

SÃO PAULO (Município). Portaria n. 986/2014. **Diário Oficial da Cidade de São Paulo**, 2014. Disponível em: <http://legislacao.prefeitura.sp.gov.br/leis/portaria-secretaria-municipal-da-saude-986-de-14-de-junho-de-2014>. Acesso em: 13 set. 2022.

SBMFC – Sociedade Brasileira de Medicina de Família e Comunidade. **SBMFC entrevista Antônio Modesto: vamos falar sobre check-up?** 11 ago. 2017. Disponível em: <https://www.sbmfc.org.br/noticias/sbmfc-entrevista-antonio-modesto-vamos-falar-sobre-check-up/>. Acesso em: 8 set. 2022.

SCHIMELPFENING, N. The 5 Major Classes of Antidepressants. **Verywell Mind**, 15 Dec. 2020. Disponível em: <https://www.verywellmind.com/what-are-the-major-classes-of-antidepressants-1065086>. Acesso em: 7 set. 2022.

SCLIAR, M. História do conceito de saúde. **Physis: Revista de Saúde Coletiva**, v. 17, n. 1, p. 29-41, 2007. Disponível em: <https://www.scielo.br/j/physis/a/WNtwLvWQRFbscbzCywV9wGq/?lang=pt&format=pdf>. Acesso em: 6 set. 2022.

SEABRA, A. G.; CAPOVILLA, F. C. Avaliação e intervenção em dislexia do desenvolvimento. In: MIOTTO, E. C.; LUCIA, M. C. S. de; SCAFF, M. **Neuropsicologia e as interfaces com as neurociências**. São Paulo: Casa do Psicólogo, 2012. p. 273-282.

SHAGOURY, K. Four Alternative Mental Therapies that Practitioners should Try with Patients. **Integrative Practitioner**, 18 Dec. 2017. Disponível em: <https://www.integrativepractitioner.com/whole-systems-medicine/four-alternative-mental-therapies-practitioners-try-patients>. Acesso em: 14 set. 2022.

SIGNOR, R.; SANTANA, A. P. **TDAH e medicalização**: implicações neurolinguísticas e educacionais do Déficit de Atenção/Hiperatividade. São Paulo: Plexus, 2016. [E-book].

SILVA JR., S. H. A. da. Perfil de atletas de academia: o uso de anabolizantes e suplementos nos programas de atividade física. **Revista Digital**, Buenos Aires, ano 13, n. 119, abr. 2008. Disponível em: <https://www.efdeportes.com/efd119/uso-de-anabolizantes-e-suplementos-nos-programas-de-atividade-fisica.htm>. Acesso em: 5 set. 2022.

SILVA, L. M.; CANAVÊZ, F. Medicalização da vida e suas implicações para a clínica psicológica contemporânea. **Revista Subjetividades**, Fortaleza, v. 17, n. 3, p. 117-129, set.-dez. 2017. Disponível em: <http://pepsic.bvsalud.org/pdf/rs/v17n3/11.pdf>. Acesso em: 5 set. 2022.

SILVA, P. R. P. da et al. Prevalência do uso de agentes anabólicos em praticantes de musculação de Porto Alegre. **Arquivos Brasileiros de Endocrinologia & Metabologia**, v. 51, n. 1, p. 104-110, fev. 2007. Disponível em: <https://www.scielo.br/j/abem/a/JF7SGZ4BQKz3Zz6kj38JQhJ/?format=pdf&lang=pt>. Acesso em: 5 set. 2022.

SILVA, T. L. G. da et al. O normal e o patológico: contribuições para a discussão sobre o estudo da psicopatologia. **Aletheia**, Canoas, n. 32, p. 195-197, maio/ago. 2010. Disponível em: <http://pepsic.bvsalud.org/pdf/aletheia/n32/n32a16.pdf>. Acesso em: 5 set. 2022.

SINGH, H. et al. Overdiagnosis: Causes and Consequences in Primary Health Care. **Canadian Family Physician, Medecin de Famille Canadien**, v. 64, n. 9, p. 654-659, Sep. 2018. Disponível em: <https://www.ncbi.nlm.nih.gov/pmc/articles/PMC6135119/>. Acesso em: 8 set. 2022.

SMITH, C.; STRICK, L. **Dificuldades de aprendizagem de A a Z**. Porto Alegre: Artmed, 2001.

SOUTO, S.; FERRO-BUCHER, J. S. N. Práticas indiscriminadas de dietas de emagrecimento e o desenvolvimento de transtornos alimentares. **Revista de Nutrição**, Campinas, v. 19, n. 6, p. 693-704, nov./dez. 2006. Disponível em: <https://www.scielo.br/j/rn/a/YsxbPv5PJkHvrYsjLYPYd3n/?format=pdf&lang=pt>. Acesso em: 6 set. 2022.

SOUZA, B. de P. Puxando o tapete da medicalização do ensino: uma outra educação é possível. **Nuances: estudos sobre educação**, Presidente Prudente, v. 25, n. 1, p. 299-316, jan./abr. 2014. Disponível em: <https://revista.fct.unesp.br/index.php/Nuances/article/viewFile/2733/2533>. Acesso em: 8 set. 2022.

SOUZA, L. D. M.; KELBERT, E. F.; MELO, W. V. Prevenção de recaída. In: MELO, W. V. (Org.). **Estratégias psicoterápicas e terceira onda em terapia cognitiva**. Novo Hamburgo: Sinopsys, 2014. p. 238-262.

SOUZA, M. P. R. de. Medicalização da educação e da sociedade no Brasil: trilhando caminhos. **Educação, Sociedade e Culturas**, v. 57, p. 11-29, 2020. Disponível em: <https://www.fpce.up.pt/ciie/sites/default/files/2%20Marilene%20Rebello%20de%20Souza.pdf>. Acesso em: 12 set. 2022.

STANGLER, F.; PRIETSCH, R. F.; FORTES FILHO, J. B. Glaucoma agudo bilateral em paciente jovem secundário ao uso de topiramato: relato de caso. **Arquivos Brasileiros de Oftalmologia**, v. 70, n. 1, fev. 2007. Disponível em: <https://www.scielo.br/j/abo/a/mZFvRrJPLq9b9J7VzLTtWng/?format=pdf&lang=pt>. Acesso em: 7 set. 2022.

ST. GODARD E. L'aide médicale à mourir est-elle dans le meilleur intérêt de qui que ce soit?: **Canadian Family Physician**, v. 61, n. 4, p. 322–325, 2015. Disponível em: <https://www-ncbi-nlm-nih-gov.translate.goog/pmc/articles/PMC4396752/?_x_tr_sl=fr&_x_tr_tl=pt&_x_tr_hl=pt-BR&_x_tr_pto=sc>. Acesso em: 5 set. 2022.

SUBTIL, E. M. O tratamento farmacológico no transtorno de personalidade borderline: revisão de literatura e evidencias recentes. **Psychiatryonline Brasil**, v. 25, n. 11, p. 1-45, 2018. Disponível em: <https://www.polbr.med.br/2018/09/02/o-tratamento-farmacologico-no-transtorno-de-personalidade-borderline-revisao-de-literatura-e-evidencias-recentes-eduardo-mazzetti-subtil/>. Acesso em: 14 set. 2022.

SUCAR, D. E. D. **Fatores de influência associados às interações medicamentosas reais entre os neuropsicofármacos e fármacos cardiovasculares em pacientes cardíacos hospitalizados.** 169 f. Tese (Doutorado em Neuropsiquiatria e Ciências do Comportamento) – Universidade Federal de Pernambuco, Recife, 2017. Disponível em: <https://repositorio.ufpe.br/bitstream/123456789/23990/1/TESE%20DOUTORADO.pdf>. Acesso em: 7 set. 2022.

SULKES, S. B. Visão geral dos transtornos de aprendizagem. **Manual MSD.** Versão para Profissionais de Saúde, abr. 2020. Disponível em: <https://www.msdmanuals.com/pt-br/profissional/pediatria/dist%C3%BArbios-de-aprendizagem-e-desenvolvimento/vis%C3%A3o-geral-dos-transtornos-de-aprendizagem>. Acesso em: 13 set. 2022.

TATLOW-GOLDEN, M. et al. What do General Practitioners Know about ADHD? Attitudes and Knowledge among First-Contact Gatekeepers: Systematic Narrative Review. **BMC Family Practice,** v. 17, n. 129, 2016. Disponível em: <https://bmcfampract.biomedcentral.com/articles/10.1186/s12875-016-0516-x#citeas>. Acesso em: 13 set. 2022.

TCU – Tribunal de Contas da União. Imprensa. **Aumentam os gastos públicos com judicialização da saúde.** 23 ago. 2017. Disponível em: <https://portal.tcu.gov.br/imprensa/noticias/aumentam-os-gastos-publicos-com-judicializacao-da-saude.htm>. Acesso em: 6 set. 2022.

THIENGO, D. L.; CAVALCANTE, M. T.; LOVISI, G. M. Prevalência de transtornos mentais entre crianças e adolescentes e fatores associados: uma revisão sistemática. **Jornal Brasileiro de Psiquiatria,** v. 63, n. 4, out./dez. 2014. Disponível em: <https://www.scielo.br/j/jbpsiq/a/L3j6bTTtvSK4W9Npd7KQJNB/?format=pdf&lang=pt>. Acesso em: 13 set. 2022.

VENTURA, P.; RODRIGUES, H.; FIGUEIRA, I. L. de V. Transtorno de personalidade borderline. In: RANGÉ, B. **Psicoterapias cognitivo-comportamentais**: um diálogo com a psiquiatria. Porto Alegre: Artmed, 2011. p. 633-653.

VIEIRA FILHO, F. **Psicofármacos**: uso e aplicações de forma simples e eficaz. Rio de Janeiro: Plural, 2008. [E-book].

VINA, J. et al. Exercise Acts as a Drug; the Pharmacological Benefits of Exercise. **British Journal of Pharmacology**, v. 167, n. 1, p. 1-12, Sept. 2012. Disponível em: <https://www.ncbi.nlm.nih.gov/pmc/articles/PMC3448908/>. Acesso em: 15 set. 2022.

VYGOTSKY, L. S. **A formação social da mente**: o desenvolvimento dos processos psicológicos superiores. São Paulo: M. Fontes, 2007. (Psicologia e Pedagogia).

VYGOTSKY, L. S. **Teoria e método em psicologia**. São Paulo: M. Fontes, 2004.

WALDEN UNIVERSITY. 7 **Learning Disabilities Every Psychology Professional Should Study**. 2021. Disponível em: <https://www.waldenu.edu/online-masters-programs/ms-in-psychology/resource/seven-learning-disabilities-every-psychology-professional-should-study>. Acesso em: 13 set. 2022.

WARMLING, C. M. et al. Práticas sociais de medicalização & humanização no cuidado de mulheres na gestação. **Cadernos de Saúde Pública**, Rio de Janeiro, v. 34, n. 4, e00009917, 2018. Disponível em: <https://www.scielo.br/j/csp/a/fZtcWrhtqcvttGNJSRGm5mH/?format=pdf&lang=pt>. Acesso em: 14 set. 2022.

WEIR, K. The Roots of Mental Illness. **American Psychological Association (APA)**, v. 43, n. 6, 2012. Disponível em: <https://www.apa.org/monitor/2012/06/roots>. Acesso em: 13 set. 2022.

WEITEN, W. **Introdução à psicologia**: temas e variações. São Paulo: Cengage Learning, 2010.

WELCH, G.; SCHWARTZ, L.; WOLOSHIN, S. What's Making us Sick is an Epidemic of Diagnoses. The New York Times, Jan. 2007. Disponível em: <https://www.nytimes.com/2007/01/02/health/02essa.html>. Acesso em: 22 abr. 2022.

WRIGHT, J. H.; BASCO, M. R; THASE, M. E. **Aprendendo a terapia cognitivo-comportamental:** um guia ilustrado. Porto Alegre: Artmed, 2008.

ZANELLA, M. et al. Medicalização e saúde mental: estratégias alternativas. **Revista Portuguesa de Enfermagem de Saúde Mental**, Porto, n. 15, p. 53-62, jun. 2016. Disponível em: <https://www.researchgate.net/profile/Idonezia-Collodel-Benetti/publication/305917435_Medicalizacao_e_Saude_Mental_Estrategias_Alternativas/links/57a5d18d08ae455e854094a7/Medicalizacao-e-Saude-Mental-Estrategias-Alternativas.pdf>. Acesso em: 5 set. 2022.

ZORZANELLI, R. T.; ORTEGA, F.; BEZERRA JÚNIOR, B. Um panorama sobre as variações em torno do conceito de medicalização entre 1950-2010. **Ciência & Saúde Coletiva**, v. 19, n. 6, p. 1859-1868, jun. 2014. Disponível em: <https://www.scielo.br/j/csc/a/nqv3K7JRXxmrBvq5DcQ88Qz/?format=pdf&lang=pt>. Acesso em: 5 set. 2022.

ZUCOLOTO, P. C. S. do V. O médico higienista na escola: as origens históricas da medicalização do fracasso escolar. **Revista Brasileira de Crescimento e Desenvolvimento Humano**, São Paulo, v. 17, n. 1, p. 136-145, abr. 2007. Disponível em: <http://pepsic.bvsalud.org/pdf/rbcdh/v17n1/13.pdf>. Acesso em: 12 set. 2022.

Bibliografia comentada

AGUIAR, A. A. de. **A psiquiatria no divã:** entre as ciências da vida e a medicalização da existência. Rio de Janeiro: Relume Dumará, 2004.

Esse livro oferece aos leitores um olhar sobre o discurso e a prática da psiquiatria contemporânea, considerando a ênfase nos aspectos biológicos envolvidos na psiquiatrização da vida humana. Dirigido a estudantes e profissionais da área da saúde mental, fornece subsídios de aprendizagem sobre a fragilidade de sustentação da onda de diagnósticos e a expansão do consumo de psicofármacos. Além disso, alerta para a endemização da depressão.

CANGUILHEM, G. **O normal e o patológico.** 7. ed. Rio de Janeiro: Forense Universitária, 2011.

Nesse material, são debatidos argumentos sobre o entendimento da patologia como uma modificação do normal e as interpretações sobre o que é normal e patológico. Após décadas da publicação da primeira edição, ainda possibilita aos leitores elaborar as distinções do tema para compreensão da medicalização no momento atual.

FREITAS, F.; AMARANTE, P. **Medicalização em psiquiatria.** Rio de Janeiro: Fiocruz, 2017. [E-book].

Essa obra apresenta argumentos e evidências sobre aspectos medicalizantes da psiquiatria. Nela, desmitificam-se premissas que justificariam o uso de medicamentos para equilibrar o cérebro e apontam-se alternativas para a desmedicalização. Embora o conteúdo tratado seja de natureza complexa, o texto é desenvolvido em linguagem simples, sendo indicado não apenas aos profissionais de saúde, mas ao público em geral. Trata-se de um livro essencial para quem deseja explorar conhecimentos sobre a medicalização de doenças mentais. O caráter didático facilita a leitura e propicia aprendizagem.

GAZZANIGA, M. S.; HEATHERTON, T. F. **Ciência psicológica:** mente, cérebro e comportamento. Porto Alegre: Artmed, 2005.
O tema central desse escrito são os avanços significativos nas áreas de desenvolvimento cognitivo, neurociência e transtornos mentais. Trata-se de um excelente material para estudos gerais na área. Cada capítulo é marcado por perguntas-chaves sobre o conteúdo.

MIOTTO, E. C.; LUCIA, M. C. S. de; SCAFF, M. **Neuropsicologia e as interfaces com as neurociências.** São Paulo: Casa do Psicólogo, 2012.
Esse livro, voltado para a atualização de temas em neurologia e psiquiatria, apresenta conceitos fundamentais e avanços na área, além de se dedicar à atualização diagnóstica e ao tratamento do TDAH, da dislexia e de problemas de aprendizagem. O público ao qual se dirige envolve profissionais de saúde e interessados nos avanços recentes na área de neurociências. Destaca-se a diversidade de situações que envolvem aspectos neuropsicológicos nas afecções do sistema nervoso central, da avaliação neuropsicológica e da avaliação e intervenção clínica em crianças.

ROTTA, N. T.; OHLWEILER, L.; RIESGO, R. S. **Transtornos de aprendizagem:** abordagem neurobiológica e multidisciplinar. Porto Alegre: Artmed, 2016.
Essa obra trata dos transtornos de aprendizagem levando em conta a ideia de normalidade, os tipos de transtorno e a influência de situações específicas no processo de aprendizagem. Destinado aos profissionais envolvidos com a aprendizagem com interesse em uma visão geral e atualizada de conhecimentos sobre a criança com e sem

transtornos. Apresenta amplo conteúdo envolvendo a aprendizagem, com informações que relacionam o cérebro ao conhecimento e a associação entre plasticidade cerebral e aprendizagem.

SIGNOR, R.; SANTANA, A. P. **TDAH e medicalização:** implicações neurolinguísticas e educacionais do déficit de atenção/hiperatividade. São Paulo: Plexus, 2016.

O livro concentra-se no TDAH, considerando aspectos entre o normal e o patológico e discutindo a visão crítica do tratamento medicamentoso. Entende a medicalização de forma heterogênea, situando crianças e adolescentes em dado contexto sócio-histórico.

TULESKI, S. C.; FRANCO, A. F. **O lado sombrio da medicalização da infância:** possibilidades de enfrentamento. Rio de Janeiro: Nau, 2019.

Com enfoque em problematizar a medicalização infantil, o livro aponta as contradições nas concepções da prática medicalizante. A importância da obra está em oferecer dados de pesquisas, estimular reflexões sobre a medicalização em crianças e apresentar caminhos de superação.

Respostas

Capítulo 1
Atividades de autoavaliação
1) b
2) a
3) c
4) b
5) e

Atividades de aprendizagem
Questões para reflexão
1) A questão deve provocar reflexões sobre as justificativas em aderir a posições organicistas-biológicas e questões sócio-históricas e culturais.
2) A resposta deve considerar o que é e o que não é doença, bem como a relação entre sofrimento e patologia.
3) Para que a resposta seja satisfatória, deve abranger a importância do caráter multidisciplinar na investigação e no tratamento.

Atividades aplicadas: prática
1) Cruzadinha
   Linha horizontal 1: Viver sob os efeitos da iatrogenia.
   Linha horizontal 2: Controlar corpos e população.
   Linha vertical 1: Michel Foucault.
   Linha vertical 2: Irving Zola.
2) A resposta deve ressaltar a biopolítica como resultante de um poder disciplinar no controle das práticas sociais e da biologia dos corpos, conforme padrões imperativos políticos.

Capítulo 2
Atividades de autoavaliação
1) e
2) d
3) a
4) d
5) b

Atividades de aprendizagem
Questões para reflexão
1) A reflexão deve indicar os fatores que garantem eficiência em atendimentos de saúde e os mecanismos que não funcionam no crescimento corporativo.
2) Devem ser apontadas as principais estratégias medicalizantes usadas em cada um dos elos e como elas afetam o cotidiano das pessoas.
3) A reflexão deve levar em conta aspectos favoráveis e desfavoráveis com argumentos pró e contra.

Atividade aplicada: prática
1) São considerados aspectos relevantes para o ponto de vista sobre o capítulo:
 • O que é subjetividade.
 • O que é fator sócio-histórico.
 • O que é a medicalização no plano de subjetividade e influência sócio-histórica.
 • Quais são as bases para entendimento da relação doença-patologia.

Capítulo 3
Atividades de autoavaliação
1) a
2) c
3) a

4) b
5) c

Atividades de aprendizagem

Questões para reflexão

1) A resposta deve levar em consideração o caráter híbrido de formação do neuropsicólogo que lhe permite ter uma compreensão mais ampla da saúde mental.
2) O argumento da resposta deve pôr em evidência a questão biomédica da medicalização baseada numa causa única de patologia.
3) A resposta deve ponderar a existência de outros aspectos a serem explorados no entendimento da ansiedade, como perdas, eventos socioexistenciais, deficiência de nutrientes, entre outros.

Atividade aplicada: prática

1) O(A) leitor(a) pode conferir na síntese do capítulo se, ao compor seu resumo, contemplou os principais assuntos abordados em cada seção.

Capítulo 4

Atividades de autoavaliação

1) c
2) a
3) d
4) e
5) a

Atividades de aprendizagem

Questões para reflexão

1) A resposta deve destacar o diagnóstico de um problema social como patologia que precisa ser medicalizada.

2) É esperada uma resposta que relacione determinantes sociais, sua influência na medicalização e a mudança de *status* do indivíduo que não sabia que estava em risco de doença.
3) A resposta deve considerar genes, toxinas, álcool e atentar para o modo como desequilíbrios neuroquímicos podem afetar os distúrbios emocionais.

Atividade aplicada: prática
1) Essa atividade deve levar em conta:
   - Uma história que apresente criatividade para entendimento da medicalização.
   - Sincronia do enredo com aspectos apresentados neste e em outros capítulos.
   - Valorização de determinados aspectos conceituais.

Capítulo 5
Atividades de autoavaliação
1) b
2) d
3) a
4) c
5) e

Atividades de aprendizagem
Questões para reflexão
1) A reflexão deve atentar-se para mudanças, comportamentos, ambiente escolar, manuais classificatórios.
2) Elementos econômicos e políticos, pontos relevantes nos movimentos e a relação entre ansiedade e eventos socioexistenciais são aspectos de reflexão esperados.
3) A resposta deve considerar ajuda profissional para compreender a criança com base em um histórico de vida, influências familiares e ambientais, relações interpessoais, aspectos econômicos, políticos e sociais.

Atividade aplicada: prática
1) Elementos a serem considerados na atividade:
   - Estímulo à reflexão em diálogos contra e a favor do processo de medicalização.
   - Análise de diferentes pontos de vista sobre o tema.
   - Oferecimento de subsídios para uma visão crítica da medicalização.

Capítulo 6
Atividades de autoavaliação
1) c
2) d
3) a
4) b
5) e

Atividades de aprendizagem
Questões para reflexão
1) A resposta deve contemplar a visão teórica sobre convergências medicalizantes e desmedicalizante e apontar caminhos tomados a favor de uma ou de outra.
2) A identificação de tendências, estratégias e argumentos usados para propiciar o melhor atendimento em saúde devem ser salientados na resposta.
3) A resposta deve explicar os pontos que caracterizam a aproximação e levar em consideração o quanto a pessoa pode ser patologizada por esse tipo de desejo. Ainda, deve-se explicar como evitar isso.

Atividade aplicada: prática
1) Nesta atividade, o(a) leitor(a) é convidado a expor seu nível de fluência sobre o que foi discutido ao longo do capítulo; identificação e compreensão de aspectos relevantes; e grau de interesse sobre o tema.

Sobre o autor

Reginaldo Daniel da Silveira é psicólogo graduado, especialista em Terapia Cognitivo-Comportamental; mestre e doutor em Engenharia da Produção, graduado em Estudos Sociais, com especializações em Metodologia Científica e Filosofia Política, e Formação Internacional em *coach* da saúde e do bem-estar e *coach* profissional.

Na psicologia, além da atividade clínica, tem histórico de atuação acadêmica como pesquisador do Grupo de Estudos e Pesquisas em Tecnologia Aplicada (GEPTA) da Universidade Federal do Paraná (UFPR), professor nas modalidades a distância e presencial (Uninter, UniBrasil e Pontifícia Universidade Católica do Paraná – PUCPR), autor e consultor do programa Educação sem distância (ESD), em execução desde 2016 pelo Detran-PR em 64 municípios, diretor de EAD (Facinter) e diretor acadêmico (Educon).

Na comunicação social, sua carreira é marcada por atuações como comunicador social (Radio Cidade FM, de Porto Alegre), diretor artístico (Radio Universal FM, também na capital gaúcha), jornalista e diretor de jornalismo (Radio Continental, no Rio de Janeiro, e Rádio Exclusiva FM, de Curitiba) e diretor-geral (Radio Independência do Paraná, também na capital paranaense).

Recebeu prêmios ao longo da carreira, como o Troféu Castro Alves de Excelência Literária (Jornal Popular, de Minas Gerais). Foi eleito a figura preferida do rádio gaúcho (pesquisa Símbolo Propaganda) e recebeu vários troféus de destaque de instituições e organizações como a Associação dos

Compositores do Rio Grande do Sul, Assembleia Legislativa do Paraná, *Revista Flash* e outros.

É autor dos livros *O inferno é verde* (romance policial publicado em 2017) e *Videoconferência: a educação sem distância* (publicado em 2002).

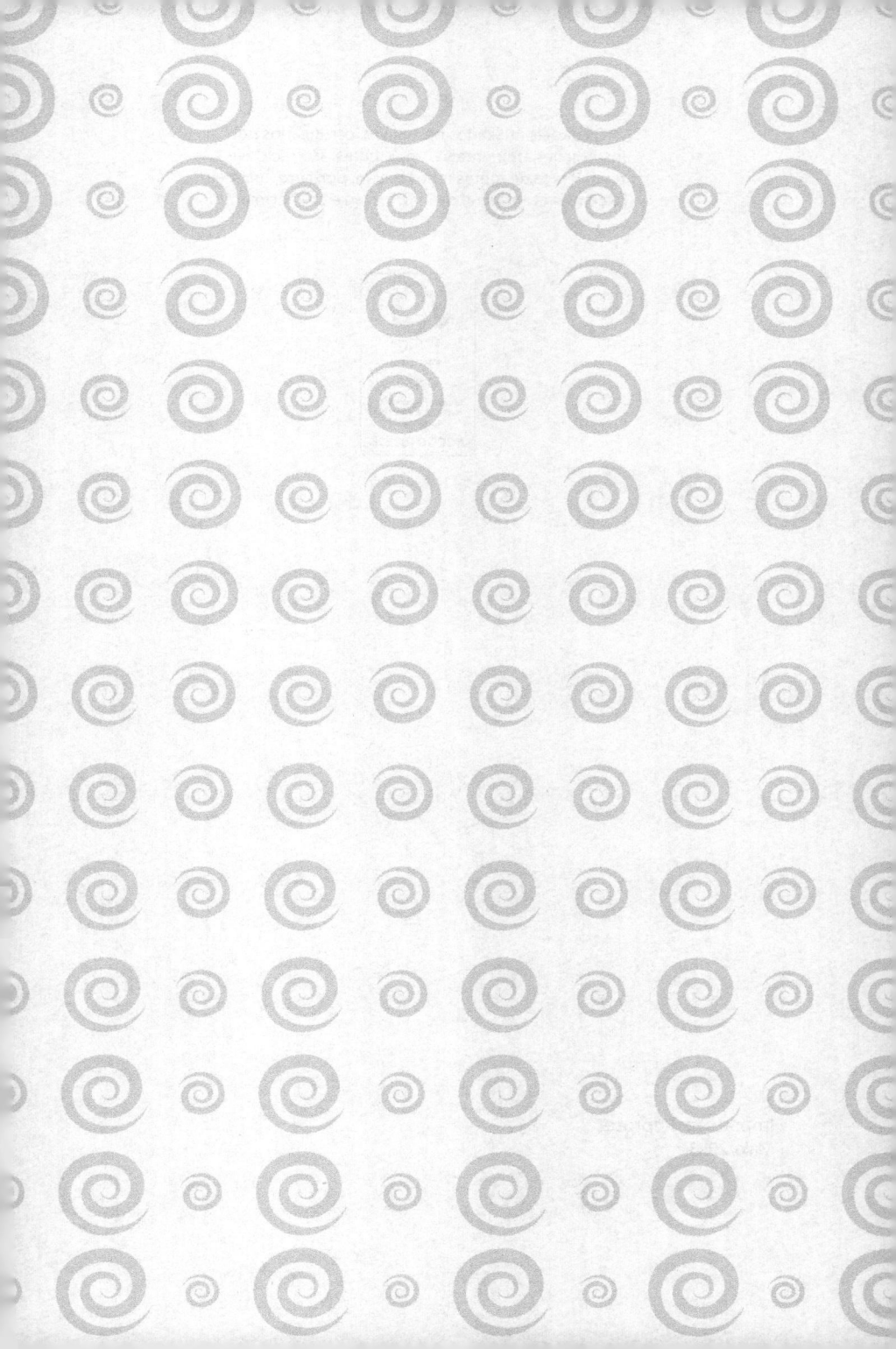

Os papéis utilizados neste livro, certificados por instituições ambientais competentes, são recicláveis, provenientes de fontes renováveis e, portanto, um meio responsável e natural de informação e conhecimento.

FSC
www.fsc.org
MISTO
Papel | Apoiando o manejo florestal responsável
FSC® C103535

Impressão: Reproset
Maio/2023